心理学前沿译丛

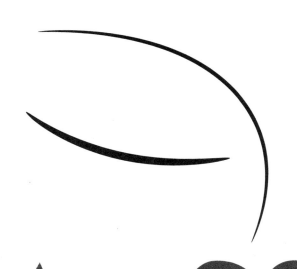

Doctoring the Mind

医治心病

精神病治疗为什么失败？

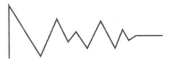

（英）理查德·本托尔 ◆ 著

李晓 黄艳 张黎 ◇ 译

杨广学 ◇ 审校

华东师范大学出版社

上海市版权局著作权合同登记　图字:09 - 2011 - 578 号

"心理学前沿译丛"编辑委员会

"心理学前沿译丛"总序

　　"心理学前沿译丛"是华东师范大学出版社精心打造的一个国际化的学术交流平台。它的推出,对于中国的心理学以及中国人的文化生活,具有特殊的意义。作为主编,我想就丛书的主题在此作一些简要的阐发,以就教于有识之士,也是对读者朋友的交代。

一、心理学的魅力

　　地球上的人类,有上万年的辉煌文化积淀,有数千年的幽深精神哲学的思考,有百年的科学心理的探究。我们的先驱们身体力行,文明成就源远流长,绵绵不绝,蕴涵其中的智慧宝藏,蔚为大观。人类进化,社会进步,均有赖于知识和智慧之光的照耀;其中对于人类心理、意识和精神的关照和认识不愧是地球上最美的花朵。

　　心理学研究领域涉及人生百态,内容十分广泛,其中不乏有真知灼见的学者,有增进理解、启示心灵的优秀作品。

　　本丛书旨在组织国内具备心理学专业素养,又具有较高翻译能力的同道,全面浏览、精心梳理各类外语文献,选择主题具有创新价值、内容和角度有所突破,而且具备前沿学术水平的名家名作,系统介绍给中文读者。我们特别关注的有关研究领域有:

　　生态或环境心理学;

　　动物习性学(包括人在内的自然条件下的动物行为研究,也称为比较心理学);

　　生育和神经心理学,尤其是跨学科的综合性的孕期和围产期研究;

　　终身发展心理学,包括儿童和青少年心理学、家庭与育儿心理学、职业发展和老年心理学;

　　教育心理学,包括各类障碍和超常人群的教育、特殊能力的培养方法研究;

　　社会心理学和组织、管理心理学;

艺术与审美心理学；

创造力心理学；

异常或病态心理学，包括心理病理学、异常状态以及睡眠与梦的研究；

宗教心理学和超个人心理学；

心理治疗的理论、流派、方法、案例研究；

性心理学和性与婚姻治疗研究。

以上所列只是举例，无法涵盖全盘，而且跨学科的研究正在打破陈旧的学科界限，把我们带入心理领域的前沿，需要我们超越已有的眼界来看世界、看自己。

二、何为"前沿"？

前沿，是前方的地平线、经验的界限，是视野的边缘，是一道需要我们跨越的坎；是物质的，同时也是精神的。这边，是早已习惯和熟识的常态；那边，是笼罩在一片朦胧雾霭之下的全新的未知景象。

走出前沿、跨越边界的冲动、诱惑力十分强大。幼年的成长，就是不断跨越狭小的意识局限而收获新鲜经验的历程。随着年龄渐长，我们还是会在夜晚的梦中，在白日偶尔闪现的幻境中，渴望跨界的冒险或探险体验。

跨界，是冒险，是探险。跨越边界之后，一切都可能是异己的、未知的。陌生、奇特、神秘，一切都会充满刺激和挑战。在经历一番之后，我们会如释重负地长出一口气：啊，原来如此！

人生乃是一次道路漫长而曲折艰险的百年旅行。旅行者不断面临前沿，不断突破前沿，但还是面对未知的前沿。如同海上航行的舟船，在我们前方远远的天穹下，永远有一道等待突破的边界，那是你我生命之流的前沿。

豁达的哲人把生命看作一出戏。出生，入死；自觉，自愿。一切人生处境，无论幸与不幸，顺利或坎坷，他们都不抱怨，而是欣然忍受，不，是享受。天地与我，并不相异，当然不必刻意去划出一道界限，把已知的和未知的分割开来，死死地守住一个小小的格局，给自己的小我一个可笑复可悲的安慰。宇宙虚空，能容星辰丘壑，心量广大，能容万事万物。能够诚心诚意，真正投身生活之流的人，自然不会把眼前的边界当作世界的疆界而固步自封。有人兴致盎然地说："人生之美妙，有趣，竟有如此境界！好好修练，争取来世还要做人！"面对这些"只爱人间，不羡神仙"的幸运人，我们心中只有无尽的羡慕。

常常听到经验老到的一些过来人告诫我们："一切看穿了,人生无非如此;其实没有什么意义!"在这种心态的驱使下,爬行苟安的犬儒主义、见利忘义的投机主义、仇恨人生的厌世主义、践踏良知的强权主义,会成为一些人自知或不自知的选择。不自知的,可悲;自知的,可恨。但是作为同类,我们实在不愿意看到本来有价值的生命就这样朽坏、堕落,并污染、戕害地球上的其他生命。

人生百年,每个人的人生究竟是怎样的风景?

人与人的差别,在于个人生活世界或称经验世界的不同:大小不同,深浅不同,品质不同,意境不同。世界之丰富,人生之斑斓,皆因此种种差别。

人类千年、万年,历史真相可堪回首?未来的世纪和千年,人类又会怎样生存?前方的地平线又将展现给我们怎样的一个新天地?我们对未来翘首以望。我们期盼崭新的视域和前瞻的眼光。登高而望远。我们需要超越自己。我们需要不断走向一个又一个前沿。

三、丛书的特色

"心理学前沿译丛"的书目入选标准有下列四条:

第一,书目所涉及的主题必须适合人类社会发展和个人生活追求的基本价值,具有重大意义和启示作用。

第二,作者必须是高水平的专家,研究内容具有开拓性,方法严谨、规范,发现和结论具有创新性。

第三,原著文风朴实、思路清新,具有很好的可读性,适合非专业的知识阶层读者。

第四,原著的出版日期在最近十几年之内,而且得到学术界的好评。当然,学术创新一定不能排除争议,而认真的学术批评是文化和科学健康发展的必要条件,因此我们会在选择书目时特别注重热点和焦点问题。

"心理学前沿译丛"预计在八年内出版20种优秀作品,除了名家名作,还要发现引领未来趋势、开拓崭新领域、推进学术前沿的优秀的新生代学者。

鉴于新的研究总是不断涌现,研究的范式不断革新更替,将来的书目遴选会采取开放的格局,也诚恳希望学术界和社会各界人士不吝赐教,向编委会推荐优秀作品,以丰富丛书的内涵,提升丛书的品质。在此,谨代表广大读者,对各位的关注和帮助,预致谢忱！

希望我们的每个中文书架上都有世界上最优秀的心理学图书，希望我们一代又一代的读者能够天天与最优秀的作家分享最精美的精神食粮。

谨以此为序，并期望与读者、译者在心理研究和精神探索的大道上携手同行，相互勉励！

杨广学

2013 年 8 月

于华东师范大学

目录

第二部分

关于精神病的三个迷思

第三部分
治疗疯癫的药

致谢

　　照例我要对我的许多研究生和临床心理学及精神病学专业的同事们表示感谢,正是与他们的相处和交流,激起了我对本书所讨论的许多主题的思考。已经毕业和在读的研究生中,我要感谢伊夫·艾普盖特(Eve Applegate)、黑兹尔·邓恩(Hazel Dunn)、保罗·弗兰茨(Paul French)、贝卡·诺里斯(Becca Knowles)、萨拉·梅洛(Sara Melo)、迈克尔·蒙托西斯(Michael Moutoussis)、贾斯汀·托马斯(Justin Thomas)、艾丽莎·黛茜娜(Alisa Udachina)和菲利普·福瑞斯(Filippo Verase)。我的同事中,我要特别感谢临床心理学专业的托尼·莫里森(Tony Morrison)、迈克·杰克逊(Mike Jackson)、斯蒂夫·琼斯(Steve Jones)、约翰·瑞德(John Read)和萨拉·泰(Sara Tai),生物医学统计学专业的格拉汉姆·邓恩(Graham Dunn)、克里斯·罗伯茨(Chris Roberts)、保拉·威廉姆森(Paula Williamson)和基尔·兰卡斯特(Gill Lancaster),以及精神病学专业的邵恩·莱维斯(Shon Lewis)、戴维·金顿(David Kingdon)、戴维·林登(David Linden)、理查德·莫里斯(Richard Morriss)、詹·斯科特(Jan Scott)和理查德·德拉克(Richard Drake)。我猜,他们或许并不完全同意我书中的观点,但这并没有妨碍他们与我这个一只脚踏在反精神病学阵营中的怪人合作。我还要感谢我的助手海内克·布伊(Henneke Booij),正是得益于他的细致安排,我在班戈大学第一年异常忙碌的工作才不至于陷入混乱。

　　我要特别感谢 PCCS 出版公司(一家专注于精神治疗领域的小型出版公司)的皮特·桑德斯(Pete Saunders),是他提醒我特别留心卡尔·罗杰斯的贡献,而当代多数临床心理学家往往忽视他的工作。毋庸讳言,所有我提到的人都不需要为我书中可能存在的错误负责。或许,学术生活最大的快乐就在于和许多富有才智的人友好合作,而他们在一些重要主题上的观点常常与你截然不同,而这恰恰是激励思想创新的一个来源。

　　我要感谢我的妻子爱丝琳(Aisling),她也是一位临床心理学家,从事早期临床干预工作，正是通过与她的讨论，我才能够更好地理解患者的真正问题和内心渴望。我也要感谢我的孩子们，芬坦（Fintan）和吉娃（Keeva），感谢他们容忍我写作期间偶尔发作的坏脾气。在我访问马林加期间，天天忙于在电脑前整理资料，是我的姐姐迪德丽（Deirdre）和姐夫斯蒂文·奥康纳（Steven O'Connor）热情地照顾我的饮食起居，在此表示感谢。我的好友和合作者查尔斯·弗尼豪（Charles Fernyhough）稍加思索就为本书起好了书名，帮我解决了一个思考数月未果的难题，在此向他表示深深的谢意。我还要感谢企鹅图书出版公司（Penguin Books）的编辑团队，特别是像圣徒一般耐心和蔼的海伦·康福德（Helen Conford），感谢他们卓有成效的建设性工作。

最后，我要对许许多多的患者致谢，我所拥有的关于精神病的知识大多来自他们，其中有些患者还慷慨地允许我在书中引述他们的故事，而这原本是应该严加保密的。在我看来，与这些患者共同工作的过程，使我获益良多；他们带给我的教益，远远超过我对他们的帮助。

理查德·P·本托尔

2008 年 11 月

前言：理性的反精神病学

几年前，我应邀参加一个讨论会并发表演讲，参会的既有业外人士，也有许多来自 xi 英国国民医疗保健系统（National Health Service，NHS）所属科学研究伦理委员会的专家。这个委员会对医学研究行为负有监管责任，任何想在医疗领域开展研究工作的人，事先都须提交详细的研究计划。为此，委员会经常在英国各地召集审查会议，讨论研究项目的利弊，从而确保患者从研究项目中的利益多于风险，确保所有参与者的知情同意。

我受邀在会上发表演讲。会议组织者相信，作为一名有着 20 年工作经验的临床心理学家*，我凭借在重度精神病研究方面的专业素养，可以对精神病的研究提出建设性的意见。会场设在切斯特（Chester）市，距离我家大约 20 英里，虽然不太情愿，我还是同意把我的演讲安排在星期六上午（通常我更愿意与家人分享这段时间）。在前往会场的路上，我突然想起当地影院将在中午上映电影《外星人》，如果演讲完立刻返 xii 回，我还来得及带上 5 岁的双胞胎孩子去看电影。

走进会场一看，铺着白桌布的长桌后面已有上百名代表就坐。虽然他们看上去与普通老百姓无异，但我提醒自己，他们可都是具有不同学术背景的专家：其中有医生和职业哲学家，还有许多其他行业的专家。代表们正在认真地听演讲，讲话者是一位衣着得体的年轻外科医生，他言辞激烈，对伦理委员会的不满之情溢于言表。尽管我错过了最初几分钟的讲话，但还是听得出他演讲的主题，即伦理委员会对拟议中的研究方案进行耗时数月的详细审查，可能从一开始就扼杀掉一些至关重要的研究。（对此，任何试图在英国国民医疗保健系统范围内开展研究工作的人都有同感，当然，这并不

---

* 本书接下来会详细讨论临床心理学专业（我所属的专业）和精神病学专业的区别。简单地说，精神病学家在接受进一步的心理疾病治疗训练之前，先要取得医学学位。而临床心理学家须首先接受心理学（心灵与人类行为的科学）的科学训练，然后再参加高级培训（在英国和美国为修读授课型博士学位），学习使用心理学技术开展精神病和其他临床疾病的评估与治疗。

意味着研究方案不应该接受详细的、独立的审核。)

正如这位外科医生一样,我也想谈谈开展研究工作时遇到的越来越多的困难。不过我想,来自伦理委员会的代表或许更愿意听到促人深思的见解,这也有助于促进讨论深入。于是,我决定挑战已被广泛接受的观点——精神病患者不能理解研究的目的,因而不具备知情同意的能力。我首先列举了若干发生在 20 世纪中期的虐待精神病患者事件——例如,把患者禁闭在大型精神病院、让患者接受诸如额叶白质切除术(一种并不完善的脑科手术)之类痛苦且无效的治疗等。我认为,这些虐待事件之所以发生,就是因为医学界认为精神病患者没有能力就其治疗提出合乎逻辑的意见,患者的反对意见被完全排除了。而心理学研究的最新成果表明,即使是重度精神病患者,通常也能够对自己的经验进行思考。我最后指出,伦理委员会应该相信精神病患者,并承认他们的自主权利(即他们有权自行判断什么符合自身利益,这也是医学伦理学家所主张的患者的基本权利[1]);并补充说,如果临床医师也以同样尊重的态度对待患者,患者的治疗效果肯定会更好。

演讲结束,我深吸了一口气,面带笑容静候代表们提问,心里想着赶紧离开会场回家。这时,一位中年男子从会议厅的后面站起来说道:"本托尔教授声称自己是一位科学家。"他稍一停顿,口气随即阴沉了下来,"但他不是!"他大声叫道,"本托尔教授所说的每一句话,甚至每一个字,都充满了虚假。这些反精神病学的夸夸其谈实在是狂妄之极!"

我很是惊诧。虽然曾在一些具体问题上受到礼貌的质疑(如"我不能同意您对抗精神病药物疗效的观点"),但是记忆中从未有人用一句话就把我的观点贬得一无是处。我心里还惦记着尽快离开,于是定了定神,请求这位发言者——大概是一位精神病学家——具体指出我的不实言论。接下来,就精神分裂症是否是一种由遗传所决定的大脑功能紊乱,我们展开了漫无边际的辩论,令在场的人不胜其烦。最后,为了请出下一位发言者,会议主席中止了我们的争论。

我匆匆走下讲台离开时,只有两个人和我说话。第一个就是接下来的发言者,也是一位衣着讲究的医生,擦肩而过的当口,他轻声说道:"天哪,这真是让人兴奋!"第二个是一位中年女士,她追到门口拦住我。"别在意那些愚蠢的家伙!"她眼里闪着泪水,"我丈夫患精神病 20 年了。那些人的所作所为对他没有任何帮助。听了你的演讲,我第一次感到我们还有希望"。

反精神病学不等于反对精神病学家

我在讨论会上的经历表明,关于精神病病因和治疗方法的争论并不仅仅是一种智力游戏,它对人们的生活有着实实在在的影响,因而往往令人难以抑制自己的情感。激烈的争辩往往由不同派别心理健康专业人员之间的对立而引发。例如,精神病学家(他们在开始专门从事精神病治疗之前接受的是医学训练)常常(但并不总是)假定,精神病是由某些遗传性大脑疾病所引起的,因而往往以药物作为首选的治疗方法。而临床心理学家(他们在开始学习运用心理学技术解决临床问题之前接受的是科学心理学训练)通常(也并不总是)假定,精神病的根源在于,正常的心理过程被过度的压力所扭曲,因而强调运用心理治疗(实际上,只有极少数临床心理学家享有精神病药物的处方权)。

在这两个专业中,精神病学的历史较为悠久,而临床心理学相对比较年轻,因而世界上多数国家的心理健康服务优先采用医学模式。然而,如我们所见,在精神病学的历史上,总有一些人反对使用医学模式,表达方式有时相当温和,但也会情绪激昂。反对精神病学的声音不仅来自其他心理健康工作者,如临床心理学家,也常常来自精神病学专业内部。例如 1960 至 1970 年代,以托马斯·萨斯(Thomas Szasz)[2]和罗纳德·莱因(Ronald Laing)[3]为核心形成的反精神病学运动(*antipsychiatry movement*),因其十分契合那个时代的反权威主义精神,得到了城市知识阶层的广泛支持。

众所周知,从未听说历史上出现过反肿瘤学家、反心脏病学家、反胃肠病学家或反产科医师的运动;唯独在精神病学领域出现了"反精神病学"的主张,由此在知识分子中引起了广泛的好奇与怀疑:是什么使精神病学如此与众不同? 或许,一方面是因为, 在各医学专业中,精神病学家是唯一有权力强迫患者接受治疗的人群,而且他们运用的一些治疗方法看起来比疯癫本身更令人生畏;另一方面也可能是由于,心理学和社会学等人文科学对人类痛苦的理解明显不同于医学。这不免让人疑惑,医学临床工作者多数是弗兰克斯坦式的科学狂人呢,还是路易·巴斯德(Louis Pasteur)或亚历山大·弗莱明(Alexander Fleming)那样严谨的科学家?

反精神病学运动的目标最终还是落空了,部分原因在于,它没有提出令人信服和切实可行的方案以替代传统的精神病治疗,同时也是因为,神经科学的巨大进步使人们重新树立了用生物医学模式治疗精神病的信心。30 年后的今天,每当发生争论时,精神病学家常常会用"反精神病学"的历史来嘲笑临床心理学家,暗示任何与传统精神病学相悖的想法都是愚蠢的,也是陈旧过时的,就像浓密的小胡子和花哨的喇叭裤一样。反精神病学运动试图推动抗精神病药物的合理使用,以及对传统精神病学进行理性的批判,但这些努力都尽数付诸东流;造成这种结果的原因,并不是反精神病学运动那难以界定的人文主义背景(尽管这些都很重要),而是由于它缺少科学的论证,而且未能切实有效地帮助社会上那些最痛苦无助的患者。这正是本书所要讨论的主要内容。

然而,即使最具超前意识的精神病学家,面对这一主题也会心存畏惧。在对美国记者罗伯特·惠特克(Robert Whitaker)[4]所著精神病学史进行回应时,我熟识的一位英国医生(在我心目中他是一个正直的人)曾说道,评论这一广受赞誉的著作让他感觉自己就像遭到福音会牧师严词谴责的罪人一样,内心很不是滋味。由此可见,尽管情有可原,但要分清楚反精神病学(*antipsychitry*)和反对精神病学家(*against psychiatrists*)是困难的。从逻辑上讲,有理由对多数医学精神病学理论和单一的精神病生物学模式持反对意见。不过也应看到,即使是思想最传统的精神病医生,通常对患者也抱有良好的愿望;尽管训练背景不同,他们之中的许多人仍称得上是技术熟练且富有同情心的好医生。必须认识到当前——如同 1960—1970 年代一样——对精神病学影响最大的正是精神病学家自身。唯有这样认识问题,我们对传统精神病学的批评才可能真正取得成效。与其说要舍弃精神病学家,不如说我们需要更多受过良好训练的精神病学家,来更好地帮助精神病患者。

本书的目的

与 1970 年代相比,我们现在对精神病已经有了更多的了解。最近的科学研究,不仅不支持使用医学模式,而且揭示了它的致命缺陷。由此,对精神病的一种新的认识开始形成。我在 2003 年出版的著作《解读疯癫:精神病和人类本性》(*Madness Explained:Psychosis and Human Nature* 下文中简称《解读疯癫》),试图详细阐述这一新的认识。我的目的在于揭示现代研究是如何导引出一种对疯癫的合乎逻辑的理解,对此,即使最新的精神病学教科书中都只字不提。在写作过程中我发现,有必要对得到人们广泛接受的精神病理论中存在的错误进行说明,但书中并没有全面否定传统的精神病治疗。考虑到医学界同行们挑剔的眼光,我在引证相关证据时力求做到细致入微,以至于该书的篇幅多达 512 页,另附有 110 页的注释。总的来说,这本书很受欢迎(曾获 2004 年度英国心理学会图书奖)。不过,由于篇幅过大,阅读的过程容易被人们视为畏途,因此人们对我的主要观点反而并不十分了解。

本书有一些主题与上一本书相同,但本书的阐述更简洁,也更容易理解(我希望如此)。不过,在一些重要的方面,本书与上一本还是有区别。本书更多关注的是患者的经验,以及各种治疗方法的效果,上一本书对此并未论及。在我看来,许多治疗方法远远没有人们通常认为的那样有效,其效果被老练的制药企业销售人员夸大了。精神病　　xvii
治疗中人际关系的重要性是我试图深入讨论的一个主题,而在《解读疯癫》一书中对此则完全没有论及。自从 1980 年代以来,精神病的治疗开始偏重生物技术模式,精神病学家就几乎完全忽略了医生与患者之间的对话关系(在美国这种情况特别严重,英国在某种程度上也好不了多少)。其结果是,许多患者在治疗过程中受到了强制性的和非人性的对待。然而最新的研究表明,关怀的、合作的关系在精神病治疗取得成功的过程中发挥着关键作用,而不是可有可无的装饰。这一点真是具有讽刺性(尽管精神病学以外的人们或许不会感到惊讶)。因此,如果精神病治疗想要成为真正的治疗,如果精神病学家想要帮助患者而不是“处置”他们的问题,就必须重建医生与患者的关系,找回心中应有的热情、仁慈和同情。

以下说明旨在帮助读者更详细地了解本书内容。在第 1 章中,我提出一个问题——是否有证据表明精神病学给人类福祉带来了积极的影响。出人意料的是,答案似乎是否定的。例如,尽管近代以来,物理疗法被认为是医学技术的重大突破,在提高致命疾病患者存活率方面发挥了显著的作用;但在重度精神病的治疗方面,并没有证据表明我们取得了同样的进步。我不禁要问,当其他医学分支取得明显成就的时候,为什么精神病学却停滞不前?

第 2—4 章是本书的历史回顾部分,阐述了近代精神病治疗中使用的无效方法是如何形成的。鉴于《解读疯癫》一书的相关部分已经专门阐述了精神病分类理论的发展,本书主要关注不同精神病治疗方法的形成和发展。当然,任何历史叙事都是人为的选择,有所强调的同时必然有所忽略,以便形成合乎逻辑的叙事。基于显见的理由,我试图对迈克尔·斯通(Michael Stone)的《疗愈心灵》(*Healing the Mind*)[5] 和爱德华·邵特(Edward Shorter)的《精神病学史》(*A History of Psychiatry*)[6] 等著作中辉格式的历史叙事方法(Whig History)进行矫正,这种方法虽然有许多优点,但却错误地把精神病学当前的繁荣描绘成持续几个世纪科学进步的顶点。同时,我也对诞生于　　xviii

第二次世界大战结束时的临床心理学专业所产生的影响进行了深入思考,而以往的精神病学史对此完全视而不见。(一位精神病学家在评论《解读疯癫》时指出,同行间无限制的观点论争使该书的论证受到削弱。[7]这促使我认真考虑该如何在本书中描述临床心理学与精神病学之间的关系。不过,我最终认识到,两个专业之间在思想观念和职业角色上的冲突是真实历史的一部分,闭上眼睛,假装它不存在,反而有害而无益。)最后回顾了生物精神病学的再度繁荣。得益于氯丙嗪的成功开发,人们重新对精神病治疗中生物医学模式的前景感到乐观;而将精神障碍视为遗传性大脑疾病,必须使用药物进行治疗的观点,也因神经影像学和分子遗传学等新技术的出现得到了强化。

第5—7章讨论了关于重度精神病实质的几种理论迷思(myths),它们构成了当代精神病治疗实践的基础。其中,第5章对精神病诊断的重要性进行了讨论,这是唯一一章与《解读疯癫》有明显重叠的内容。第6章总结回顾了迄今为止精神病发病的遗传和环境因素的有关证据,对精神病发病的个人内部原因和外部环境原因的理论观点进行了比较。我的评论特别关注了遗传率(heritability)的统计学度量问题,主张精神障碍是遗传性疾病的人们常常用到这个指标。在本书中,这一章的写作最具技术难度,希望我对有关概念的阐释能让多数普通读者感到容易理解。第7章讨论了精神障碍是否、以及在多大程度上是由大脑疾病所导致的。如果试图解释幻听和妄想等单个的主诉症状,而不是对"精神分裂症"等空洞的诊断分类进行解释,这个问题比较容易回答。不过,相对于精神病是遗传性大脑疾病的观点,我还是更为认同重度精神病受社会环境影响的观点。

xix 最后的三章讨论了现代精神病治疗方法的疗效。首先,我在第8章介绍了循证医学运动的形成发展过程,正是该运动使随机对照试验(RCT)成为评估治疗方法效果的标准程序。以抗抑郁药为重点,我揭示了制药企业通过系统歪曲随机对照试验数据,使人们对精神病药物的疗效产生盲目乐观情绪的所作所为。在第9章的扩展讨论中,通过列举抗精神病药物缺乏可靠疗效的证据,揭露了精神病学家对药物及20世纪中期粗糙的大脑手术和其他极端治疗方法的不良反应视而不见的原因。不幸的是,正如第10章所揭示的,药物存在不良反应的事实并不意味着药物治疗会被心理治疗完全取代。尽管近十年来人们对认知行为治疗(CBT)这种心理治疗方法表现出日益增长的热情,但并没有确切的证据表明有任何一种心理治疗方法优于其他方法。这类研究结果在学界引起了两种不同的反应。一些坚持生物学取向的精神病学家认为,认知行为治疗只不过是一些精心设计的安慰剂。在我看来,另一种观点更为合理:治疗关系的品质才是治疗效果的决定因素。因此集中关注治疗关系并将其置于精神病治疗的中心地位，就可以使治疗过程更人道、更有效。实际上，今天的精神病治疗相比过去所取得的进步，恰恰是因为它能更加善待患者和尊重患者的真实需求，而不是由于新疗法的出现。

作为本书的结论，最后一章提出了未来精神病治疗的改进方向。无需感到惊讶，我认为精神病治疗未来需要弱化其医学取向，但并不主张由临床心理学家完全取代精神病学家，这或许会让我的某些临床心理学同行感到失望。在我看来，让患者参与到治疗服务的设计和实施过程中来，是最有可能实现精神病治疗持久改善的路径。

第一部分

历史进步的错觉

第 1 章　毋庸置疑的成功？

如果说到 20 世纪末知识领域有什么重要成就的话，生物学取向的精神病 3 学——把精神病当作由遗传决定的大脑化学失衡来治疗——所取得的巨大成功必定位列其中。

——爱德华·邵特《精神病学史》

彼得前来咨询时，狭小且无窗的会见室总是弥漫着阴冷潮湿的味道。我对他的治疗已经很久了，通常临床心理学家希望在 6 个月内完成治疗，而对彼得的治疗已经一年多了。每每看上去就要取得关键性突破了，却总是无果而终。

我们的会谈安排在每天上午。每当我匆匆赶到社区心理健康中心，一进门就会看到彼得在看表，他会略带嘲弄地看着我，勉强笑笑，说一声："你好，老兄！"偶尔他也想拥抱我，不过我可不想，倒不是害怕破坏应有的职业行为边界，而是因为他太不讲卫生了。彼得常常会受到幻听症状的折磨，每当这时，他就会赶紧开车回到自己那狭小而凌乱的公寓，让震耳欲聋的音乐来驱走幻觉。

彼得刚过 30 岁，大高个儿，长得挺可爱，要是肯把自己收拾得干干净净的，并且控制一下日渐增加的饭量，他还是蛮帅的。从开始治疗算起，他发病至今已超过 13 年 4 了，其间的经历，我已听他讲述了很多遍。彼得原本在一家工厂的生产线上工作，并有一个年幼的女儿。可是后来，他的女友表示自己另有所爱，要跟他分手，安稳的生活就此破碎。他被赶出家门，搬进了一处阴暗的单间公寓，从此变得郁郁寡欢，工作也没心思去做了。最终他丢掉了工作，变得无家可归。露宿街头的那些日子里，他出现了幻听的毛病，耳边总是响起以前朋友的喊叫："把他弄出去！""让他出去！"彼得觉得人们总想要把自己拉出去痛打一番。

彼得并没有家族精神病史。尽管他 10 岁时受到过继父的性虐待，青少年时期曾因酒后闹事被警察处理过几次，但除此之外，他早年生活中并没有什么迹象预示着他会变成一个精神病患者。从好的方面说，他与母亲和姐姐保持着良好的关系，并且一直在努力重建朋友圈。他定期去看望十几岁的女儿，两人相处得很好。由于享有丰厚的社会保险，彼得感到很矛盾：如今他有足够的钱满足治疗的需要，反倒是担心重返工作岗位后挣不到足够的钱。

彼得的精神病医师在最初的转介信上提到，尽管已经接受了 10 年的药物治疗，彼得的幻听症状依然如故，询问是否可以试一试认知行为疗法等心理治疗。过去，心理治疗对于重度精神病患者的作用颇受怀疑，但近期的研究表明，认知行为疗法有时可以帮助彼得这样的患者。[1] 在治疗的最初几个月里，我还是采用了常规的治疗方案，要求彼得随时记录幻听出现和消失的时间，尝试自己找出引发幻听的可能原因，并分析自己对幻听的认识与幻觉的反复出现存在怎样的关系。与许多幻听患者一样，彼得也认为那些声音是全知全能的、不可抗拒的，[2] 我尽力帮助他改变这种观念。彼得还认为别人能听到那些声音并会因此非难自己，为此我给他推荐了一种"行为实验"，即试着用录音机去记录那些声音。他总是很紧张，但他越是害怕幻听的出现，结果往往会更糟；为此我教给他一些简单的放松方法。大约一年多后，我的治疗方法渐渐起作用了。彼得记录的幻听发生频率明显降低了。从最初每天都有幻听，最后达到连续 13 天没有幻听。随着症状逐渐消除，彼得开始考虑未来的生活，他想参加志愿者工作，并搬到一个更和睦的社区居住，为此跟我进行了讨论。

看到彼得逐渐好转，我着手给他的精神病医生写出院证明，也想借此吹嘘一番我们取得的成绩；可正当此时，彼得的症状却出人意料地再次恶化了。在治疗计划最后阶段的一次会面时，彼得告诉我那种声音又出现了，刚刚过去的两个晚上都没有睡着；说话时他眼神飘忽不定，显得焦虑不安且充满恐惧。会谈结束离开时，我看到他在门口紧张地四处观望良久，才鼓足勇气走上大街。我立刻打电话给他的社区精神科护士——一位热情而乐于助人的女士，她很快就赶到彼得的新住所探望，试图让彼得平静下来。但她的努力未能奏效。几天后，彼得再次入院接受强化治疗。

精神病房通常是一个令人害怕的地方。本地区综合医院的精神科建于 20 年前，紧靠一条繁忙的高速公路，里面有狭长的走廊，设施破旧而冰冷。患者的卧室光线昏暗，环境幽闭，令人恐惧。餐厅和娱乐室等公共区域弥漫着食品的味道，患者老老实实地坐在那里看电视。护士躲在办公室里，透过装有钢化玻璃的窗子注视着患者的一举一动。住在开放病房里的患者可以自由出入，他们有的利用医院的设施接受作业治疗，有的回家享受探亲假并借以检验自身对实际生活的适应能力，还有一些患者则默默不语地等待着药物发挥作用。住在加锁病房里的患者则显得焦虑不安,其中一些最焦躁的患者还未被镇静药物所控制,时不时就会传出哭声和打砸声,原本就令人不安的恐惧气氛变得更加浓重。

经询问,彼得突然复发的原因很快就弄清了。原来,前一阶段治疗进展顺利,让他以为治疗已经大功告成,故未告知治疗小组的任何人,他就突然停止了服药。可即便是在他情况最好的时候,搬家带来的焦虑对他来说还是难以承受的。在住院期间,我不可能对他进行任何专门的心理治疗。好在通过重新服药,几周后他就出院了,我的心理治疗也得以继续。

尽管如此,我也知道治疗不可能无限期地进行下去了。所以近来我尝试了一种新的治疗方法,其灵感来自佛教的冥想技术。有证据表明,这种技术对那些传统心理治疗无能为力的患者是有效的。[3] 我要求彼得每天抽出一小段时间静坐,把注意力集中于自己的呼吸,并留意自己的意念何时出现飘移。许多人感到这种练习能够帮助自己摆脱痛苦的和固执的念头。为了帮助彼得应付幻听带来的恐惧,我要求他在练习开始前反复对自己说这句话:"让他出去,让他出去。"经过后来几个月的治疗,彼得幻听的频率再次下降,到现在已有很多日子没发生了。我不由得想问,治疗正在起作用吗?这就是我们要找的治疗方法吗?彼得正变得越来越乐观,对此我也有同感,但经验告诉我过于自信是会误导人的。有时候,我感到自己似乎只是在假装相信治疗是有效的。

什么是精神病?

彼得被诊断为患有精神分裂症(*schizophrenia*)。按照教科书的说法,这种疾病的典型症状有幻听(*auditory hallucinations*,听到实际上并不存在的说话声)和妄想(*delusions*,难以抗拒的、古怪和非理性的观念)。许多患者还会偶尔出现思维障碍(*thought disordered*),说话时语无伦次,特别是面对压力的时候。除了这些阳性症状(*positive symptoms*,健康人身上没有的症状),许多患者还深受阴性症状(*negative symptoms*,指正常能力的缺失)之苦,表现为情感淡漠、快感缺乏(*anhedonia*,无法体验到快乐)以及表情单调。

精神分裂症通常被归属于一个疾病系列,最严重的情况下,患者似乎与现实生活完全脱离。这个疾病系列统称为精神病(*psychoses*),大致相当于人们通常理解的疯癫,是最严重的精神病。其他精神病还有神经症(neuroses)和人格障碍(personality disorders),前者比较常见,程度也较轻,患者同样有焦虑不安或抑郁体验,但能意识到自己患病,且没有幻觉和妄想症状;后者则是一种长期的不正常的人际关系模式。

精神病的另一种主要类型是双相障碍(bipolar disorder),有时也被称为躁郁症(manic depression)。患者会阶段性地反复出现强烈的抑郁和躁狂(mania,阶段性的、无法控制的兴奋和烦躁,常常伴有思维障碍以及自身拥有特殊能力、巨额财富或特殊人生使命的妄想)或轻度躁狂(hypomania,一种不太极端的情绪状态,以欣快感、兴奋感和冲动行为为主要特征)。现在的诊断系统将双相障碍分为两种亚型:Ⅰ型双相障碍(bipolar 1 disorder)——患者既有重度抑郁体验也有重度躁狂体验,和Ⅱ型双相障碍(bipolar 2 disorder)——患者有重度抑郁,但只有轻度躁狂体验,而非重度躁狂。这两种亚型中,典型的极端情绪发作表现为缓解阶段和功能相对正常阶段的交错出现。即使是单相抑郁(病史上未出现躁狂发作的抑郁症),严重时也伴随有精神病症状,如听到自己被严厉批评的幻觉或自觉犯有某种可怕罪行的妄想。精神病性抑郁(psychotic depression)这个名词有时被用来描述这种症状。

毫无疑问,精神病对人类世界产生了深刻影响。由于不同研究对精神分裂症的界定有所不同,接受治疗的精神分裂症患者的数量难以准确估计,但世界各地每年新增的患者数量估计可达每10万人中有7到40人[4],双相障碍的报告数量与此相近。[5] 可以肯定,在一生的某个时候被诊断为精神分裂症的患者占总人口的比例会超过0.5%,[6] 双相障碍的估计数字与此接近。[7] 在广义上,人一生中罹患任意一种精神病的风险据估计可能会达到3%。[8] 以英国当前6000万人口、美国3亿人口计,这就意味着英国有180万人、美国有900万人可能会患精神病。类推到全世界,现有人口中大约有2000万人可能会在其生命的某个时刻罹患精神病。这是一个十分庞大的数字。

精神病对生活质量的影响可以从以下事实得到印证:在发达国家,约5%的精神分裂症患者[9] 和超过7%的双相障碍患者自杀,[10] 而尝试自杀者更多。患者工作能力缺陷和工作机会缺失也很常见。最近,一项对6个欧洲国家精神分裂症患者的研究[11]发现,有41%的患者在首次评估中被认为存在严重的能力缺陷。15年后,仍有25%的患者有严重的功能障碍。约有三分之二的此类患者无法建立正常的亲密关系(许多人仍然没有结婚),无法正常工作的患者达到同样比例。双相障碍的情况与上述结果相似。据美国研究者估计,患有双相障碍的年轻成人预期寿命平均减少9年,正常健康状态平均缩短 12 年,职业生涯平均缩短 14 年。[12]精神病更是普通人巨大恐惧的源头之一,尤其是精神分裂症,大众媒体对它的选择性报道使公众留有一种印象:精神分裂症与极端的、混乱的暴力倾向是密不可分的。[13]

的确,受到主观妄想控制的精神病患者,有时会犯下可怕的罪行,尽管这并不常见。1994 年,一家名为泽托信托基金(Zito Trust)的慈善组织在英国成立,其发起人杰恩·泽托(Jayne Zito)的丈夫乔纳森(Jonathan)便是被一位名叫克里斯托弗·克鲁尼(Christopher Clunis)的精神病患者无情刺杀的。那是在 1992 年 12 月 17 日,泽托正在芬斯伯里公园地铁站等车,克鲁尼毫无征兆地走过去刺死了他。根据官方调查结果,克鲁尼在当地的精神病治疗机构相当有名,在过去的 5 年中已经先后有不下 43 位精神病医生为他治疗,而在刺杀泽托后,他并未被留在医院看管,以致一周内他又连续实施多起袭击伤人案件。事件发生后,精神病治疗机构开始承担一项新的任务,那就是对精神病患者进行管制。调查显示,在管理精神病患者的过程中,英国和美国普遍采用了各种正式的和非正式的强制措施。[14]英国和美国的部分地区已制定了新的法律,允许精神病医生以拘押为手段强制不服从医嘱的患者接受药物治疗。

毫无疑问,精神病患者给社会带来了沉重的财政负担,当然,随各地经济、政治条件的不同,财政支出亦有所不同。据估计,美国近年来每年用于照顾精神分裂症患者的支出已达 227 亿美元,[15]英国也达到 22 亿英镑。[16]然而,这只是直接成本,与诸如患者及其照顾者所造成的经济生产力损失这类间接成本相比,无疑是杯水车薪。据估计,每年用于治疗精神分裂症的实际开支,在美国达到了 627 亿美元,英国为 40 亿英镑。看来,精神病在多个方面带给人们严重困扰。

面对如此巨大的人力消耗和财政负担,动员各方面力量来解决重度精神病所造成的问题势在必行。我们要想办法帮助精神病患者克服困难,缓解其妄想和幻觉等症状,使其重返社会。我们也要想办法为患者的照顾者——通常是他们的父母——提供 必要支持,帮助他们减轻因照顾患者所造成的精神压力和经济负担。我们更要想办法保护社会免受精神病带来的风险,同时亦有效地控制上述措施的成本,以便充分利用有限的资金促进现代精神病治疗的发展。

重度精神病的药物治疗

大多数有心理问题的人从未接受过精神病治疗。对于轻度神经症性障碍

(neurotic disorders)患者来说,他们多半会选择独自忍受,寄望于时间的推移、环境的改变以及生活压力的减轻能够缓解他们的焦虑和抑郁(多数符合当前重症抑郁标准的人会在几个月内康复[17])。如果症状持续存在,家庭医生可能会给他们开一些抗抑郁药物,或者安排他们去面见咨询师或临床心理学家。不过,如果不幸出现了较严重的精神病症状,就像彼得那样,他们很可能要接受精神病住院治疗,并且治疗会持续很长时间。

患者的精神病治疗起始之路各有不同。[18]如下步骤比较典型。首先,通常由家庭医生来判断患者的症状是否已经严重到必须由专科医生处理的程度,答案如果是肯定的,家庭医生会安排患者与精神病医生会面。当然,患者与精神病医生的首次接触有时是由某种危机引起,如因幻觉和妄想而发生意外事故,被焦急的朋友或家人送去急诊。执法机构偶尔也会介入,多数国家的警察都有权对行为举止令人恐惧且异常古怪的人予以拘留,直至完成对其的精神病学检查。精神病学检查过程与其他医学部门的工作程序相似。精神病医生首先要对患者的症状进行评估以便做出诊断(精神病评估无须通过生物学检验,而是使用详细的询问——询问程序被称作精神状态检查,即通过询问了解患者是否具有不同寻常的观念、经历和情绪体验)。一经做出诊断,治疗方法随即确定。

如果行为被认为对本人及他人构成了威胁(例如,患者表现出了毁灭性的、爆发性的愤怒情绪或危险的冲动行为),患者通常会被送入精神病医院,直至症状得到充分改善并获取精神病医生的许可方能重返社会。如果患者不听从劝说,拒绝入院,必要时精神病医生可以动用法律赋予的特权(英国精神卫生法规定的强制治疗条款)强制其入院。住院期间,患者将主要接受精神病药物治疗,此外还涉及团体讨论和作业疗法(即鼓励患者参加各种有目的的、激励性的活动)。精神病医生每周会拿出 10 分钟左右的时间对患者进行评估,以判断治疗是否取得了预期的效果。在患者住院达到一定周数后,精神病医生、护士和其他心理健康专业人员将举行较为正式的个案讨论会,共同讨论患者的改善情况,以决定是否需要对治疗方案做出调整。个案讨论会有时秘密进行,但通常会邀请患者参加,让其对治疗进程陈述己见。当患者坐在一排专业人员面前时,那种情形就像一场求职面试,面对众多"考官",患者很容易紧张不安。如果非常渴望离开医院,患者就可能不想暴露自己的症状,说话时会字斟句酌,以免所说的话落作不宜出院的把柄。

在出院后或被精神科医生认为不再需要接受住院治疗时,患者仍需接受一定的后续治疗。每过几个月,精神病医生会检查患者的改善状况,如果药物效果良好,最终医生会决定停止治疗,不过,也有可能决定让患者继续服药一段时间——一年甚至十年,以确保症状不再反复。在此背景下,医生定期与患者会面的主要目的就是劝说患者继续服药,尽管药物的确存在一些令人不快的副作用。事实上,像彼得一样,患者常常会中止服药,甚至为避免麻烦而选择不知会医生。一旦怀疑患者停止服药,精神病医生便会采取各种措施以确保药物治疗得以继续。其一是安排社区精神科护士(community psychiatric nurse, CPN)进行定期巡查,护士们会随时了解患者的情况,在日常生活中为他们提供情绪和实际生活的支持,并鼓励他们坚持服药。其二是给患者开具药效持久的缓释药物(depot medication),每隔数周肌肉注射一次。但如果患者拒绝前往诊所就诊,或故意躲避上门提供注射服务的护士,该措施就无法被执行。结果是,精神病治疗常常变得颇具对抗性,并演变为医生与患者之间的意志力较量。

我知道,有些心理健康专业人士可能不赞同上述对精神病治疗工作特点的描述,觉得我的说法过于简单化了。的确,由于各地的相关政策和工作程序有所不同,精神病治疗工作的具体做法也具有不同的特点。有些精神病医生对心理治疗感兴趣,有些治疗机构还雇佣了临床心理学家或经特殊训练的护士,以便为重度精神病患者提供心理治疗。尽管如此,英国[19]和美国[20]的精神病治疗官方指南仍强调药物治疗的重要性。全球抗精神病药物的市场销售额现已达到每年 150 亿美元。[21] 1997 年到 2004 年,美国公民使用此类药物的人数从 220 万人增长到 340 万人,销售额增加了 3 倍。[22] 在英国,1991 年到 2002 年间,在社区接受治疗的精神病患者所使用的抗精神病药物增加了23%(不太显著);有趣的是,增长似乎主要源自个别患者长期坚持药物治疗,而非首次使用药物的患者人数增加。[23] 且为病情较轻的患者所提供的药力较轻的药物使用量增长更快。[24] 近期出现了一种倾向,即鼓励精神病患者尽早服用药物,并相信延迟药物治疗会导致疗效不佳(下文我将就这种观点的证据进行讨论)。[25] 在本书写作期间,英国国民医疗保健系统正在推出专业的精神病早期干预服务。业界普遍认为,早期干预能够缩短精神病未治疗期(duration of untreated psychosis, DUP)。所谓 DUP,是指从症状出现到首次接受药物治疗之间的间隔期。当前,有些精神病学家甚至主张,只要认为某人将来发展成为精神病患者的风险较高,就该让他立即服用抗精神病药物。[26]

当然,大多数愿意从事精神病学工作的人是善良的、有爱心的,也是重视患者利益的。当治疗无效时,他们也会感到烦乱和挫败。之所以致力于运用医学模式(medical approach)进行精神病治疗,是因为他们从一开始就相信这是最好的方法;在他们看来,社会治疗和心理治疗的作用次于药物治疗,仅是辅助方法而已。

医学模式的主要理论假设认为,精神病是一种大脑的疾病。一个多世纪以来,这种观念一直在精神病学领域占据主导地位。在为心理健康专业实习人员撰写的教科书上,精神病学家和心理学家为普通读者撰写的著作中,[27]以及临床医生、制药公司和各类其他组织提供给患者及其照顾者的建议中,[28]均贯穿着相同的观点,比如认为"精神分裂症是一种能够治愈的医学疾病"。[29]故此,患者症状的意义、他们所处的生活背景都被视为精神病治疗中无关紧要的枝节问题,很少有人认真倾听患者的诉说,与患者仔细讨论。[30]如果患者本人反对医学模式,就有可能被当作是缺乏自知力(lacking of insight)的表现。所谓自知力是指"对自身病态变化的正确态度"。[31]由于自知力缺乏被视为精神病的一种症状,[32]所以患者对抗医学模式的任何行为和对上述基本假设的质疑,常常会被当做其患有精神病的进一步证据,并可能招致更具强迫性的治疗措施。

在后面的章节,我将说明医学模式的科学基础为什么是不可靠的。不过,在此之前,我要先说明一个对患者及其照顾者来说更迫切、更重要的问题:医学模式真的起作用吗? 在提出这个问题时,我所关心的并不是特定治疗方法的效果(我们下文将谈到这个问题),而是精神病治疗对社会的整体影响。

通过分析以下三种来源的证据,我们便能查明医学模式是否产生了积极作用。首先,我们可以设法确认精神病药物治疗是否取得了足够的进步,并给现在的精神病患者带来了较过去而言明显改善的治愈前景。其次,我们可以比较精神病医疗资源丰富国家和医疗资源缺乏的国家,看前者的患者是否比后者过得更好。最后,我们可以观察患者在传统精神病治疗终止后所发生的变化。

精神病的治疗在取得进步吗?

毫无疑问,医生治疗生理疾病的能力在 20 世纪取得了令人难以置信的进步(如我们即将看到的,这些进步对公共健康的影响程度曾受到质疑——有人声称,营养和个人卫生的改善更为重要)。最近,医学记者詹姆斯·勒法努(James Le Fanu)[33]列选出了医学史上 12 个决定性的进步时刻,其中最著名的事件莫属亚历山大·弗莱明(Alexander Fleming)于 1928 年发现青霉素能杀灭细菌感染了。当然,其他不太出名的事件同样应受到我们的关注和称赞,例如,1952 年,在哥本哈根小儿麻痹症流行期间,麻醉师比约恩·易卜生(Bjorn Ibsen)观察到许多被病痛折磨的儿童因过于虚弱、无法呼吸而死亡,于是尝试着运用简易的人工供氧技术(最初他雇了一组医学院学生轮流用人工方法将空气压进患者的肺部,直到患者恢复到可以独立呼吸的程度)进行救治。结果,易卜生所在医院的小儿麻痹症患儿的存活率由大约 10％提高到将近 70％。

在勒法努的名单上,唯一涉及精神病学的辉煌时刻是——1950 年代初,一位法国海军医生在不经意中合成了史上首例有效的抗精神病药物氯丙嗪。在精神病学的历史上,尚有两项研究因推动了精神病治疗而获得诺贝尔奖,却为何未出现在勒法努的名单上呢?若能以历史的眼光冷静审视,原因不难得知。获奖者之一是维也纳精神病学家朱利叶斯·瓦格纳-尧雷格(Julius Wagner-Jauregg),他开发出一种治疗麻痹性痴呆(梅毒晚期表现,大脑被感染)的方法,即让患者感染疟疾和发热性疾病,随即患者大脑的梅毒感染得到部分控制,有时甚至完全好转。[34]瓦格纳-尧雷格的治疗方法(与其说它适用于精神病,不如说适用于神经性疾病)在当时引起很大争议,于第二次世界大战后逐渐被废弃。另一位获奖者是葡萄牙神经外科医生伊格斯·莫尼茨(Egas Monitz),他首创了前额白质切除术(prefrontal leucotomy),这种脑科手术将连通大脑前额区域和后部区域的神经纤维完全切断。如今,广泛使用前额白质切除术的那段时期已被看作精神病学历史上最黑暗的一页。除了氯丙嗪,所有这些被视为现代医学进步标志的治疗技术,在精神病治疗中已被完全抛弃。

16

大量调查资料证实,治疗方法的突破带来了生理疾病死亡率的降低。美国疾病控制中心(US Centers for Disease Control)估计,1995—2000 年,被诊断患有癌症的成年人中,5 年存活率为 64％,而 1972—1976 年间为 50％;对儿童患者,该指标从 54％提高到了 79％。[35]与此相似,英国国家统计署(UK Office of National Statistics)报告的数据指出,1971 年到 1995 年间,多种癌症患者的 5 年存活率明显提高。[36]很显然,癌症治疗领域发生了某些重要的变化,且不仅局限于肿瘤治疗方法方面。英国有关冠心病(coronary heart disease)的数据表明,自 1960 年代后期开始,心脏病发作后存活四周以上的患者所占比例以每年大约 1.5％的速度在提升。[37]遗憾的是,人们难以获得精神病方面的对比数据,但相信只要能够搜集到,定会得出完全不同的结论。

1985 年,精神病学家和人类学家理查德·华纳(Richard Warner)在其重要著作《精神分裂症的康复:精神病学和政治经济学》(*Recovery from Schizophrenia:Psychiatry and Political Economy*)[38]中首次强调指出,重度精神病患者治疗效果的改进尚缺乏证据支持。华纳对美国和欧洲关于精神分裂症患者的 68 项研究进行分析，发现自 20 世纪初以来还没有证据表明该病可以完全治愈。重要的是，华纳还注意到，没有迹象说明使用氯丙嗪及其他抗精神病药物可以影响治疗效果，但有一些证据说明了经济环境对患者康复的重要作用——经济萧条时期患者恢复较差，而经济繁荣时期则恢复较好。

后来，美国精神病学家詹姆斯·赫加蒂（James Hegarty）在其论文中使用了一种名叫元分析（*mata-analysis*）的复杂统计技术，对 1895 年到 1992 年间发表的文献中精神分裂症患者的康复率数据进行整体分析。[39]结果发现，20 世纪中期到 1980 年代初，患者康复率略有提高，后来又有所降低。这与华纳关于康复率受劳动力市场活力影响的观点是一致的，不过赫加蒂仍认为，上述差别受到了精神分裂症诊断方式变化的重要影响。在 20 世纪初到 1970 年代之间，被诊断为精神分裂症的患者人群日益扩大，其中包括许多病情较轻的患者。此后，精神病学家开始关注诊断的可靠性，"精神分裂症"这个名词的使用趋于严格，只用于遭受严重困扰的患者。总的来说，研究结果并不能说明患者的生活因精神病治疗方法的革新而发生了改变。

美国调查记者罗伯特·惠特克（Robert Whitaker）长期关注心理健康主题，正是他提出了一种评估现代精神病治疗之作用的新方法。惠特克指出，尽管自 1950 年代初以来美国精神病医院床位数一直在减少，但几乎所有数据均显示，重度精神病患者数量出现了显著的增加。[40]惠特克还发现，据美国健康与国民服务部（US Department of Health and Human Services）的数据显示，1955 年——大致在这一时期氯丙嗪开始被广泛使用——每 10 万人中有 1028 人患病，但到了 2000 年，每 10 万人中患者人数达到 3806 人，增加近 4 倍。当然，可以解释为患者人数增加是因为精神病得到了更好更早的检测，随着治疗效果的提高，患者数量可望逐步减少。由于当前重度精神病患者主要在社区接受治疗，而在氯丙嗪出现之前患者常常需要住院治疗，因此惠特克在评估受精神病影响的人口比例时，对 1955 年之前和近几十年分别使用了两个指标——医院病床使用率和社会保险伤残保障金支出——进行粗略的计算。据他估计，美国精神病患者数量从 1955 年的每千人 3.38 人增加到 2003 年的每千人 19.69 人，增加到近 6 倍。

在英国精神病学家戴维·海利（David Healy）和历史学家玛格丽特·哈里斯（Margaret Harris）的研究报告中，他们利用北威尔士（North Wales）的数据对精神病治疗的效果进行了比较分析。[41]该地区人口主要是低收入的农村居民，从 19 世纪末以来一直保持稳定;大多数时间里,位于登比市(Denbigh)的北威尔士医院是该地区唯一提供精神病治疗的机构。通过仔细检查医院记录,海利和哈里斯对 1896 年在此治疗的患者进行分类,追踪其疾病发展进程,并将他们与一个世纪后的患者进行比较。结果发现,与过去相比,尽管现在的患者住院时间较短,但住院的频率却更高。他们对床位使用率进行了汇总分析,尽管已考虑了现在患者的多样化住院方式,以及许多人宁愿住在疗养院而非医院等实际情况,但 1996 年的实际住院人数还是要高于 1896 年,这的确令人惊讶!

造成这种变化的原因无疑是复杂的。尽管秉承主流精神病学的研究者也注意到了这种"精神病流行"的现象[42],但他们并不同意罗伯特·惠特克提出的现代精神病治疗导致患者的状况比未接受治疗还要糟糕的结论。慎重地解释有关证据后,或许这样的说法更为公允:没有理由相信精神病治疗的进步提高了工业化国家人们的心理健康水平。

世界上最好的精神病学?

对不同国家医疗保健成果的对比研究进一步确认了以下事实:在拥有全面广泛医疗服务的国家中,有严重生理疾病的患者的康复前景更为乐观。例如,国际癌症研究所(International Agency for Research on Cancer)[43]最近发布的全球癌症统计报告中指出,发达国家和发展中国家在癌症治疗效果方面存在显著差异,这是意料之中的。

1960 年代晚期,世界卫生组织(WHO)制订了一项名为精神分裂症国际试点研究(International Pilot Study of Schizophrenia,IPSS)的研究计划,目的是探明在工业化国家以外地区精神分裂症的发病分布情况。我曾提到过,在不同时期对精神分裂症的诊断亦不同。考虑到这一问题,研究的主要目的之一就是要弄清楚:精神分裂症是否是一种普遍存在的、在不同文化中具有相同内涵的疾病? 另一个目的则是考察:世界各地的精神病学家在自己的工作中,如何以不同的方式界定和诊断精神分裂症?

参与研究的精神病学家来自 9 个国家——哥伦比亚、捷克斯洛伐克(现在的捷克共和国)、中国、丹麦、印度、尼日利亚、前苏联、英国和美国,他们成功招募到了 1202 名近期开始接受精神病治疗的患者,并于 1973 年发表了初期观察报告。[44]通过数据分析,研究者十分兴奋地宣布,每个国家都找到了符合狭义精神分裂症定义并同意继续参加研究的患者。回想起来,这一"发现"似乎是必然的,因为这恰恰反映了负责招募患者的精神病学家内心所持有的概念。不过在美国和前苏联,精神病学家对精神分裂症的界定似乎比其他国家更宽泛一些,因此会有更多的患者被诊断为精神分裂症(随后还发现,前苏联的精神分裂症定义过于宽泛,甚至把政治异见也包括进来;许多知识分子因不赞同政府的意识形态学说而被送入收容所,并被强制接受氯丙嗪或其他类似的药物治疗[45])。

最重要的发现出现在随后一项为期 5 年的追踪研究中。[46]该研究考察了患者的疾病改善状况,发现发展中国家患者的改善情况优于工业化国家的患者。例如,在从首次发作到完全康复期间只经历过一次疾病发作的患者中,发展中国家的占 27%,而工业化国家的占 7%。随访期结束时,社会功能有轻微减弱或完全没有受损的患者所占比例在发展中国家为 65%,而在工业化国家为 56%。

上述研究发现给人留下了深刻印象,受到激励的世界卫生组织随即启动了一项更加雄心勃勃的研究,[47]由超过 100 名精神病学家组成的研究团队在 10 个国家招募自愿参与研究的重度精神病患者,旨在探明重度精神病的决定因素。研究人员通过各种途径,比如,通过发展中国家正规医疗保健系统之外的传统医学从业者,找到许多并不熟悉现代精神病治疗的患者,对他们进行访谈。利用两年随访获得的数据,研究者发现,在发展中国家,康复前只有过一次发作的患者比例为 37%,而在发达国家为 16%。随访期内出现社会功能受损的患者所占比例,在发展中国家将近 16%,发达国家将近 42%。随后的研究进一步确认,发展中国家的患者比富裕国家的患者更有可能从重度精神病中康复,也更容易从精神病学家和临床心理学家的治疗中获益。[48]

对于较轻度精神病的影响因素,研究者并未给予同等关注,因而难以得出确切的结论。不过,在 1990 年代初世界卫生组织实施的全球疾病负担研究(Global Burden of Disease Study)中,还是包含一些有关抑郁症的信息。该研究的目的在于考察各种心理和生理疾病给世界各地造成的负担水平。1996 年发表的初步研究报告得出了惊人的结论,单相(单纯性)抑郁症给医疗事业带来的负担竟然排名第四位,对应伤残调整生命年(disability-adjusted life year)(因失能或早逝而损失的有活力生活的年限)测算值为 3.7%。[49]显然,如果该估算正确,则说明当今世界抑郁症的流行正以惊人的速度发展,那么,很难表明医学精神病学正在发挥积极的作用。(不过也有一种明显不同的解释,即研究中所评估的抑郁症并非一种单纯的医学疾病,而是内涵广泛的一系列痛苦体验。[50])

在 2000 年发表的研究报告中,研究者借助计算机程序对众多不同来源的数据进行分析,以评估疾病带来的负担。[51] 报告作者注意到,富裕国家(8.9％伤残调整生命年)和贫穷国家(4.1％伤残调整生命年)在抑郁症带来的医疗负担所占比例上存在巨大的差异。不过,这些数据都与伤残造成的总体负担成正比,并且正如作者指出的,贫穷国家抑郁症造成的负担比例之所以较低,原因可能在于其糟糕的营养和卫生条件造成了生理残疾多发,相应的医疗负担所占比例高于富裕国家。研究者通过仔细审核数据表,收集了世界各地与抑郁症关联的残疾情况的绝对数据,结果表明,北美地区的数据最高,非洲最低。

医学精神病学以外的实践

关于精神病治疗历史和跨文化的研究成果,不同的视角存有不同的解读;凭借已有研究提供的证据,人们还无法就现代精神病学对人类及社会的影响形成确定的结论,因而有必要探索常规治疗模式以外的干预方法。幸运的是,美国已经出现了类似的尝试。推动开展此类试验研究的是美国精神病学家洛伦·莫舍(Loren Mosher)。他曾是业内的领袖之一,于 1998 年公开发表了一封致美国精神病学会(American Psychiatric Association)的辞职信,自此淡出人们的视野。莫舍在信中声明:"此番举动与辞去美国精神药理学会(American Psychopharmacological Association)的职务均基于同样的理由。"[52]

从哈佛医学院毕业后,莫舍在美国国立精神卫生研究所(US National Institute of Mental Health,NIMH)谋得一个研究职位。34 岁那年,莫舍成为该所新成立的精神分裂症研究中心的主管,任职长达 12 年。[53] 在此期间,他创办了《精神分裂症通报》(Schizophrenia Bulletin)并担任主编,该杂志至今仍是精神病学研究者心目中最具权威性的杂志之一。

在成为中心主管之前的那个夏天,莫舍去伦敦旅行,在那里参观了英国精神病学家罗纳德·莱因(Ronald Laing)创办的金斯利公馆(Kingsley Hall)。莱因持有不同于主流精神病学的观点,对自己的工作要求非常严格。莱因认为,精神病是一种能够治愈的、超越自然的经验,如果得到适当的支持,患者就能够找到摆脱疯癫的人生道路,并最终成为更坚强、更有创造性的人。[54] 虽然并不完全接受莱因的观点,但莫舍仍被这种理念深深吸引。然而,莱因实际操作过程的混乱令人感到沮丧。金斯利公馆住着为数不多的精神病患者,他们并不吃药;馆舍肮脏不堪,预算开支的管理毫无章法,食品的收集和准备也极其随意。莫舍估计,住在里面的人很快就会为当地社区所不容,后来果然应验。回到美国后,他想尝试开办一所管理更有秩序的治疗性居住中心,以便观察其实验效果。而在美国国立精神卫生研究所的新职务恰好为他的试验提供了得天独厚的条件。

莫舍在加州圣何塞市(San Jose)的贫民区找到了一处宽敞的两层房子,那里可以住得下6名房客(residents)和2名全职工作人员。另外配备了若干兼职员工和志愿者助理之后,莫舍将这一机构命名为索特里亚(Soteria,希腊语,意为自由释放),于1971年4月开始运行。参与这一实验的患者均为未婚的年轻人,有过首发或继发性精神病史,在旧金山海湾地区接受过精神病紧急医疗救助。莫舍将他们分成两部分,一半安排到当地精神病院接受常规药物治疗,另一半安排到索特里亚。* 索特里亚的工作人员并未受过正规的精神病学或心理学训练,他们与房客住在一起,每隔24小时或72小时轮换值班一次。除非遇到紧急情况,房客住在索特里亚的最初6周内无需服药。

23 莫舍把索特里亚的主要工作原则称为人际现象学(*interpersonal phenomenology*),意思是工作人员要与房客共同努力,设身处地为房客着想,以渐进的、非介入的方式与房客达成对疾病的共同理解。工作人员要尽可能对房客的各种古怪行为保持忍耐。索特里亚的规则很简单,暴力行为、毒品、工作人员与房客之间的性关系,都是被严格禁止的。外界很少有人造访,即便有也需提前征得房客们同意。房客们平均要在这里住上5个月的时间,但大多数人在6周结束时已基本好转。

索特里亚项目很快就引发了莫舍和美国国立精神卫生研究所领导层之间的争议。针对房客恢复良好的早期报道,领导层怀疑项目的实施是否按照公正无偏见的方式进行(事实上,莫舍的研究并不存在治疗不当,研究方法本身也是严谨的和符合科学规范的)。最后,他们任命其他人接管了索特里亚项目的日常运作。莫舍接受了这一安排,但他继续毫不妥协地展开了对传统精神病治疗的批评,导致与领导层的关系持续恶化。最终,屡遭排斥的莫舍于1980年辞去了精神分裂症研究中心主管职务,离开了美国国立精神卫生研究所。尽管索特里亚项目的最初研究结果很快就发表了,但直到20多年后,项目的全部数据资料才得到妥善的分析处理。

---

* 之所以将最初的79名患者分置两处,主要还是因为索特里亚的可用床位有限。不过,在随后的研究中,莫舍有意识地将100名患者随机分派至两种治疗环境中进行了观察。前后这两种做法具有重大的区别,因为对于一项实验研究来说,随机分派被试是至关重要的。然而,莫舍并未发现前后两次研究结果存在显著的差异。

最初研究报告中对前 6 周情形的描述表明,索特里亚的房客(其中只有 24％的房客服用过药物)和接受常规治疗的患者,其症状的改善程度相近,都是显著的。对患者进行的为期两年的跟踪访谈研究成果[55]很久之后才得以发表,指出 43％的索特里亚房客无需继续服药,且有证据表明索特里亚方式比常规治疗具有一定的优越性。那些符合严格精神分裂症诊断标准——该标准随后被美国精神病学会采用——的患者恢复程度尤其突出。后来,有人在瑞士的伯尔尼尝试验证索特里亚实验,得到了大致相似的结果。[56]

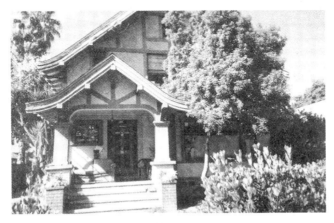

1. 索特里亚

在考察传统精神病学对重度精神病患者是否具有作用方面,索特里亚项目远远谈不上是一项完美的研究。负责护理的人员大多不具备精神病学专业资质,他们只是基于仁爱、忍耐和常识开展工作,况且有些患者还是需要药物治疗的。但是这个项目无疑成功地说明,通过限制使用常规精神病治疗手段,许多重度精神病患者的恢复状况至少可以达到通常水平。由此可见,即使没有精神病治疗,患者的康复情况还是不错的。

结论:精神病学是无效的

有关医学精神病学广泛影响的证据指向一系列令人吃惊的结论。一个多世纪以来,为治疗重度精神病进行的努力并未取得预期的进步。在缺少心理健康专业人员的国家,精神病患者的恢复情况反而好于拥有丰富医疗资源国家。让患者少接受一些生物精神病学的治疗不仅没有坏处,甚至可能有利于患者的恢复。尽管现代心理健康专业人员宣称自己为人类的幸福做出了贡献,但至少就精神病的治疗而言,这种言论看起来是脆弱无力的。正如本章开头的格言所表明,许多权威观察者表面上见多识广,可他们的观点并不正确。

　　我们不可避免地要面对一系列紧迫的问题。生物医学模式是怎样占据精神病学主导地位的,又为什么能保持这种权威?它背后的理论假设是什么?得到了什么科学证据的支持?利用功能性磁共振成像(*fMRI*)等令人眼花缭乱的技术以及分子遗传学方法获得的研究发现,果真可以证明精神病是由遗传决定的大脑疾病吗?精神病药物的效果得到了哪些证据的支持?在回答这些问题时我们会发现,生物医学模式之所以能够保持强势地位,并不是理性争辩的结果,而是得益于既得利益集团的保驾护航。大量的患者对那些冷冰冰的、效果不佳的治疗感到不满,但他们的意见大多无人听取;而与此同时,经过系统编造的错误信息却大肆传播,各种机制不遗余力地鼓吹某些广泛使用的精神病治疗方法的优良效果。

第 2 章　科学的应用：医学精神病学的出现

实际上，历史只不过是对人类的种种罪恶、愚蠢和悲剧的记录。

——爱德华·吉本《罗马帝国兴亡史》

　　尽管将精神病视为大脑病变的观念可以追溯到基督教时代之前，但直到 19 世纪中期，我们今天所熟知的精神病学专业作为医学分支的地位才得以确立。[1] 从那以后，虽然生物医学和心理科学的发展日新月异，然而直到今天，指导精神卫生专业人员实践工作的，依旧是维多利亚时代精神病学家对精神病的理论假设；因此，理解这些假设是什么及它们是如何产生的，就显得至关重要。

　　这一新兴学科最重要的从业者生活和工作在欧洲的德语国家（首个精神病学系始建于 1863 年的柏林）。在 1898 年发表的一篇短篇论文中，出身瑞士的神经病理学家的精神病学家阿道夫·梅耶（Adolf Meyer）记录了他对这个时代的观察：

　　　　推动神经系统解剖学和神经疾病病理学这一前景光明的领域取得尽可能大的发展，已成为当今学科发展的趋势……几乎所有在德国以及其他国家的大学中担任精神病学教授的临床医生，都对生理解剖表现出浓厚兴趣，以至于医学界将这些专注的偏执主义者看作是神经病学研究者，而非精神病学研究者。[2]

　　作为美国最具影响力的精神病学家之一，梅耶最初希望从事神经学的研究，却因在精神病学中的成就而被载入史册。梅耶 1892 年移居美国，并于次年 5 月从一所精神病院谋得一份病理学研究职位，地点就在芝加哥以南 60 英里的坎卡基小镇。梅耶毕其一生专注于神经解剖的研究（据说，美国的神经病学家和心理学家惯用白鼠作为试验对象，是部分受到了梅耶的影响[3]），然而，这并不影响他对医院服务质量的关注和为提高患者的临床关怀所付出的努力。他主张，欲解释患者的病症，必先理解其生活史,并发展出了一套基于常识的精神病学研究方法,正因如此,这个不善社交的谦谦君子——梅耶,被精神病学专业长久铭记。[4] 人们赞誉梅耶的研究方法为生物心理学方法(*psychobiological*),它整合了从社会科学到神经病学等诸多领域的研究成果。而梅耶关于精神病产生原因及治疗方法的思想,也因其在 1902 年被任命为纽约州立医院病理学研究所所长之后地位和影响力的提升,在美英等国广为传颂且备受推崇。

1898 年,梅耶在一篇短文中盛赞海德堡大学的埃米尔·克雷佩林(Emil Kraepelin)为当时德国最重要的精神病学家。然而梅耶或许未曾想到,与自己相比,克雷佩林的思想在精神病学家群体中的影响力更胜一筹,哪怕是在百年后的今天。如今,人们认为,克雷佩林在精神病学史上的地位要比同年出生的弗洛伊德更重要。事实上,直到 21 世纪初期,仍有许多精神病学家把克雷佩林奉若"神明",视之为临床心理学领域继弗洛伊德之后新的"教父"。[5]

精神病学知识基础的建立

海德堡位于德国西南部的巴登-符腾堡州,是内卡河畔的一个中等城市。内卡河在此处由狭窄而陡峭的奥登山山谷流向莱茵河河谷,并在海德堡西北 20 千米处的曼海姆与莱茵河交汇。红褐色的海德堡城堡庄严地矗立在内卡河畔的山上,俯视着狭长的海德堡老城。海德堡不仅有着引以为荣的中世纪城堡,还拥有欧洲最古老的教育机构之一——海德堡大学。1891 年,克雷佩林受聘为海德堡大学精神病学教授时,年仅 35 岁,却已成为当时精神病学领域的领军人物。早在 1883 年,27 岁的克雷佩林就出版了他的第一部著作——《精神病学纲要》(*A Compendium of Psychiatry*)。这部著作历经多次修订改版,克雷佩林去世一年之后,即 1927 年问世的最后一版,其篇幅已 10 倍于初版。正是这部著作奠定了现代精神病学的理论基础。

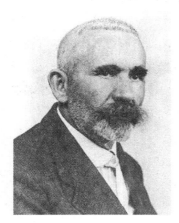

2. 埃米尔·克雷佩林
(Emil Kraepelin, 1856 - 1926),
精神病学家、科学家
和德意志民族主义者

在了解他的人看来,克雷佩林是一个超然而令人着迷的人。他是禁酒运动的终生斗士,是狂热的德意志民族主义者,也是俾斯麦的拥护者,曾写了大量诗歌来表达自己的社会及政治观点。然而，与单纯的政治观点相比，他对科学研究的兴趣要广泛得多。他通过实验研究探讨了咖啡因和吗啡对服食者的影响，被视为精神药理学(研究药物服用对精神的影响)的创始人之一。克雷佩林对心理学亦颇感兴趣，早年，他曾追随莱比锡大学的威廉·冯特(Wilhelm Wundt，世界上第一个心理学实验室的创建者)进行学习。他认为弗洛伊德的心理分析*过于主观而不够科学，主张用严谨的实验方法和客观测验替代之。

克雷佩林也曾与其哥哥卡尔(一位杰出的植物学家)一起前往爪哇，对当地土著民与欧洲精神病院住院患者精神障碍的相似性进行比较研究。其研究结论认为，二者总体上非常相似，但"也存在一定差异。如，土著民精神病患者较少有妄想症状——这可能部分归因于较低的智力发展水平；再如，土著民患者罕有幻听症状——这可能反映了一个事实，即他们的思维活动更多具有表象性，对语言的依赖明显低于我们"。[6] 凭借这一研究，克雷佩林被尊为跨文化精神病学(cross-cultural psychiatry)这一精神病学分支学科的创始人之一。

自职业生涯初始，克雷佩林就深信精神病学应当"与普通医学建立深入密切的联系"，并且认为"各医学学科对躯体疾病的科学研究中已经孕育着精神病学研究的起点"。[7] 尽管如此，他仍高度质疑许多先驱者的工作，因为他们单凭解剖观察来推测精神病的成因，而且其研究完全脱离精神病院的实际临床观察。因此，他主张精神病学研究的第一步就是借助简单的心理学测试对患者进行详细的检查。

克雷佩林的首要心愿是创建一种有效的诊断系统，以便同行们描述和定义他们在临床上遇到的大量问题。为此，他仔细研究了患者的症状和病程，进而认为那些总是同时发生、且具有典型病程特征(如，随着时间的推移呈现日益恶化、起伏波动或日渐改善等不同趋势)的症状应该给予单一诊断。克雷佩林假定，随着研究的深入，人们将会发现，每种精神障碍对应着特定的大脑病理改变，而每种病理改变也对应着某种特定病因。

为了建立有效的诊断分类，克雷佩林研究了大量病例。到1896年，他虽已积攒了一千多份的个案资料，并详细归档，但仍感数据贫乏难以实现目标。[8] 在修订再版《纲要》(重新命名为《精神病学教程》)的过程中，克雷佩林把精神错乱的许多症状予以重

---

* "精神分析"一词指的是弗洛伊德提出的心理学理论，以及他开发的心理治疗方法。精神分析学家是提供精神分析治疗的专业人员，他们在接受精神分析训练之前首要要成为合格的精神病学家、心理学家或社会工作者。不同的培训机构在接受培训申请时有不同的规则和要求。

新归类，而这些症状以前被认为反映了不同类型的精神障碍。在此基础上，克雷佩林完成了一项至今为人称道的伟大工作，即区分了两种最严重的、功能损害最大的精神障碍——精神分裂症（他称之为早发性痴呆，*dementia praecox*）和躁狂抑郁症（*manic depression*）。尽管早发性痴呆这一术语，已在 1911 年由瑞士精神病学家尤金·布洛伊勒（Eugen Bleuler）重新定义为精神分裂症（*schizophrenia*），然而直至今天，许多精神病学家仍在广泛使用这类诊断概念。[9]

克雷佩林认为，早发性痴呆是一种多发于青少年期或成年早期的精神病，患者常伴有幻觉和妄想，并且总是不断恶化——患者极少康复。他假定，该疾病起因于大脑中"可见病变"，病变过程逐渐损害患者的注意和记忆，并最终导致智力下降。克雷佩林深信该病变过程极有可能源自发生于性腺的自体中毒（因自身分泌的毒物所引起的中毒），这就可以解释为什么该疾病多发于青春期。[10]

克雷佩林希望他对早发性痴呆的解释最终可得到病理学研究的证实。1902 年，克雷佩林前往慕尼黑大学任职。其间，他请同事爱罗斯·阿尔茨海默（Alois Alzheimer）对已故早发性痴呆患者的脑组织进行病理检查。结果令他失望，没有发现任何异常，但这丝毫没有动摇他的信念——坚信该疾病背后隐藏着某种大脑病变。

相比之下，克雷佩林对躁狂抑郁症的研究更为顺利。他将躁狂症状和抑郁症状交替发作的患者（现称为双相障碍患者）和只有抑郁症状的患者（现称单相抑郁症患者）都归入躁狂抑郁症这一诊断类别。约有半数被克雷佩林诊断为躁郁症的患者在症状发作一次之后可完全康复。

细数克雷佩林的贡献，有一点让人们无法忽略：克雷佩林之前，人们无法就精神病的分类、病因及命名达成一致意见。因为克雷佩林的杰出工作，精神病才有了分类和诊断的标准。事实上，据说在十九世纪晚期，没有哪位自重的精神病学家可以离开克雷佩林的诊断系统来开展工作。[11]对克雷佩林诊断系统的普遍依赖，导致不同诊所及大学的研究者之间几乎不可能开展学术交流。在这种情况下，一位在爱丁堡工作的精神病学家，如何才能获知波士顿的竞争对手正在研究相同的案例呢？

那是因为英国的精神病学家很了解接受克雷佩林带来的单一诊断系统可能存在的问题。1902 年，《精神病学教程》第六版的英译本在英国发行，随后的几年中，早发性痴呆的概念在英国各学术期刊和医学研讨会上频繁出现，人们陈述利弊，褒贬不一，但最终肯定并接受了这一概念。[12]几乎在同一时期，阿道夫·梅耶向美国同仁慎重推介了克雷佩林的思想；20 世纪初，美国医学期刊上刊登了第一篇详细探讨早发性痴呆的文章。[13] 1907 年,百万富翁哈利·陶尔(Harry Thaw)在纽约的一次派对上因发生争执而杀害了著名的建筑师斯坦福·怀特(Stanford White),引起社会轰动。正是这一杀人案,使克雷佩林的诊断体系进入了美国公众的视线。专家们宣称此诊断体系可以解释陶尔的凶残行为。尽管真正的犯罪动机极可能出自性嫉妒(陶尔的太太是怀特曾经的情人),但陶尔的专家辩护团最终成功说服了陪审团,使他们相信陶尔之所以会杀人,是因为他自青春期开始就一直遭受精神病的折磨。

克雷佩林的治疗方法与梅耶不同,具有他个人浓厚的色彩,而不要求精神病学工作者详细了解患者的生活。从他详实的案例研究记录中也可以看出,对克雷佩林来说,患者与其说是血肉丰满的、有各种生活故事的人,不如说是某个疾病的载体。[14] 然而,这并不意味着他懒于探究患者的生命历程。实际上,为了证实他的诊断,克雷佩林有时也会长篇累牍地记述患者的成长背景。我可以用我的亲身经历向读者说明,这是怎样的一种"长篇累牍":几年前,我去海德堡大学精神病学系做访学,有幸查阅了他撰写的一篇诉讼案件手稿,其篇幅竟然超过 100 页。

精神病院的生活

早在维多利亚时代,发达国家中积极寻求精神病治疗的人数已呈稳步增长之势。精神病俨然成为一种"流行病"。为了满足人们的治疗需求,许多国家开始大幅扩张精神病院的床位。1843 年,美国社会改革家多萝西娅·迪克斯(Dorothea Dix)向马萨诸塞州立法机构提交了一份备忘录(Memorial),文件详细描述了"本州精神病患者的现状,他们被关进牢笼、密室、地窖、厩棚、栏圈……一丝不挂地被棍打,直至屈服顺从",[15] 并强烈呼吁建立本州的精神病院系统。两年后,伦敦议会通过一项《郡精神病院法案》,要求地方当局建立覆盖整个大不列颠的精神病院体系。[16]

论及克雷佩林和梅耶时期的精神病院日常护理质量,从艾德拉·D(Edilla D)小姐写给她父母的一封信中可见一斑。信中描述了 1898 年她在爱丁堡皇家精神病院接受治疗的亲身经历:

> 我厌恶这个地方,待在这里的分分秒秒都让我窒息!我想,不久我就会完全疯了,世界上再没有什么能吸引我了。这里的单调乏味让人发狂……与其过这样的日子,不如让我的病情继续恶化,变成如动物那般只懂得吃喝,不懂得思考。

这封信仅仅是被精神病院截留的众多信件中的一封,一直被封存在艾德拉小姐的病历档案中。一个世纪之后,终被爱丁堡精神病学家艾伦·贝弗里奇(Alan Beveridge)[17]发现,得以如愿诉说主人的凄苦。据贝弗里奇说,在这些信件中,不仅有写给亲朋好友的,也有写给医院工作人员的,而写信的原因也是五花八门:

> 有人为了了解自身的窘境,有人为了弄清痛苦的源头,有人牢骚满腹,有人计划出逃,有人为与他人交谈,有人为替自己辩护,有人谴责精神病院,有人向同室病友表达不满或爱意,有人向克劳斯顿院长寻求帮助或请求申冤。这些信件有的写在有抬头的信纸上,有的写在明信片上,有的写在废纸上,有的写在从杂志撕下的纸上,有的写在包装纸上,有的写在旧信件上,有的写在信封上,甚至有的写在厕纸上。

托马斯·克劳斯顿(Thomas Clouston),1873—1908 年任爱丁堡皇家精神病院院长,是当时最受人尊敬的英国精神病专家之一。在任期间,他将精神病院分为两部分,一部分专供自费患者居住,另一部分服务政府救济者。这里的大多数患者,无论贫富,其意愿常常得不到尊重,院方通常会说得到了患者家人的默许,但这只不过是借口而已(一些信件中记述了患者被家人骗进精神病院的经过)。由于克劳斯顿相信疯狂源于丧失自控,因此,进入精神病院的患者发现,他们面对的管理体制是如此强调"纪律、秩序以及遵守医疗规则",每天早晨 6 点必须起床,晚上 8 点准时熄灯。他们还不得不忍受难以下咽的食物,因为克劳斯顿相信,只有训练出坚强的品格,才能恢复心理健康。

从信中不难看出,对精神病院里的生活,有些人心怀感激,但大多数人痛恨不已。患者满腹牢骚,指责某些工作人员的虐待,抱怨令人忧心的周遭环境,控诉单调乏味的生活,嘲弄院方不顾环境不正常却希望患者举止正常的无理要求,然而,最让他们难以释怀的,还是被毫无人道地非法监禁。除此之外,信中还涉及了患者对医生的印象:

> 我在此郑重声明,在莫宁赛德精神病院里,在任何公开或私下的场合中,克劳斯顿博士从未和我交谈超过五分钟。敢问,他是如何知道我疯了?难道是来自短短几分钟内对我的观察吗?!显然,这点时间是没办法作出正确判断的。

另外:

我要对克劳斯顿博士评估住院患者时所持的态度提出严重质疑……他们处心积虑地寻找证据,妄想为其非法监禁正名。对他们而言,你所有的理性行为,所有表明心智健全的证据,都毫无意义,转瞬即忘。然而可笑的是,哪怕你犯最轻微的错误,如一瞬间的疏忽或小小地发个脾气,都会被仔细记录。在随后的几个月甚至是几年里,他们会用这些"珍藏"来提醒你:你是一个精神病患者。

那个时期建立的许多精神病院规模巨大,能容纳成千上万名患者。其中最大的一所位于美国。例如,在 20 世纪的最初几十年里,纽约州政府为了解决本州六所精神病院日益人满为患带来的问题,决定在长岛建立一所专门容纳精神病患的机构,即佩尔格瑞姆(意为朝圣者)州立精神病院,将患者全部迁移至此。1931 年,该院迎来了它的第一批住院者。[18]住院人数最终达到 14,000 人,成为世界上第一大精神病治疗机构。让病院引以为荣的是,它不仅配有健全的治疗设施,而且拥有附属面包房、洗衣房、消防中心、警察机构、发电厂、带有墓地的教堂、邮局、农场及长岛铁道系统在此专设的火车站点。此外,还特意为医生及其家人建造了毗邻病院的小型独立社区。

极端恐怖的治疗方法

面对如此庞大的患者群,精神病院的工作者们希望能从物理医学的最新思想中借鉴有效的治疗方法。以亨利·柯顿(Henry Cotton)博士的工作为例。1907 年,年仅 30 岁亨利·柯顿在特伦顿的新泽西州立医院就任医疗总监。[19]当时,主流的医学观点认为疾病是由致病原引起的,人们自然想要知道,精神病是否也由同样的方式引起?大家猜测,精神病极有可能是体内(除大脑外)感染源所分泌的大量毒素随着血液循环侵入大脑的结果。在阿道夫·梅耶(当时,他负责掌管约翰·霍普金斯大学所属的菲利普诊所,这是一所现代化的精神病医院,由富有且慷慨的金融家安德鲁·菲普斯(Andrew Phipps)出资建立)的支持下,柯顿决定用手术清除所有可能的体内感染源。他开始在其工作的医院中招聘外科和内科专家,修建手术室,引进 X 光机,然后首先尝试通过拔除患者的牙齿来清除感染源,柯顿偶尔也会扬言,该方法已使 85％的患者获得治愈。如果拔除牙齿的方法不能奏效,那么就切除患者的扁桃体。如果仍不见康复迹象,就继续切除睾丸、卵巢、胆囊甚至结肠。直到梅耶要求考察治疗流程之时,如此惨无人道的疗法才得以浮出水面。由于当时还没有抗生素,45％的接受侵入性手术的患者很快死于手术感染,甚至直接死在手术台上。

　　幸运的是,治疗局灶性败血症(focal sepsis)的外科手术法并没有作为一种精神病干预手段被广泛应用于新泽西州以外的地方。不幸的是,像电休克疗法(ECT)、前额白质切除术(*prefrontal leucotomy*)和胰岛素休克疗法(*insulin coma therapy*)等直接损伤大脑的治疗方法,却得到普遍接受。这些疗法的首次使用是在 1920 年代,匈牙利人拉斯洛·冯·梅杜纳(Ladislaus von Meduna)尝试使用化学药品,诸如莰酮(camphor)和卡地阿唑(metrazol),诱发患者癫痫发作样的抽搐;之所以这样做是因为他错误地假定,癫痫与精神分裂症相互拮抗。[20]然而,这种化学方法被证明是不可靠的。服用化学药品之后,惊恐的患者不得不和医生一起等待,以观察是否有抽搐发作。在罗马大学工作的精神病学家乌戈·切莱蒂(Ugo Cerletti)及其助手卢西奥·比尼(Lucio Bini),是最早使用可控电刺激诱发痉挛的研究者(这是源于他们在参观当地屠宰场时,看到人们宰杀动物之前会先将其电晕,而产生的灵感),他们发现用电刺激比用药物更容易诱发痉挛,且较少出现诱发失败或痉挛反复发作的情况。切莱蒂和比尼在一位 39 岁的米兰工程师身上,首次尝试了这一新方法。这名工程师因幻觉而神志不清地在一处火车站游荡,被警察发现并送往医院治疗。经诊断,切莱蒂认为他患有精神分裂症。1938 年 4 月的一个清晨,第一次电击治疗开始:患者身体僵直,高声尖叫。第一次电击结束后,当患者无意听到切莱蒂和比尼商讨是否要加大电量再试一次时,他"突然一改往日的胡言乱语,表情严肃且吐字清晰地阻止道:'不要! 会死人的!'"[21]听到这话,切莱蒂有些紧张不安,但他并未动摇,仍加大电量再次实施电击。这次患者痉挛发作,停止呼吸长达 40 秒钟。清醒后,他起身坐直,长舒了一口气。切莱蒂问他:"你知道发生了什么事吗?""不知道,我好像睡着了。"这是电击影响短时记忆的第一个例证。

　　到 1940 年代早期,英美两国的大部分精神病院已配备电击治疗相关设备,随着治疗的开展,其治疗风险也逐渐显现。强烈的肌肉痉挛常会导致患者四肢或脊柱骨折,即使使用束缚带并让护士控制其四肢也无济于事。直到美国神经外科医师沃尔特·

弗里曼(Walter Freeman)提议,在治疗之前给患者注射一种肌松剂——南美箭毒,使原来电抽搐时发生的剧烈强直阵挛发作,变为松弛的肌纤维颤动发作,这个问题才得以解决。在 1940 年代末,为提高治疗的安全性,增强患者的耐受性,开始"严酷考验"之前,患者都会被注射一种更为安全的肌松剂——琥珀酰胆碱以及短效全身麻醉剂——美索比妥钠。直至今天,精神病医生在实施电击治疗前仍会给患者使用肌松剂和麻醉剂。经过不懈的研究与改良,电休克疗法的安全性已毋庸置疑,然而,作为一种精神病治疗方法,其效果如何? 我们只能这样回答:不清楚。

在前额白质切除术这一最为恐怖的早期躯体治疗方法的发展史上,弗里曼扮演了至关重要的角色。这种外科手术是通过颅骨上的钻孔,使用器械来切断前额叶与其他脑区的神经纤维联系,以此治疗严重的精神病。葡萄牙神经外科医生(曾经担任外交大臣)伊格斯·莫尼茨(Egas Monitz)[22] 于 1935 年首次使用了这种手术方法。在此之前,莫尼茨曾在伦敦的一次研讨会上了解到,对灵长类动物实施脑部手术能够引起精神上的改变。因为这一创新,莫尼茨获得了诺贝尔奖,不过这可能是诺贝尔奖历史上含金量最低的一次。弗里曼正是这一新技术的狂热追随者,他在 1950 年代,乘坐一辆戏称为"移动的脑白质切除术"的厢式货车,走遍全美国,向各州立医院的医生示范这一手术过程。

弗里曼的手术方式"别具一格"。他的手术工具是一个类似于冰锥的锥子和一把榔头。手术前,不借助任何麻醉剂而是使用电击让患者短暂丧失意识,手术时,将锥子经由患者眼球上部从眼眶中凿入脑内,一旦锥子进入大脑,他就可以转动锥子,破坏掉相应的神经。最后,弗里曼竟将他的这种手术方式视作医治一切痛苦的利器。霍华德·达里(Howard Dully)的故事印证了这一点。只因为继母抱怨他目中无人,当时年仅 12 岁的小霍华德便被强行施以手术。[23] 弗里曼的医疗笔记上描述了 1960 年 11 月 30 日当天的情形:

> 达里夫人前来求教小霍华德的问题。情况更加糟糕了,这让达里夫人无法再忍受。我建议她考虑用经眶前额叶白质切除术来改变小霍华德的人格,这样就能解决目前的家庭问题了。达里夫人说,这件事必须要听她丈夫的意见。看来,我需要和达里先生好好谈谈,让他早日下决心。

1960 年 12 月 3 日,弗里曼在他的笔记中写道:"达里先生和夫人终于同意让小霍华德接受手术了。我建议他们先不要告诉小霍华德这件事。"

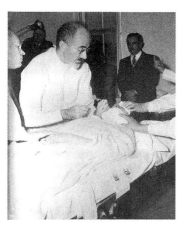

3. 沃尔特·弗里曼改变霍华德·达里的心灵

38

某种程度上说，霍华德是幸运的，他接受了手术，但奇迹般地没有受到负面影响，而且能够向人们诉说当年的故事。[24]那些接受弗里曼手术的人，少数看似获得了解脱，但大多数人的情况不仅没有改善反而更加糟糕，他们丧失了各种功能，有人完全无法自理，有人死于手术带来的脑损伤。而其中，最著名的受害者当属罗丝玛丽·肯尼迪（Rosemary Kennedy）——前总统约翰·肯尼迪（John F. Kennedy）的先天弱智的妹妹。当时罗丝玛丽正值青春期，家人非常担心因其意外怀孕、发病失态等一些不合常规的举动使声名显赫的家族蒙羞，因此一直在寻求精神病学专家的帮助，直至遇到弗里曼。手术于1941年完成，而一个女人的悲惨生活也由此拉开序幕。手术前她虽有轻度智障，但能读书写字；手术后却大小便失禁，终日毫无意义地喃喃自语。最终，罗丝玛丽在一家专为"特殊孩子"而设的医料机构中度过了悲惨的一生。

尽管弗里曼承认，手术后有大约1/4的患者智力受到严重损伤——智商仅相当于家庭宠物，然而他诡辩：

39 　　看到患者们现在的情形，我们甚是欣慰。对于患者手术后的"懒惰"和"不配合"，家人虽也倍感辛苦，然而比起以前照顾狂暴的疯子，如今能够看护温良的患者，岂非幸事？[25]

与电休克疗法和前额叶白质切除术相似，胰岛素休克疗法的发明也是源于物理医学近代发展上的一次无心插柳。1927年，距多伦多大学研究者发现胰岛素后仅5年，在维也纳工作的波兰神经生理学家和精神病学家曼弗雷德·塞克尔（Manfred Sakel），就最先尝试给戒断期瘾君子服用这种激素，结果发现，服用之后成瘾者变得更加平静且顺从。这一发现极大地鼓舞了他，塞克尔开始试验性地给各类病患服用胰岛素。到1930年初，他一直在使用胰岛素诱发精神分裂症患者的昏迷。

英美两国的精神病医院迅速组建起胰岛素休克治疗专科门诊。一次典型的治疗过程通常是这样的：[26]清晨，还在睡梦中的患者被唤醒，穿上棉质的衬衣、长裤，跟随护士来到病房，在指定的床位上等待测量血压和心率，而后治疗正式开始。首先，护士们在患者的臀部或肩部肌肉注射胰岛素，大约45分钟后，随着大脑内含糖量的减少，患者逐渐入睡，然后陷入昏迷。昏迷有两种形式，一种是湿式（wet form），期间患者大量出汗；另一种是干式（dry form），期间患者皮肤炽热，肌肉颤搐。随着时间的流逝，患者呼吸愈发吃力，瞳孔光反应逐渐消失，并偶见主要肌群痉挛。进入最深度昏迷之后，患者被密切监护,一个小时后,将橡胶鼻胃管经鼻腔插入胃内,缓慢注入葡萄糖,等待患者复苏。恢复意识后,患者仍反应迟缓、言语含混不清,但 15 分钟内即可识别主治医生与主管护士。因为治疗中患者经常会弄脏自己,所以以治疗结束后,会安排患者沐浴,随后再吃一顿丰盛的早餐——治疗过程经常让患者饥饿难耐。

如同电休克疗法和前额白质切除术那样,胰岛素休克治疗也被大肆吹嘘具有惊人的效果。据塞克尔估计,他的患者中有 88% 的人因此疗法受益。但实际上,与手术切除疑病组织和脑白质的疗法相似,胰岛素休克疗法同样存在非常高的治疗风险;大约有 1% 到 10% 的受治患者因此丧命。直到 1953 年,年轻的精神病医生哈罗德·伯恩(Harold Bourne),在英国医学期刊《柳叶刀》上发表了一篇评文,尖锐指出胰岛素休克疗法的疗效缺乏坚实的证据基础。[27] 文章刊登后的数星期内,英国精神病研究机构的权威专家们纷纷致信编辑部,指责伯恩年少轻狂、不谙世事、以偏概全。[28]

无奈的选择

当然,那些忠诚于躯体治疗的医生们并非丧失人性。他们大都希望将最好的治疗奉献给患者,看到曾经毫无救治希望的患者正在"奇迹般"地好转,怎能不去称道并捍卫这种疗法?然而归根究底,所谓的"效忠"是源于背后强有力的信念支撑:精神病是一种大脑疾病,可以用克雷佩林的诊断系统简单地确诊。毫无疑问,"效忠者"同时也倍感失望,毕竟,在 20 世纪早期和中期,在躯体治疗方法之外,很少有可替代的选择。

当时,精神分析是唯一被广泛接受的非生理取向的精神病疗法。1909 年,弗洛伊德应邀参加位于美国麻省的克拉克大学校庆,发表了一系列以精神分析为主题的演讲,此后,这种心理治疗方法成为了治疗轻度精神障碍的不二之选。[29] 就阿道夫·梅耶来说,尽管常常被视为精神分析治疗的推动者,但实际上,他对弗洛伊德的理论既爱又恨,爱的是其关于精神病的心理成因的观点,恨的是其因个人喜好而过分强调性欲的作用。[30] 不过,虽然当时精神分析已蔚然成风,却未能造福于精神病院住院者。分析起来,原因有二:首先,包括弗洛伊德在内的许多精神分析学家认为,精神病患者有很强的病态防御,不能和治疗师形成足够紧密的联结,因而精神分析治疗并不适合于他们;[31] 其次,也是更为重要的一点,除了少数收费高昂的私人治疗机构,如位于马里兰州罗克维尔市的栗园医院(因其华丽庭院中栽种的大量栗树得名),精神分析无法大范围普及,因为治疗进程往往长达一年以上,每星期有若干次会谈,期间所产生的高额费用让普通民众只能望而却步。精神分析治疗的此种"贵族化"风气在美国变得尤其突出，在梅耶的坚持下，美国的精神分析已超出弗洛伊德的原初构想，[32]变成了一项只能由有资质的医生提供的医疗服务。

本章所描述的治疗方法中，目前硕果仅存的唯有电休克疗法，偶尔被用于抑郁症的治疗，却依然充满争议。有评论认为，电休克疗法如果不是迄今为止最强有力的治疗方法（堪称精神病治疗中的青霉素[33]），就是能引起永久性脑损伤的最具伤害性的、最无效的治疗技术。[34]而其他的治疗方法，如今大抵被视作治疗史上的窘事，早已无人问津。追述这些方法，不仅可以让我们了解当年精神病院患者所遭受的痛苦，而且可以让我们认识精神病学观念变革的历程。当我们观看那些拍摄于脑白质切除手术、电休克治疗以及胰岛素休克治疗过程中的老照片时，脑海中就会浮现出一幅画面：医生们围聚在一起，俯视着仰卧在病床上的患者。仿佛披上白大褂，他们就彻底变成了医学科学工作者。事实的确如此，精神病学家深信躯体治疗可以帮助精神病学在医学殿堂上赢得自己的席位。在精神病学专业发展历史上，这种对专业地位的追求是其中永恒的主题，改变的仅仅是追求的具体手段而已。

第3章 疯人院时代末期治疗方法的革新

> 精神病学家与患者之间的相互影响具有这样的特点,如果患者不能融入其生活环境——正如临床上所描述的那样,就会被认为行为古怪;而这种关于精神正常的常识性观点,正是通过精神病学家的工作得到检验的。作为公认的正常人,精神病学家通常认为患者不能与自己正常交流;而事实上,精神病学家同样游离于患者的生活之外。双方相互与对方的生活脱离,但问题往往被认为出在患者身上,而不是出在精神病学家身上。
>
> ——R·D·莱因《经验的政治和天堂鸟》

21 世纪初的精神病患者无疑是幸运的,医生们不再强迫他们接受外科手术或胰岛素休克治疗,使用 ECT 时也会小心谨慎。二战后的一段时间内,治疗方法历经了密集的革新,大部分陈旧的治疗方法被取代。这一时期的创新成果造就了当代世界范围内精神病治疗的实践模式,也揭示了精神病防治史上两种治疗取向之间的辩证张力——一部分精神病学家寻求技术手段来解决患者的精神问题,而另一部分精神病学家则强调共情和温暖是最有力的治疗手段。

在大多数国家,新的精神病疗法的出现意味着精神病院体制的结束。在英国,精神病院的患者数量从 1860 年代的几千人增长到 1950 年代初的 150,000 人;随后的半个世纪里人数稳步减少,到 20 世纪最后 10 年,约剩 60,000 人。究其原因,并不是前来求治的人数减少了,而是住院患者可更快获准出院。[1] 1961 年,英国卫生大臣伊诺克·鲍威尔(Enoch Powell)宣布,政府准备逐步取消郡精神病院。随后,美国也积极效仿这一做法。1963 年,肯尼迪总统签署了社区精神健康法案,首次规定由联邦政府出资支持各州建立地区性精神卫生中心。美国的精神病患者住院人数因此大量减少,从 1950 年代的 50 多万降到 1990 年代中期的 6 万多,降幅远超英国。[2]

对于上述趋势有多种不同的称呼,最常用的叫"去机构化"(*deinstitution-*

alization）。这一名词隐晦地承认了长期监禁带给患者（包括一些本不该被强制入院的人）的伤害（早在 1970 年代，《卫报》就揭露了发生在英国精神病院内一系列丑闻，某些成年妇女一直拘禁于此，甚至在产下私生子之后，仍被当作未成年人[3]）。"去机构化"的进程背后的推动力来自何方？对此人们各执一词，[4] 唯在一点达成共识，即资金问题——纳税人越来越不情愿支付大型精神病院运转所需的巨额费用，要知道为患者提供饮食和病房的支出经常是无限期的。为减少开支，在新的精神卫生工作体系中，患者平时将留在居住的社区内接受治疗，只在病情严重时返回精神科病房。[5]

除了经济因素外，另一个同样重要的原因是，公众越来越真切地意识到精神病院制度的不人道。二战期间，美国民间社会活跃着不少公共服务机构——一类由宗教团体资助且获政府认可的反战组织，许多基于信仰原因不肯服兵役的人供职其中。作为对兵役的替代，他们中许多人被安排去精神病院担任义务服务人员。正是这些人亲身感受了美国大型精神病院中极为简陋的设施，亲眼目睹了种种令人发指的恶行，例如在日常护理中，医院雇员常常对患者暴力相向。他们所观察到的这一切最终被《生活》（Life）杂志公之于众。[6] 在英国，报纸的公开披露和全国公民自由理事会（National Council for Civil Liberties）等组织发起的活动也揭露了相似的暴行。人们对此深表忧

44　虑，流行文化亦以自己的方式表达了关注，在肯·洛奇（Ken Loach）的电影《家庭生活》（Family Life，1971）中，在肯·凯西（Ken Kesey）的畅销书《飞越疯人院》（One Flew Over the Cuckoo's Nest，1962）及罗伯特·波西格（Robert Pirsig）的《禅与摩托车维修的艺术》（Zen and the Art of Motorcycle Maintenance，1974）中，各自描写了一个虽有适应问题但心智健全的人（分别是一个未成年的孕妇、一个轻罪犯和一个误入歧途的哲学家），是如何在接受了生物精神病学家的脑白质切除术和电休克治疗后丧失了自我认同的。

如今，支持药物治疗的人们仍时常宣称，新的药物疗法在社区精神病治疗模式的建立过程中发挥着重要作用；且没有药理学的重要发展，精神病院的关闭就无从谈及。[7] 他们认为，新的药物治疗可以让患者不必住院治疗，从而过上较为正常的生活。此般言论不仅是为了陈述史实，也是为了说明今天治疗过程中仍优先使用药物治疗的合理性。

首例有效的抗精神病药物

正当人们对生物疗法的兴趣与日递减之时，精神病学界发生的一件事重燃人们的

热情,令许多史学家将其视为现代精神病学的开端。[8]20世纪的前五十年,精神病院的医生们使用过多种药物,例如用溴化物和巴比妥类药物镇定情绪,用兴奋剂治疗抑郁和木僵,然而没有一种药物具有长期疗效。这种僵局终在1950年代初期随着氯丙嗪(chlorpromazine)的出现而被打破。人们很快发现这似乎是一种治疗精神病作用持久的特效药。讽刺的是,将氯丙嗪引入精神病治疗的人不是一位精神病学家,而是一位生活丰富多彩、全身充满活力的法国海军医生——亨利·拉布洛提(Henri Laborit)(拉布洛提后来成为了一名成功的科普作家。因为憎恨竞赛,他开展了反对巴黎-达喀尔拉力赛的活动。在阿伦·雷奈1980年的影片《我的美国舅舅》中,他本色出演,深受好评)。[9]

45

1949年,30多岁的拉布洛提随军队驻扎在突尼斯,当时他正在寻找防止外科休克的办法。外科休克是一种很危险的病症,发生时,患者血压会急剧降低,甚至因此丧命。拉布洛提假定,发生休克的原因是组胺分泌过多,因此他尝试给患者服用由制药业巨头罗纳普朗克制药公司(Rhone-Poulenc)生产的吩噻嗪类抗组胺药。拉布洛提发现,其中的某些化学药品似乎对患者的中枢神经系统有强效,可使患者对疼痛反应迟钝,对环境反应漠然,有时甚至能引发患者不同寻常的镇静状

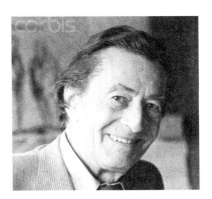

4. 亨利·拉布洛提
(Henri Laborit, 1914 - 1995)

态,拉布洛提将其称之为"愉悦的平静"(euphoric quietude)。

拉布洛提将他的这一发现告知在罗纳普朗克工作的药剂师保罗·夏庞蒂埃(Paul Charpentier)。为了有效利用拉布洛提发现的药品"副作用",夏庞蒂埃着手合成了大量衍生物。随后,制药公司的工作人员运用西蒙妮·库瓦西耶(Simone Courvoisier)——为该公司服务的一位生物学家——所发明的筛选药品特性的方法,尝试从众多合成物中筛选出疗效更高的药品。工作人员将小白鼠关在一间垂挂绳子的笼子里,铃声一响,就接通埋于笼子底部的电击开关。小白鼠很快学会了在电击来临时迅速爬上悬绳。直至最后,只要铃声一响即使不接通电击,小白鼠也会迅速爬上悬绳——这就是回避性条件反射(conditioned avoidance)。在给小白鼠注射了更具效能的衍生物后,工作人员发现,单独响铃时小白鼠只是四处逃避电击,不再爬上悬绳。可见,这种新衍生物可以阻止小白鼠逃避电击,却无法帮它逃避消极的体验。该衍生物的此种特性也最终作

46

为选择标准,用来筛选适合临床试验之药物。

1951 年,借助库瓦西耶的药品筛选法,罗纳普朗克制药公司发布了夏庞蒂埃合成的疗效最强的一种新药,命名为 4560RP,并将其推荐给少数几位法国精神病医生试用。此时,拉布洛提已经转至巴黎的瓦·德·卡斯(Val-de-Grace)医院工作,正在探讨是否可用冷却法来减轻患者术前的心理焦虑和术中的身体紧张。因为 4560RP 可以有效抑制机体的体温调节,因此在用冰块包裹住被麻醉的患者之前,拉布洛提就尝试给他们服用该药品。尽管如此,拉布洛提却一直坚信,4560RP 在精神病治疗领域中的表现会更为出色。

1951 年 11 月 9 日,拉布洛提说服了一位精神病学家朋友,科妮莉亚·库沃迪(Cornelia Quarti)博士,同意静脉注射 4560RP 来体验对人精神的影响。库沃迪最初的感觉并不美妙——她分外沮丧,几近昏厥,然而两小时后,她体验到了"愉悦的平静"。这一结果坚定了精神病学家们将 4560RP 用于临床试验的决心。两个月后,瓦德卡斯的一名精神病医生,约瑟夫·哈蒙(Jhseph Hamon)上校,使用 4560RP 结合巴比妥盐酸治疗了一位重度躁狂症患者。这名患者曾接受过电休克治疗、注射过喷妥撒(一种麻醉剂,有时被用来减轻过度兴奋),均无效,而对 4560RP 却反应良好,效果显著。1952 年 1 月 19 日第一次用药后仅 20 天,这名患者就病愈出院了。

随后,巴黎的圣安妮精神病治疗中心(St Anne's Psychiatric Centre)开展了一系列有关 4560RP 的实验,引来了世界各地精神病学家的关注。这些实验由法国当时最著名的精神病学家之一让·德雷(Jean Delay),和他的同事皮埃尔·达尼科尔(Pierre Deniker)共同主持。德雷最早得知 4560RP 是源于达尼科尔的姐夫,一位麻醉师,他曾想效仿拉布洛提在手术中使用 4560RP。实验最初,德雷和达尼科尔计划依照拉布洛提的观点,先给患者服用 4560RP,然后用冰块冷却降温,以此减轻患者的紧张情绪。直至他们惊觉,计划并未被严格遵守:即使用光了医院药房中储备的冰块,护士们也会继续进行实验,只不过仅给患者服用药物罢了。震惊之余,他们很快意识到:冷却是毫无必要的。在排除了无关变量之后,德雷和达尼科尔继续给患者(主要是躁狂症患者)服用 4560RP——不久被重新命名为氯丙嗪——力图更为准确地评估其效果。他们很快就决定将这种药物称为神经阻滞剂(*neuroleptic*)——这个词源自希腊语,意思是"紧绕神经"。此后几十年间,人们一直用这个术语描述同类的药物;直到 1990 年代,抗精神病药物(*antipsychotic*)这一名称才得到广泛使用。[10]

为了争夺氯丙嗪发现者的荣誉,拉布洛提与德雷和达尼科尔争论不休,甚至不顾尊严扫地；正是这一点断送了三人本有机会获得的诺贝尔奖。[11]初到美国市场，氯丙嗪仅被视为一种镇吐药，对于其他功效，北美的精神病学家并不明了。因缘巧合，一位在蒙特利尔工作的讲法语的加拿大人汉斯·莱曼（Hans Lehmann），成为了北美首位使用氯丙嗪的精神病医生。某位罗纳普朗克制药公司的销售代表给了莱曼一篇德雷和达尼科尔的研究论文。一天下午，莱曼边泡澡边研读了这篇论文，第二天他就给患者试服了氯丙嗪[12]（莱曼刊登了此次仓促实验的研究结果，未想到却因此惹上了麻烦：评论者认为其研究结果太理想了，因而有造假之嫌）。之后，美国国立精神卫生研究所（National Institute for Mental Health）组织了相关研究，结论是：在镇静方面，大剂量的氯丙嗪与同等剂量的巴比妥酸盐均效果显著；在消除精神病患者的幻觉和妄想方面，氯丙嗪效果显著，而巴比妥酸盐效果不佳。[13]进一步研究指出，氯丙嗪也是一种有效的预防性药物，能防止出院患者病情复发。[14]尽管先前法国的研究指出，氯丙嗪对治疗狂躁症极为有效，然而到 1970 年代初，却被普遍视为治疗精神分裂症的特效药。

氯丙嗪的发现惊醒了整个制药业。各制药公司第一次意识到，只要精神病治疗用药一日不断，他们的财源就永世亨通。在向美国市场推出氯丙嗪后，制药公司立刻又推出了首例治疗焦虑症的"弱镇静剂"——氨甲丙二酯（meprobamate），又名眠尔通（miltown），从而扩展了临床精神病药物学这一新学科的服务范围，使其从精神病院走向了门诊诊所。眠尔通的销售异常火爆，公众亦视其为解决轻度精神问题的良方，然而，随后的研究终使疑惑进入了公众视野：眠尔通真的比普通镇静剂更有效吗？[15]

继氨甲丙二酯问世后，制药公司又推出了首个抗抑郁药，此乃寻找新抗精神病药物过程中的意外之喜；发现者是就职于瑞士姆斯特林根州立精神病医院的罗兰·库恩（Roland Kunn），与拉布洛提一样的外行。[16]那时，瑞士的制药巨头嘉基公司（Geigy）合成了一种化学结构类似于氯丙嗪的物质——G22355，并将样本送往库恩处进行临床试验。试验结果让库恩既悲又喜，悲的是 G22355 根本没有类似于氯丙嗪的消除幻觉和妄想的功效，喜的是它似乎能够减轻患者的忧伤。为了进一步验证药效，库恩给三位重度抑郁症患者服用了 G22355，患者的反应使其确信，这定是一种抗抑郁的新药。逐渐意识到了抗抑郁药的广阔市场前景，[17]制药企业随即将 G22355 以丙咪嗪（imipramine）之名投入销售，这成为首个三环类抗抑郁药物。自上市之日起，丙咪嗪就备受青睐，尽管近些年选择性 5 - 羟色胺再吸收抑制剂（*selective serotonin re-uptake inhibitors*，SSRIs）大行其道，丙咪嗪失去了主导地位，然至今依旧用于临床。

最终填满生物精神病学家药箱的药物同样来自一次偶然发现,这种药物能够使双相障碍(躁狂抑郁症)患者的情绪得到平复。而这一新药的发现者,约翰·凯德(John Cade),也是一个外行。当时,凯德在澳大利亚本多拉退伍军人精神病院(Repatriation Mental Hospital)担任院长。若干年后,他的这一发现才被精神病学家组织所了解。

凯德与克雷佩林的观点一致,也认为精神病是由自体中毒引起的。为了验证这一理论,他尝试将患者的尿液注射入豚鼠体内,为了提高尿酸在水中的溶解度,他在尿液中添加了碳酸锂。结果发现,注射后的动物变得毫无生气且反应缓慢。凯德将研究结论刊登在1949年的《澳大利亚医学杂志》(Medical Journal of Australia)上,然而这一观察发现——碳酸锂可以抑制躁狂症患者的兴奋冲动——却多年未受到人们关注,以致该药品直到1970年代才被广泛使用。碳酸锂推广缓慢的原因,不仅是因为凯德人微言轻、身处偏远,也是因为制药企业不愿投资于无需人工合成的药品。试想,碳酸锂本就是自然之物,且蕴藏丰富,如无需申请生产专利,又怎能有利可图?[18]

临床心理学家加入阵营

氯丙嗪的发现引爆了精神药理学的革新,在它的光彩面前,精神病治疗领域其他重要的发展为之黯然失色,甚至被史学家所忽视。其中之一就是战后全新的心理健康工作者队伍的诞生。

战前,心理学是一门非应用性的,强调科学研究的学科。大部分心理学家以大学为基地,以动物为被试探寻人类正常的心理过程和行为的规律,只有少部分心理学家在儿童指导诊所工作,在医院工作的更是寥寥无几。[19]当时,北美和英国政府都面临着一个同样棘手的问题:没人愿意去精神病院工作,医院人手不够,运转吃力。重压之下,政府决心招募心理学家从事此临床工作。

1948年,临床心理学的专业培训在英国正式开始实施。伦敦大学精神病学研究所(London University Institute of Psychiatry,依托莫兹利医院设置)的精神病学教授奥布里·刘易斯(Aubrey Lewis)给心理学研究生开设了为期13个月的课程,*并聘请

---

* 1990年代,为临床心理学家提供的3年制博士层次专业认证培训机制,在英国得以建立起来。

汉斯·艾森克(Hans Eysenck)作为主管。艾森克祖籍德国,为躲避纳粹迫害留学国外,最终定居英国。二战期间,他曾任职于磨坊山急救医院。这家医院由伦敦北部郊区的一所闲置学校改造而成,战时曾有很大一部分莫兹利市民被疏散到此躲避轰炸。[20]刘易斯和研究所的其他精神病医生们期望,接受了艾森克培训的心理学者可以对患者实施心理测试并提交报告,类似于实验室技术人员为医生提供生化检验结果。然而,在很多心理学家看来,这种对测量评估的强调颇为荒诞,因为精神病医生并不理解测试的结果,因而常常无法使用,或者做出错误的解释。[21]心理学家自信可以在帮助患者摆脱痛苦方面做得更多,但却被要求扮演技术员的角色,这让他们感到沮丧和不服气,并促使他们最终发展出了全新的治疗方法。

较之英国,美国临床心理学职业的建立可谓风光。第二次世界大战期间,虽没有接受任何精神病学的正规培训,仍有 400 多名心理学家被募入美军的精神病学专家队伍,并为从欧洲和太平洋战场返回的身心受创的军人提供心理治疗。[22]循此先例,曾出资兴建大型精神病院的政府机构设想,也许可以招聘心理学家来填补精神病学临床工作职位的空缺。1949 年夏,在退伍军人管理局(负责为退伍军人及其亲属提供医疗服务)和美国公共卫生署的组织下,73 名美国和加拿大的代表齐聚美国科罗拉多州博尔德,共同商讨如何对心理学研究生开展临床技能的培训。[23]那些期待顺便饱览洛基山脉秀美风光的代表们不免有些失望,因为深入讨论仅不到两周,代表们就达成了一项决议:由心理学家戴维·沙克(David Shakow)主要负责实施培训。沙克自 1932 年起在麻萨诸塞州的伍斯特州立医院任职,其间已形成如何培训心理学家的清晰愿景。受其启发,代表们提出,这一新职业的从业者应该是"科学家兼实践家"(*scientist-practitioners*),既能进行科学研究,也能从事临床治疗,所以最起码需具备博士学位。很快,美国临床心理学家培训计划招收了第一批学员。在短短几年中,美国临床心理学专业取得了空前的发展,到 1950 年代中期,美国有大约一半的心理学研究生专门从事临床心理学工作。[24]

初到精神病院工作,许多新任临床心理学家便被眼前的一切给惊呆了。1960 年代末,布莱恩·霍普金斯(Brain Hopkins)前往一所大型的美国精神病院工作,下面的文字记录了他最初的观感:

> 在几座老旧的建筑内,住着 2800 名患者。除非奇迹发生,大多数"可怜人"将在此度过余生,当然,他们偶尔也能"享受"一次圣诞节探亲之旅,或者在医院的庭

院里享用一场家庭野餐……如果你被送往这家精神病院，作为一名刚入院的患者，极其有幸地可以在较新的病房里待上一段时间。半年之内，你会有50％的机会莫名其妙地"被"出院，如果这次无法脱身，极有可能一生都得待在这里。几周或数月之后，如果精神病医生判定你依然行为异常，与世不容，那么，你将接受进一步的治疗并被转至破旧病房。那里的墙高14英尺、灯光昏暗（极少有60瓦的灯泡），你将与其他50个疯子挤在一起。在这里，每天都会上演形形色色的奇闻异事：怪诞的举止、频繁的争斗、不断地大声咒骂苍穹的怪人、一天数次手淫没有隐私可言的自慰者、或坐或躺或睡的乌合之众。[25]

在霍普金斯的努力下，他负责治疗的患者病情得到显著改善，但他的努力和成就无法得到医院管理层的认同。霍普金斯曾建议，由他向医院服务人员传授一些治疗技术，但遭到了明确抵制；似乎向一位心理学家授以督导之责会损害医生同事们的权威性，尽管大多数医生每周只不过花几分钟时间到病房查看一下，并未提供专业的治疗。霍普金斯无奈之中向一位在此工作了几十年的同事诉苦，这位友善的同事安慰他："别着急，霍普金斯博士，工作的头二十年是最苦的，熬过去，慢慢会好的。"

心理学家沦落为技术员

心理学家只配听从精神病学家的支配，从事抄录心理测试数据之类无意义的工作吗？大西洋两岸的临床心理学家无法接受这样的安排，他们立志发展出属于自己的独特治疗方法。其中少数人涉足精神分析，大部分人加入新形成的两大对立阵营：一方强调心理学实验的学术价值，另一方探索支持性人际关系的治疗价值。

尽管不是一位心理治疗师，汉斯·艾森克也有自己的选择：支持第一方阵营，因为其赋予心理学家一项独特的专业技能。到1950年代初，艾森克的观点已不同于精神病学研究所的医学同事，部分原因在于他放弃了精神病学家唯一愿意承认的心理治疗方法——精神分析。艾森克认为，弗洛伊德关于人类心灵的理论是伪科学的，[26]并颇有挑衅意味地使用统计分析方法来证明精神分析治疗并不比任由患者自生自灭来得高明。[27]他被战前的许多实验心理学家——尤其是美国的约翰·布罗德斯·华生（John

Broadus Watson)——的思想深深吸引。* 华生于 1907—1920 年间在约翰·霍普金斯
大学提出行为主义学说,认为心理学的研究对象是可观测的行为而非主观的心理过程
(虽然华生补充指出:"所谓说,就是做,就是行为。大声地说话或默默地对着自己说
(思维),与击打棒球一样,都是一种客观的行为。"[28])因而,在临床治疗中,心理学家应
该关注患者的行为而非内在的感受。所以,恐怖症(phobia)被行为主义心理学家替换
为可操作性的概念——过度的回避行为(excessive avoidance behaviour),而强迫症
(obsessional disorders)被重新界定为仪式行为(ritualistic behaviours),例如不断地
洗手。

　　在艾森克的支持和鼓励下,伦敦大学精神病研究所的心理学家们开始依据行为主
义的学说治疗患者,此即后来众所周知的行为疗法(behaviour therapy)。该疗法假设,
心理疾病是患者对特定刺激产生的反应,因而可以通过建立对特定刺激的新反应来加
以治疗。系统脱敏法(systematic desensitization)(南非精神病学家约瑟夫·沃尔普最
先提出该方法,他一直未放弃对该技术的实验研究[29])就是一种早期行为主义治疗技
术。该治疗首先要建立一个恐惧刺激的序列——从引起其轻微焦虑的刺激直到引起
严重焦虑或者惊恐的刺激,[30]而后治疗师引导患者从引起最轻微恐惧感的刺激开始逐
一想象各种情境,直至最终放松的体验取代恐惧的感受。实践证明,系统脱敏是一种
快速、可靠和有效的治疗技术,直到今天,人们依旧视其为治疗单纯恐怖症的有效
方法。

　　尽管英美两国的心理学家从未停止过思想观点的交流,然而与深受华生思想影响
的英国心理学家不同,在技术路线上美国的心理学家从华生的后来者——实验心理学
家 B·F·斯金纳(Bhurrus F. Skinner)那里汲取了更多的灵感。斯金纳曾梦想成为一
名作家,但发现自己并没有写作天赋,随即转向学习心理学。后来,这个来自宾夕法尼
亚州萨斯奎汉纳镇的安静谦和的男人,在哈佛大学度过了大部分的职业生涯,并于此

---

* 华生以极大的热情将心理学用于解决实际问题,他征得阿道夫·梅耶的同意,在菲普斯诊所建立了一个
实验室。在一项著名的研究中,他借助简单的人工方法,成功地使一个健康人产生了心理障碍,由此提
出精神病发生的条件反射学说(J. B. 华生,R. 雷纳(1920)。条件性情绪反应。实验心理学杂志,3:1—
14)。这一实验如今已是声名狼藉,其被试者是一名只有 9 个月大的婴儿——小艾伯特。在实验中,华生
和他的学生(也是情人)雷纳先呈现一只温顺的小白鼠,小艾伯特对此颇为平静,但只要小艾伯特想去触
摸小白鼠,他们就会制造出很响的噪声,令可怜的孩子十分恐惧。很快,小艾伯特就出现了恐惧症状,不
仅害怕小白鼠,也害怕其他有毛皮的东西。华生作为心理学家的职业生涯出人意料地走到了尽头,当
然,这不仅是因为小艾伯特实验引起了轩然大波,也是由于他卷入了一场性丑闻之故(他与雷纳的风流
韵事传到了大学领导层那里,梅耶对此也颇有微词,因而不愿(也无法)继续维护他,华生终被解雇)。

构建出一幅行为主义哲学的宏大体系。斯金纳进行了大量严谨的实验研究来探索如何使动物习得新行为，他将这一习得机制称之为操作性条件反射（*operant conditioning*），即通过精确的使用强化物（通俗说就是奖赏）来"塑造"行为。斯金纳表现出了巨大的影响力，这一方面来自他非凡的创造力和严谨的实验研究，另一方面也是因为他为大众描绘了一幅以他的研究成果改变世界的理想图景。1948年，斯金纳出版了《沃尔登第二》一书，终于实现了他要做小说家的梦想。他在书中描绘了一个美妙的新世界，在那里，富有良知且聪明能干的心理学家们通过强化技术来塑造民众的行为，最终帮助全体百姓都过上了幸福指数颇高的生活。[31]

55 如同艾森克，斯金纳也不是一位治疗师，然而他的思想对临床心理学实践却具有很强的应用意义。在精神病院临床工作中，斯金纳的弟子以一种全新的案例报告形式（通常附有图表），呈现了这一思想的实践成果：

> S【被试，19年前曾住院接受治疗，之后一直沉默不语】与其他慢性精神分裂症患者（能够交谈）共同参加了一次团体治疗。会谈过程中，他一直坐在指定的位置上，表现出惯常的退缩行为。他表情冷漠，目光凝视前方，即使其他成员同意，有人把香烟递到他面前晃动，他依旧是这个样子。一次会谈中，当E（主试）从他口袋里取走香烟时，不小心捎落出一包口香糖。S的目光转向这包口香糖，随后又恢复常态。S的这一反应被E及时捕捉到，他认为，可以使用连续渐进法针对该反应进行治疗……【报告中继续描述了使用连续渐进法塑造鸽子行为的实验。】E开始与S进行每周三次的个体治疗……
>
> 第一周和第二周。E在S的面前举起一根口香糖，然后等待S的反应。只要S将目光转向口香糖，就能得到这根奖励。第二周结束时，S对呈现口香糖这一刺激的反应概率大幅度增加，只要举起口香糖，S的目光就会转过来。
>
> 第三周和第四周。E在S的面前举起一根口香糖，直到观察到S嘴唇嚅动，才奖励给S这根口香糖。在第三周的第一次会谈结束前，S的嘴唇能够自发蠕动了。当然，只要注意到S这一反应，E就会立即予以强化。然后，等到听见S自发出声，E才会奖赏其口香糖。到第四个周结束时，当E举起口香糖时，很快地，S的目光转移、嘴唇嚅动并发出蛙鸣之音。
>
> 第五周和第六周。E在S的面前举起一根口香糖，每次S发声时E都会重复，"说口香糖、口香糖"。只要S的发音听起来接近"口香糖"，就给予奖赏。第六

次会谈（第六周将要结束时），当 E 说，"说口香糖、口香糖"时，S 突然应声，"请给我口香糖"，而且恢复了这一词类的其他应答能力，也就是说，S 能回答自己的名字和年龄等问题。[32]

【报告继续描述了治疗进程，直到患者开口与工作人员交谈。】 *56*

请注意，该报告使用了动物实验中的术语，患者被称为被试（S），而治疗师被称为主试（E）。

使用操作性条件反射不仅可以形成新的行为或巩固旧有行为，也可以通过明确并移除反应强化物来消除不可取的行为——此即消退（*extinction*）的过程。在加拿大萨斯喀彻温省医院工作的特奥多罗·艾伦（Teodoro Ayllon）和杰克·迈克尔（Jack Michael），[33] 曾描述了一则使用消退方法进行治疗的案例。患者名叫海伦（Helen），女。三年多来，她总是"疯言疯语"（psychotic talk）地给护士和其他患者讲述其私生子的故事和被追求的经历，令人不胜其烦。经过五天的观察，艾伦和迈克尔发现，一些护士为了寻找问题的症结，认真倾听海伦的故事；而其他护士假装对故事颇感兴趣，边倾听边点头或者敷衍说"我理解"，然后努力改变话

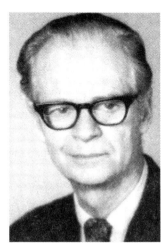

5. B·F·斯金纳（1904—1990）

题。二人教导护士，刻意忽视海伦的"疯言疯语"，只关注她的理智话语。几个星期之后，海伦讲话中"疯言疯语"的内容比例从 91％降低到 25％，即使一位社会工作者因为兴趣而再度关注她的故事，此内容比例也仅上升到 50％左右。

谈及海伦的故事，人们往往感到好奇的是，这个女人在住院前究竟遭遇了什么？在那个时代生下一个私生子，她会不会因此备受歧视，羞愧难当？然而艾伦和迈克尔对此并不关心，因为他们认为这些疑问同矫正海伦的"疯言疯语"毫无关联（如今，仍有少部分心理学家坚持这种观点[34]）。这不禁让人联想到了驯狗师的工作……无论如何，奉行行为矫正（*behaviour modification*）的心理学家们毕竟使长期遭受折磨的精神病患者行为举止焕然一新；不管怎样，让一位沉默了近 20 年的男人再度开口也算是一件了不起的成就。

1960 年代中期，行为矫正疗法迎来了鼎盛时期。艾伦和内森·阿兹林（Nathan *57*

Azrin)[35]在美国伊利诺伊州的安娜州立医院首创了代币制(*token economy system*)。患者一旦表现出受欢迎的行为,就会得到塑料代币,以此兑换奖励物,例如糖果、香烟等。这种方法历经大量的实践,日趋完善也日渐复杂,它要求详细记录患者的行为,需要受过专门培训的护士严格按照规定来执行代币制。[36]随着患者逐渐重拾自理技能(例如,学会了如何洗刷和穿衣,这些基本的自理能力已在数十年的住院生活被淡忘),医院的办公室里逐渐积攒了大量图表资料,有力证明了这些长期住院者如何在代币制下获得改变的。作为督导者,临床心理学家会定期巡视病房,查看治疗过程是否运作良好,并给予工作人员鼓励与支持。

大量的个案研究显示,行为矫正治疗可使患者的行为发生显著改变,这使人们对行为疗法的热情不断高涨。[37]其中,一项由美国国立精神卫生研究所出资赞助、在伊利诺伊州进行的研究颇为引人关注。在为期五年的研究过程中,102名遭受严重心理困扰的住院患者被随机分配接受代币制治疗、环境治疗(一种富有支持性但欠缺结构化的医疗环境)或典型的精神病治疗。[38]这些患者的平均院龄已有17年,全部接受过药物治疗,大部分接受过多次电休克疗法或胰岛素休克治疗。研究结束时,97%的接受代币制治疗的患者已重返社会,而接受环境治疗和精神病治疗后重返社会的患者比例分别是71%和45%。仔细查看上述数据后不难发现,这些差异不可能来自药物作用。事实上,接受代币制治疗的患者比接受其他疗法的患者更少服用药物。

突显治疗关系

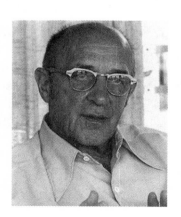

6. 卡尔·罗杰斯(1902—1987)

毫无疑问,运用行为矫正方法要求心理学家具有较强的理性思维能力和科学精神(事实上,许多心理学家自称为行为工程师)。然而,在美国临床心理学发展的早期阶段,有一个人却提出了截然不同的观点,重新诠释了治疗师及治疗关系的涵义,创建了另一种可供选择的治疗方法。巧合的是,这位创始人有着与斯金纳极为相似的人生经历。他就是美国心理学家卡尔·罗杰斯(Carl Rogers)。

生性腼腆的卡尔·罗杰斯生于美国中西部的一个小康之家,在放弃成为一名神职人员的计划后,他转向学习心理学。[39] 1928 年，罗杰斯开始在罗彻斯特"防止虐待儿童协会"下属的儿童指导中心工作（面对精神病学家的指责，罗杰斯强调，他仅仅是在帮助"正常儿童，工作范围并不涉及心理异常领域"）。当时，临床心理学正处在职业化初始阶段，而罗杰斯也未形成清楚的自身职业定位：他有时自称为心理学家，有时自称为儿童福利工作者，甚至"社会经济学家"。附近罗彻斯特大学的心理学家们对罗杰斯所从事的工作不以为然，认为它毫无价值。罗杰斯回忆，"（他们）明确指出，我所做的并不属于心理学，也毫无兴趣聘请我在心理系教学"。由于这些不愉快，加上其他的原因，1940 年，罗杰斯离开罗彻斯特，前往俄亥俄州州立大学任职。在这里，罗杰斯首次尝试为成年患者治疗，帮助大学生摆脱情感困扰，提升学业成绩。此类工作被称为"咨询"，因为在当时，心理治疗被视作只有医生才可提供的专业服务。事实上，罗杰斯在其职业生涯中饱受医生们的困扰，有一次还收到了芝加哥大学精神病学系主任的来信，信中斥责他无证行医。

罗杰斯早年曾试用精神分析法，力图解释患者的自省，从而使患者洞悉生活、通达情感、获得转变。然而，精神分析经常激起患者的消极反应，甚至是彻底的对抗，因此，罗杰斯希望寻求一种较不直接的治疗方法。在治疗实践中，他发现只要为患者提供支持性的人际环境，他们就能够自我拯救，而治疗师的任务，就是理解患者的生活世界，并通过反馈患者的所思所想传达这种理解。时光荏苒，罗杰斯的这些思想逐渐成熟，并最终形成了当事人（个人）中心疗法（为了强调治疗关系的平等性，罗杰斯选用"当事人"一词代替了"患者"）。 59

罗杰斯的方法经常被恶意模仿，其中最有名的当属麻省理工学院的计算机科学家约瑟夫·维泽鲍姆(Joseph Weizenbaum)设计的一个简单的计算机程序，称为 ELIZA*（取自乔治·萧伯纳的名著《卖花女》中的女主人公伊莉莎·杜利特尔）。他"呈现"给 ELIZA 一些股票短语，又操纵"这位患者"重新编排并陈述这些话语，以此嘲弄当事人中心疗法。[40] 尽管罗杰斯具有强烈的人文主义倾向，却并不妨碍他用科学研究的方法推动心理治疗。他针对治疗所实施的三项技术革新，即使按照如今的标准评判，也极具先见之明。 60

---

* 许多网站上都可以找到 ELIZA 的操作版本。通过与其交换信息可以得到以下对话过程：E: 你好，我是 ELIZA。R: 你好，我是理查德。E: 你认为自己正常吗？R: 但愿如此。E: 哦，能说得具体点吗？R: 我在写一本关于精神病学的书。E: 你是为了写这本书才来找我吗？R: 是的，我想知道让不会说话的计算机给人治疗会怎样。E: 你觉得会怎样？R: 我感觉对我帮助不大。E: 你认为对你没有什么帮助？R: 实际上，治疗之后我感觉更难受了。E: 你真的有心理问题吗？

首先,罗杰斯意识到,准确记录心理治疗会谈过程是十分重要的。因此,他使用当时能够找到的简单设备为治疗会谈录音(最初使用的是每分钟78转的蜡质留声机碟片,每块碟片可以录制3分钟的会谈),会谈结束后再不辞辛苦地将录音抄录下来,以供他人研究使用。他的书中充斥着逐字逐句的会谈记录,从中人们得以窥见罗杰斯为帮助患者而付出的辛勤劳动。

其次,在分析录音资料时,罗杰斯认识到,心理治疗的过程(process)不可以被想当然地推测,必须通过研究方能确定达成积极治疗效果的基本要素。先前,精神分析学家虽曾撰文论述移情(transference,当事人倾向于对治疗师产生强烈的感情)和治疗同盟(therapeutic alliance,在共同了解了当事人的困扰之后,治疗师和当事人愿意合作)的重要性,却未曾对此进行科学的研究。罗杰斯有意弥补这一缺陷。他和同事发明了录音编码技术,借此来考察治疗师的行为与患者的反应之间的关系。这项工作十分细致,他们为此付出了巨大的努力。例如,1945—1957年是他们研究工作的多产期,罗杰斯与芝加哥大学的同事们对25位患者组成的实验组和25名未接受治疗者组成的对照组进行了一系列研究,并发表了研究报告。据估计,对一位患者实施40小时的治疗所收集到的数据资料进行编码和分析,总共就要花费大约700个小时。[41]心理治疗过程研究由此拉开序幕,直至今日,依旧是一个充满活力的研究领域。

罗杰斯相信,有效能的治疗师之所以能够确保当事人从治疗中获益,关键在于他们拥有三种重要的特质。首先,罗杰斯认为,治疗师必须能够对当事人思考问题的参照框架做出共情理解(empathetic understanding),以表明他能够理解当事人是如何体验世界的。其次,治疗师必须无条件积极关注(unconditional positive regard)当事人,即尊重每位当事人,无论他说什么、做什么。最后,治疗师必须是表里一致(congruence,有时候也被称作真诚)的,这意味着"治疗师在与当事人的接触中需要呈现真实的自我。如果治疗师表面上呈现出一种态度或感觉,而在内心或潜意识层面却有另一种不同的体验,那么治疗成功的可能性将会大大降低"[42](任何人,如果曾经在一个寒冷的、刚刚结束一周繁忙工作的周五下午去接受治疗,都会切实体会到,拥有一位具备上述特质的治疗师是多么不容易)。

1957年,罗杰斯发表了一篇论文,将这三种重要特质称为必要且充分条件(necessary and sufficient conditions)。[43]在罗杰斯看来,只要这些条件存在,"其他条件都不是必须的",由此"建设性的人格转变随后即将发生"。为了强调这一观点,他补充道:

并不是说,为了获得治疗改变,这些条件适用于一类当事人,另一些条件适用于另一类当事人……也不是说,这些条件是当事人中心疗法必不可少的,另一些条件是其他类型心理治疗所必需的……不是说,心理治疗是一种特殊的人际关系,不同于日常生活中的其他人际关系……不是说,治疗师需具备独特的专业知识背景—心理学的、精神病学的、医学的或者宗教的……我相信,知识培训和信息获取会让人们收获良多,但不会让人成为一名治疗师。不是说,在心理治疗中治疗师必须给予当事人精确的心理诊断。

对那些醉心于做一名技术专家的心理学家和精神病学家来说,罗杰斯的观点不仅意味深长,而且令他们感到不安,甚至心生畏惧。

罗杰斯最后一项也是力量最弱的革新,是设法证明心理治疗有效性的研究。因而,在 1957 年离开芝加哥前往威斯康星大学后不久,他设计了心理治疗领域第一个严格的临床实验。罗杰斯相信,以当事人为中心的心理疗法不仅能帮助正常人,也能治疗有严重精神病的患者,因此他劝说大学精神病学专业的同事帮助他选取精神分裂症患者——恰巧是行为矫正治疗师在精神病院里的帮助对象——参与试验。被试包括 32 名来自门多塔州立精神病院的患者(16 名是长期住院者,另 16 名是住院不到 8 个月的患者)及 16 名作为对照的"正常"人,两部分被试各有一半被随机分配接受当事人中心治疗。[#]

毫无疑问地,这一构想开创了治疗研究之先河;但是很不幸,这一经历也成为了罗杰斯职业生涯中最令人沮丧的记忆。罗杰斯及其团队少有精神病治疗的经验,因此,疗愈变成了治疗方法的调整,以求适合这些极度逃避社会的患者。更为可悲的是,研究团队内部爆发了严重的冲突。一位名叫查尔斯·特劳克斯(Charles Traux)的成员,妄想霸用研究数据(在当时,复杂的数据集还无法通过光盘保存,或使用电子邮件传递),甚至不惜报警谎称数据被盗以躲避上交。对此,罗杰斯没有如旁人般勃然大怒,反而对之报以仁爱之心;他没有解雇特劳克斯,反而对其晓之以理、动之以情,但仍未能挽救失败之结果。数据重建(restoring)的重任,以及确定最终作者名单的犹豫不决,让这一本该在 5 年前就公布的研究发现足足拖后到 1967 年。[44]总体来说,最终呈现

62

研究者并没有说明为什么要招募这一由健康人构成的控制组。很显然,他们中的许多人并不认为自己需要治疗。

的结果让人失望：接受治疗的患者与没有接受的患者之间并无显著差异。

两位心理学家的对峙

63 20 世纪中期，美国心理学两大流派的领袖之间上演了一场毫无悬念的争辩。斯金纳和罗杰斯的首次会面是在 1956 年 9 月举办的美国心理学会年会上，二度交锋是在美国艺术与科学学院的特意安排之下，最后一次为期两天的密切学术交流是在 1962 年威斯康星州的瑞盆学院。考虑到二者迥异的学术观点，不难推测，瑞盆学院的这次会谈不仅充斥了关于人性、心理学的发展方向以及行为科学对社会的影响等意味鲜明的激烈辩论，还有关于相互尊重、温暖、幽默以至偶尔自嘲的思想切磋。（斯金纳之所以会组织这次对话，是因为他遗憾地发觉到，"我总是犯相同的错误！在与卡尔·罗杰斯辩论时，我总是以为他的观点对听众毫无影响力。然而，随着争辩继续，我却不得不紧跟罗杰斯之后，对一群已无法接受我观点的听众喋喋不休"。）

  当然，辩论之中存有共识，二人都认同培养人类创造力的重要性及运用心理学思想解决社会问题的可行性。然而，两大思想交互碰撞下的差异火花却更为引人注目。罗杰斯视心理学为促进个人成长并增强其自主性的有效工具，斯金纳却希望以此塑造人类行为，规划美好家园。罗杰斯担心，一旦斯金纳的行为控制技术取得成功，如果不慎落入无耻暴君之手，将沦为可怕的统治工具，带来无妄之灾。斯金纳回应道，之所以将行为矫正技术引入社会生活中，是冀求一个美好世界，"在那里人们衣食富足、居住无忧；在那里人们拥有工作的选择权，每天仅需劳作四个小时；在那里音乐、艺术氛围浓厚；在那里周边环境极利于人际关系的发展；在那里教育帮每位儿童铺展开社会与文化生活的画卷"。"请问这有何错？"斯金纳反问，"难道仅仅因为这是刻意所为吗？"

64 二者谁更有说服力？从试验数据上看来，似乎斯金纳学派的学者占据上风。他们成功解决了一项精神病治疗难题，帮助有严重精神障碍的患者离开病院，返回社会，而罗杰斯和其同事却未能实现这一目标。但进一步思考后，人们得出了一个更为复杂的结论。正是这一结论深刻地影响了现今精神病治疗的方式。

  1966 年，查尔斯·特劳克斯（罗杰斯认为他破坏了对精神分裂症患者的试验研究）发表了一篇题为《罗杰斯个人中心治疗中的强化与非强化》的文章，通过分析治疗记录探讨了罗杰斯本人的治疗方式。[45]分析表明，似乎每当患者表现得积极乐观时，罗杰斯就报之温暖和共情的回应，而当患者表现得消极悲观时，罗杰斯就沉默不语。特劳克斯据此认为,罗杰斯一直在无意识地强化患者的正面思考。看来,罗杰斯的积极关注并非是无条件的,而恰恰是随情形变动而定的。他一直在偷偷地使用行为矫正。

然而,这一争论也可以通过另一种解释得以终结。1970 年代晚期,英国心理学家罗杰·贝克和约翰·霍尔在一所精神病院工作。他们发现,在执行代币制时,由于需要发放奖励,护士们开始走出办公室来到患者身边,医患关系因此日渐亲密。[46] 贝克和霍尔猜测,如果患者做出值得奖励的事情时仍要求护士与之交谈,却不及时给予代币,而代之以定期发放,结果会怎样?令人惊讶的是,患者依旧表现良好。看似对人类来说,最有效的强化物不是以物易物的代币,而是他人的温暖关怀和共情理解。可悲的是,如果现代的精神病医生能够认识到这个简单的道理并付诸行动,那么精神病治疗的质量早已不是现在的可悲状况。

创新的力量

第二次世界大战结束后,新的治疗思想逐渐萌芽,从而加速了精神病院的消亡。新思想引起了许多评论家的关注,其原因可能在于,这一演变表明精神病治疗的发展正在由蒙昧的前科学期进入到理性精神病治疗的黄金时期。精神病的传统治疗史册上已载满对氯丙嗪和其他新的精神病药物的美誉,毫无疑问的,如此辉煌的历史让生活在 1970 年代初期的生物取向精神病学家们倍感自豪,他们略带骄傲地回顾了过往的二十年。在此时期,人们似乎找到了有效的方法去应对精神病临床治疗中的四大难题——精神分裂症、双相障碍、焦虑症和抑郁症。但人们很快发现,其中的诸多方法并非如想象中那般行之有效。在许多国家,尤其是日本,精神病院的患者人数并没有随氯丙嗪的发明有所降低,反而继续增长。[47] 与之相反,在欧洲和北美,在政府的决议下大型精神病院纷纷关闭,但这一举动却出乎意料地催生出了各种治疗革新,其中既有生物学取向也有心理学取向的。

由于尚未得到公正的历史学家的充分关注,临床心理学这一全新职业的作用还有待进一步评估。罗杰斯曾相信,仅凭三个必要且充分的治疗条件就可助患者摆脱精神病困扰,然而在结束了对精神分裂症患者的试验后,他放弃了此般努力。总之,他于1970 年代逐步远离精神病治疗领域,开始扛起人性运动的领军大旗,建立会心团体,帮助精神健康的人们寻求心灵启迪和个人成长。至于代币制,虽曾在英语世界中广为流行,终难逃脑白质切除术和胰岛素休克疗法的命运。1980 年代中期,一位杰出的美国临床心理学家曾慨叹道,精神分裂症已成为行为矫正的"弃儿"。[48]

如今,行为矫正计划的捍卫者们指出,那一时期精神病院的高出院率理应归功于行为矫正技术。[49]的确,行为矫正计划于当时缔造出了一幅和乐融融的景象:治疗师手段高明,患者受益匪浅。直至今天,纵观全世界的精神康复治疗,不难发现医生们依然乐于倚仗行为主义。然而,人们不禁心生疑问:行为矫正治疗真的如此有效吗?对此,人们莫衷一是。批评者认为,一旦患者返回现实社会,在精神病院中习得的行为技巧将很快被遗忘,因而,出院患者若想预防复发,也许只能通过按时服药。[50]面对此种指责,支持者们有心抨击却无力为之,因为按照现在的标准,当时诸多行为矫正计划是有违伦理道德的,这让支持者的任何辩解之声,听起来都如此柔弱不堪。(尽管斯金纳极力反对在行为矫正计划中使用惩罚,然而美国国立精神卫生研究所伊利诺伊州研究项目的心理学家报告说,他们只能通过在 72 小时内去除强化物的方法——通俗地讲,即单独拘禁——来抑制暴力患者的攻击行为,在如今看来,这种做法是侵犯人权的。)而且,代币制根本无法脱离精神病院,无法在未经人为控制的环境中实施。为此,1970年代末,大量投身于行为矫正运动的心理学家转而开发新的治疗技术,希望能在实际工作和生活情境中满足患者的治疗需求。受到华生"思维如舞动棒球杆,是一种客观行为"的思想影响,行为心理学家将新治疗方法的研究聚焦于最先被界定的"内隐行为",即患者之思维和感受方面。最终,这些新取向修成正果,成为著名的认知行为治疗(*cognitive behaviour therapy*),即通过建立更为积极的、更为恰当的思考方式,帮助患者获得情绪的稳定。

疯人院

在反对精神病院的战斗中,早期临床心理学家无疑发挥着中流砥柱的作用。1972年,美国的心理学家大卫·罗森汉(David Rosenhan)抛出了一颗重磅炸弹——他的论文以《疯人院中的清醒者》(*On Being Sane In Insane Places*)这一醒目的标题发表在《科学》杂志上。论文所报告的疯人院试验是对精神病院诊断谬误的深刻揭露,羞恼异常的精神病学家将其列为精神病学史上最"声名狼藉"的试验之一。[51]

该研究构想来自激进的苏格兰精神病学家罗纳德·莱因的一次演讲。在演讲中,莱因严厉地抨击了精神病诊断系统,认为它并没有像物理医学那样客观地描述病症,诊断的可靠性存在很大问题。受到启发的心理学家们想要知道:是否可以采用实证的方法来检验精神病学家诊断的客观性。

罗森汉组建了一支8人(其余七人分别是两名心理学家、一名研究生、一名儿科医生、一名精神病医生、一名画家及一名家庭主妇)研究小组,他们分别假冒患者致电各地的精神病院,预约面谈。为了做到形象逼真,罗森汉甚至连续五天不沐浴、不剃须、不刷牙。面谈时,他们向精神病医生抱怨,耳边常响起诸如"空"、"轰"、"砰"的声音。面谈结束后,8人全部被判定需要接受为期7—52天不等的住院治疗,其中7人被诊断为患有精神分裂症。按照计划,入院后这些"假患者"立即向医生报告自己的幻听已经消失,并恢复正常人的言谈举止。

假患者们入院后的经历与四分之三世纪前爱丁堡皇家精神病院的患者颇为相似。医院的护士和医生似乎根本看不出他们是正常人,而是把他们当成了真正的患者。其部分原因在于,医务人员根本不想知道患者是否真的有病;当假患者试图接近精神病医生时,71%的情况下医生们会径直走开,回避交谈,23%的情况下仅有目光接触,6%的情况下有短暂交流。更为糟糕的是,一旦被贴上精神病的标签,假患者的全部所作所为在医务人员的眼里透着十足的疯癫。一名假患者在午餐开始前,于自助餐厅外等候了半个小时(其间并无特别举动),这个在病院之外再正常不过的行为,被一位精神病医生看作是"口唇贪欲综合征"的表现。另一名假患者写笔记的行为则被解释为强迫性书写行为。可笑的是,比起医务工作者,住院患者反而能够分辨研究者的假冒身份,一些患者肯定地说:"你不是疯子,你是记者或者研究人员……你是来调查这个医院的。"即使当假患者们最终获准出院时,医院仍然认为他们的精神分裂症并未完全恢复,只是进入了"缓解期"而已。

罗森汉的疯人院实验如一石激起千层浪,在精神病学界引起极大的反响。一家有名的精神病学教学医院公开质疑罗森汉的研究结果,宣称在他们的机构内是不可能发生此类的诊断错误的。对此,罗森汉果断应战,宣布将在随后三个月内派送一名或多名假患者前往这所医院就诊。结果在此期间,193名前往该院求治的患者中,有41名至少被一位医生判定为冒名顶替者;讽刺的是,罗森汉实际上并未派遣任何假患者。

对于精神病学来说,疯人院实验的发表无疑是一个糟糕的时刻。其所产生的强大影响力令精神病学的声望一落千丈;为了挽回影响,维护自己在医学专业中的地位,精神病学家不得以付出比以往更多的努力。与此同时,似乎嗅到了精神病学虚弱和矛盾的气息,它的竞争对手正聚集起来,试图对精神病学发起更有力的挑战。

第4章 争议与决断:生物精神病学获胜

从前,科学落后而宗教强盛,人们错把巫术认作医学;如今,科学发达而宗教衰落,人们反倒迷信医学魔术。

——托马斯·萨斯《第二种罪》

罗森汉的《疯人院中的清醒者》一文于1970年代初发表时,精神病学正饱受来自各方的质疑和批评。显然,罗森汉的论文对改善精神病学与临床心理学的关系并没有实际帮助。在英国,精神病学家要求心理学家在工作中接受他们的监督,双方的争论愈演愈烈,最终心理学家选择脱离大型精神病院,成立单独的门诊诊所。[1] 而在美国,两方的争斗更为激烈。心理学家们发现,要为自己主张开展心理治疗的权利、在医院独立行医的资格或者对精神障碍的诊断资质,通过法律诉讼或许更为有利。[2]

然而,当时精神病学所面临的最大威胁或许并不是来自外部的行业竞争,而是内部的观点争论。生活在伦敦的南非裔精神病学家戴维·库珀(David Cooper),[3] 于1960年代中期首创"反精神病学"(antipsychiatry)一词,用以抗议大型精神病医院对重症患者的非人化治疗。一场以"反精神病学"为名的、明确反对传统精神病学的运动思潮,迅速吸引了新兴的反文化运动(急于摒弃看似老旧或不开明的一切事物)人士的眼球。到1970年代中期,反精神病学的思想不仅获得观点各异的诸多精神病学家的支持,也深受那些呼吁建立非正统的专业资质管理体制的社会学家、哲学家及其他知识分子的拥护。[4] 尽管如此,历史上是否真的存在这样一场反精神病学运动仍存在很大争议。[5] 不可否认的是,这些反精神病学的学者们既未形成统一的纲领,也未组建联盟以吸纳会员。汇集在反精神病学这一名义之下的学者们身份各异、观点庞杂,唯一的共同点在于:他们均反对精神病院治疗体制和生物治疗。

罗纳德·莱因是英国反精神病学的代表人物,正是他的一次演讲为罗森汉实验提供了灵感。[6]1927年,莱因出生于格拉斯哥。职业生涯的最初阶段,他在英国陆军担任精神病学专家；期间莱因发现，较之袍泽同僚，他更愿与一些精神病患者交谈，且颇为投机。兵役期满后，莱因前往格拉斯哥的加特纳瓦尔医院，与一群用精神分析法治疗精神分裂症的精神病学家有过短暂的共事。然而，直至前往伦敦的塔维斯托克诊所后，莱因方写就了那本令其闻名于世的著作——《分裂的自我》(*The Devided Self*)。[7]

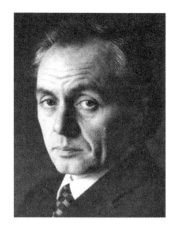

7. 罗纳德·莱因(1927—1989)

《分裂的自我》[7]出版于 1960 年。莱因以其厚重的存在主义哲学功底和对心理治疗的深刻见解，对精神病患者令人眼花缭乱的内心世界图景进行了系统描述。作为一部严肃探讨精神分裂症的著作，《分裂的自我》意外地博得了众多业外人士的关注，被广为传读(至少有很多人声称读过)。随后的几年，莱因继有著作问世。在《清醒、疯癫与家庭》(*Sanity, Madness and the Family*)一书[8]中，莱因明确表达了对精神病医学治疗的抵制态度，认为精神错乱之所以发生，是因为患者遭到了家庭的伤害，成了家庭矛盾的牺牲品，疯癫只是对这种糟糕经验的反应(在书中，莱因借助案例令人信服地说明，许多青少年精神病患者的父母几乎如魔鬼般可怖。不出所料，此般描述让许多不幸拥有精神病患儿的家长们倍感伤心，甚至成为促使家长们赞同药物治疗的推手。相较于将精神障碍归因于人际关系问题，药物治疗视基因缺陷、生化紊乱及大脑病变为致人疯癫的"罪魁祸首"，显然这会让家长们感觉好受一些[9])。

莱因的观点吸引了大批半懂不懂者的目光，被当作契合时代精神的思想大餐。他对正统学说的驳斥，也极大满足了 1970 年代初的年轻人——他们拥戴新自由，反抗家长式的权威，对生活的态度深受流行音乐和反越战观点的影响。无疑，莱因是一位天资聪慧、富于同情心的疯癫心灵的观察者，然而在意外成名后，莱因却陷入迷失，想法变得越来越混乱且前后矛盾。在《经验的政治》(*The Politics of Experience*)一书中，[10]他辩称，精神病既是对不合理世界的合理反应，又是积极、超验的精神之旅。基于这种观点，他帮助创建了费城协会这一组织，管理着一系列治疗社区，其中最为有名的当属位于伦敦东区的"金斯利会馆"社区中心。住于此社区中的精神病患者可以自由自在地疯狂，不会受到任何干预，且被鼓励寻求最适合自身的治疗方式。该社区由此而声名大噪，一时成为知识分子观光旅游的热门之选，而据其中某位居民的精神病历程所撰写的著作《玛丽·巴恩斯》(*Mary Barnes*),[11]也一度极为畅销,后来被激进派剧作家大卫·埃德加(David Edgar)改编为戏剧,在伦敦西区剧院上演。

在美国,提及反精神病学,最容易让人想到的就是托马斯·萨斯(Thomas Szazs),尽管萨斯本人并不喜欢使用这一术语。[12]这位出生于匈牙利的精神病学家和心理治疗师有着与莱因截然不同的倾向。萨斯就职于锡拉丘兹市的纽约州立大学,是(且一直是)一位政治与道德上的自由主义者。因而,他对精神病院违背患者意志,强迫他们接受治疗的做法极为不满,主张解除政府对精神病学的干预。与莱因不同,萨斯很少关注患者的体验,也很少论及如何改进治疗。事实上,他也不反对对成年患者实施精神病治疗。1960年,萨斯发表的题为《精神病的神话》的论文,[13]成为他讨伐精神病学最重要的檄文之一。萨斯在书中指出,"精神病"的概念本身就是不合逻辑的,因为"疾病"一词暗指存在生理上的病状,而人们却无法从精神病患者的大脑中发现任何病理改变(实际上,萨斯认为,如果果真找到过某些引起精神病的特定器官损伤,那么疯癫就变成神经性疾病了)。尽管如此,"精神病"的概念仍被广泛接受,究其原因,恐怕正如萨斯所言,它可以让精神病医生继续玩弄道德把戏——以生病需要治疗这一含糊不清的理由将适应不良者从社会剔除出去。

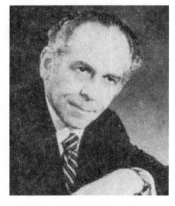

8. 托马斯·萨斯(1920—　　)

莱因和萨斯不仅观点各异,性情也迥然不同。莱因鲁莽暴躁,过度计较个人得失(在1978年,与卡尔·罗杰斯的伦敦辩论赛前夜,莱因试图让这个乐天派的美国心理学家承认人性的黑暗面,但"这位加州老好人的废话"让莱因颇感挫败,受了刺激的莱因居然向罗杰斯一位同事的饮料里吐口水,以发泄心中的不快[14])。相反,萨斯却富有魅力、谦恭有礼,甚至在与对手辩论时依旧风度不减,而他对精神病学的批判也合乎逻辑且条理分明。也许正是因为两人存在如此鲜明的差异,所以自其最富盛名的著作出版之日起四十多年的时间里,人们围绕二者思想观点的争辩一直持续不断。[15]不过,尽管存在这些不同,莱因和萨斯还是经常被误认为拥有共同的思想观点,以致在受到启迪的大西洋两岸有识之士中,引发了对精神病治疗伦理的广泛担忧。人们开始怀疑,精神病学所做的更多是对患者行为的控制和管理,而非真正的治疗。

毫无意外,这类批评意见让英美两国相对保守的精神病学家相当不悦。其中一些精神病学家举出各种例子,试图让大家明白生物疗法并不像反对者所说的那样荒谬而不人道(在英国进行的精神病学保卫战中,能言善辩的爱尔兰精神病学家安东尼·克莱尔[16]一夜成名,成为媒体名人)。其他精神病学家的反应更为激烈,甚至叫嚣要让反精神病学阵营的人们付出代价。[17]此时,旁观的临床心理学家心情也并不平静,他们既有些幸灾乐祸又有些局促不安。当目睹医学界同行步步陷入窘境时,他们背地偷笑;当反精神病学运动将矛头指向行为治疗之类的科学取向的治疗方法时,他们又暗自担忧。

最终,立志解放当时精神卫生防治体系的反精神病学运动宣告破产。其原因并不⁷⁴是精神病学家的反抗,而是运动的领导者未能建立起一套切实可行的、能够取代传统精神病学的治疗模式。莱因的改革之路愈走愈窄,这一方面是因为他不善组织,无法维持金斯利会馆的日常运转;另一方面是因为他沟通乏力,未能说服周遭的普通民众接受这一存在。终于,在 1970 年,轰动一时的费城协会落下帷幕,此时的金斯利会馆早已破败不堪。然而莱因的思想对后人仍具启迪价值,洛伦·莫舍的索特里亚计划就是受到莱因的启发而提出的,但在组织上更胜一筹,对此我已在第一章中有所论述。

金斯利会馆破产后,莱因尝试了数种新时代精神疗法,并继续写作,但其立场已不那么明确了,著作中也已难觅昔日的思想火花。1987 年,同行们展开了对莱因的报复。医学权威们借口莱因酗酒成习,不适宜继续行医,提出要对他施以纪律处分,以此胁迫莱因自动退出医疗界。不久,莱因在纽约发表了一场关于佛教的讲演,在回答听众提问时,他直言,自己在与精神病学界斗争中的做法或许过于直截了当和锋芒毕露了。他补充道,业内人士可能会如此回应:"老罗,我们同意你的观点,但思想争论是行业内部的事情,你不应该在外行人面前搬弄是非。"[18]不到一年,莱因在圣特罗佩打网球时心脏病突发,临终前,他仍在咒骂:"医生,该死的医生!"

尽管席卷欧美的反精神病运动最终无奈落幕,但却在意大利产生了持久的影响。1978 年,一位持不同观点的精神病学家弗朗哥·巴撒格利亚(Franco Basaglia),说服意大利政府通过了第 180 号法案,禁止大型精神病院接收新患者。法案的实施引来了诸多争议。随后的十年中,许多意大利医生哀叹,监狱沦为了重度精神病患者的聚集地,精神病医生"面对不可控的偏执型精神分裂症患者、烦躁而易激惹的躁狂症患者或紧张症患者时,陷入了无力治疗的窘境"。[19]他们的抱怨被其他国家精神病学家视为有力的证据,用来说明放弃传统治疗方法是多么愚蠢。值得庆幸的是,一种有效的小型社区精神健康诊所网络逐渐发展起来，正在取代旧的精神病院系统。[20]

新的生物学精神病学

75　　　具有讽刺意味的是，大部分传统精神病学家同意萨兹的观点，即生理病理改变是疾病的标志[21]。不过，《精神病学的神话》出版时，却没有哪位传统精神病学家认为自己有能力反对这篇论文的挑战，因为在 1960 年时，人们并未在精神病患者的大脑中发现病理改变。此后不久，有关精神病的生物学研究快速发展起来，并重新激起了人们对医学模式的信心。

　　　大多数精神病的生物学研究受到了氯丙嗪和丙咪嗪等新药之发现的有力推动。这些药物不仅能有效地治疗疾病，而且似乎为人们提供了一种理解大脑的新途径。研究者推测，通过探究这些药物的药理机制，应该可以确定在精神病患者的大脑中发生了哪些问题。沿着这种思路，最终形成了精神病的化学不平衡理论。在普通人的心目中，化学不平衡理论比反精神病学家臆想出来的任何理论都更有说服力。为了理解该理论的逻辑关系，首先需要了解大脑的某些工作原理。

　　　大脑包括一千亿个神经元（neurones）或者叫电兴奋细胞，它们相互联接成为异常复杂的回路。依托这些回路进行的计算支撑着我们的思想、感觉与行为。神经元由三个主要部分组成：细胞体、树突（用来接收其他神经元发来刺激的树状结构）和轴突（用来刺激回路上其他神经元的树突）。神经元实际上互不接触；一个神经元的轴突与另一个神经元的树突的联结基于一种特殊的接合方式——突触（synapse）。每个神经元都以这种方式与成千上万其他神经元相互联结。当突触前神经元受到刺激时，它会分泌一种叫作神经递质（neurotransmitter）的化学物质到突触间隙，神经递质与回路上突触后神经元树突上的受体结合，从而使该神经元产生电兴奋。紧接着，突触间隙的神经递质经由复杂的生物化学过程被再吸收（re-uptake），从而清空突触间隙，为下一次突触前神经元兴奋的传导做好准备。

　　　突触后神经元的受体接收到神经递质的刺激后，在细胞内部引发动作电位。这些电位（从同一个突触前神经元的几次刺激，或者从一些几乎同一时间的突触前神经元刺激中积累起来）使突触后神经元兴奋起来，并沿着轴突传导，引起神经递质的释放。精神类药物就是通过干预这一过程来影响人的思想、情绪和行为的。

　　　在精神病的化学不平衡学说中，影响力最大、最持久的当属精神分裂症的多巴胺理论（*dopamine theory*），* 这一理论是在探索氯丙嗪和其他抗精神病药物作用机理的过程中提出的。在 1950 年代末，一位名叫阿维德·卡尔森（Arvid Carlsson）的瑞典药理学家发现，多巴胺是中脑区域（如伏核和纹状体）神经元分泌的一种重要的神经递质（这一发现为卡尔森赢得了 2000 年诺贝尔医学奖）。几乎在同一时间，英国精神病学家观察到，大量服食安非他命（安非他命是一种刺激突触释放多巴胺的化学物质）的吸毒者有时会出现急性精神病状态，发作时出现妄想和视幻觉。[22] 不久后，美国研究人员发现，所有抗精神病药物都会阻断一种名为 D_2 的多巴胺受体，药物的治疗效果与其阻断效果相关。[23] 将这些研究证据汇聚起来可以得出一个必然的结论：突触释放过多的多巴胺会导致精神分裂，而阻断中脑区域的多巴胺受体传输可改善患者的症状。

按照相似的思路，研究者指出，抑郁症可能是由于神经递质血清素（5-羟色胺的简称）的不平衡所致。[24] 例如，利血平是一种用于治疗高血压的药物，但作为其副作用，利血平有时会导致抑郁，因为它会使突触分泌的血清素减少。另一方面，一类名为单胺氧化酶抑制剂的药物能阻止血清素的再吸收，似乎是一种有效的抗抑郁药物，且很快就有证据表明丙咪嗪和其他三环类抗抑郁药都以相似的方式起作用。总之，这些发现似乎表明，抑郁症是由血清素分泌不足造成的。

事实上，多巴胺理论与血清素理论都是基于动物实验所得的间接证据，即通过实验观察药物对动物大脑的影响。研究人员意识到，有必要直接观察患者大脑内部的异常生化过程，只有这样才能巩固他们的理论。由于科研伦理的限制，患者大脑并不能被直接观察，且患者正在服用的药物无疑会影响研究者想要观察的生化过程，所以，获取这种证据是非常困难的。虽然已经有证据支持多巴胺对精神病的影响，但能直接支持血清素假说的证据至今尚未得到。[25] 尽管如此，医药广告（有时，以普通大众而非专业人士为目标人群的广告会如此宣称："西酞普兰，可以通过增加大脑中化学信使——血清素的含量，帮助恢复大脑的化学平衡。"）及大众媒体仍在大肆宣扬抑郁症的化学不平衡理论。[26] 究其原因，可能是这种观点很容易被公众理解，也可能是它符合生物学取向的精神病学家的兴趣，并能帮助制药公司从中获利。

如果没有其他证据说明疾病的生物学过程，精神病学家可能会因为精神病生化研究的缓慢进展而沮丧。在 1970 年代中期，两名美国研究人员，精神病学家西摩尔·凯

---

* 在多巴胺理论提出时，人们已经忘记抗精神病药物能有效治疗躁狂症。卡尔森后来说，这一理论应该被命名为精神病的多巴胺理论而不是精神分裂症的多巴胺理论。

蒂（Seymour Kety）和心理学家戴维·罗森塔尔（David Rosenthal），共同发表了一系列颇有影响的研究报告。他们利用丹麦详细的收养记录，对因母亲被诊断为精神分裂症而在早年被人领养的儿童展开跟踪调查。报告指出，与其他生母未患精神病的被领养儿童相比，被研究儿童更有可能患上精神分裂症。由于所有被追踪的儿童都不是由生母抚养，看起来似乎唯一可能导致精神分裂症代际遗传的渠道就是通过基因。这一观察结果似乎为某些强调环境作用的精神病理论敲响了丧钟，如莱因的理论，他将疯狂的原因归结于功能不良的家庭关系。研究中，凯蒂和罗森塔尔还选择了早年被收养的成年精神分裂症患者，对其亲生父母的健康状况进行了回溯式调查。结果发现，与同样早年被收养的健康成人相比，这些患者的亲生父母更可能患有精神病。[27]凯蒂相信，根据这些研究发现可以确定精神分裂症是一种遗传性疾病，因此她宣布："如果精神分裂症是一个谜，那也是一个具有很强遗传成分的谜。"[28]

在这一发现后不久，1970 年代末，几种新的活体成像方法问世，并将最终带来医学诊断的革命性进展。其中最早出现的一种方法是戈弗雷·亨斯菲尔德（Godfrey Hounsfield）发明的计算机轴向断层扫描（CT）。亨斯菲尔德在英国 EMI 唱片公司工作，是位自学成材的电子工程师。他意识到，通过从不同角度拍摄 X 射线影像，借助计算机软件整合所获信息，就有可能得到身体横截面的合成影像。1976 年，即亨斯菲尔德因发明而当之无愧地荣获诺贝尔奖的三年前，伦敦诺斯威克公园医院的精神病医生伊夫·庄士敦（Eve Johnston）和蒂姆·克劳（Tim Crow），首次使用计算机轴向断层扫描对活着的精神病患者的大脑进行扫描成像。[29]他们观察指出，精神分裂症患者大脑中央的脑室（充液的腔）要比健康成人大得多，这一发现似乎为证明患者大脑与健康常人大脑的不同——可能是某种衰退过程的结果——提供了确凿的证据。

新克雷佩林革命

生物学研究以不可阻挡之势向精神病领域延伸，为那些意图恢复受损形象、并使精神病学获得与其他医学专业同等地位的精神病学家带来了希望。一支颇有影响力的美国精神病学家团队致力于实现这个目标，他们将其思想起源归于埃米尔·克雷佩林，自称为新克雷佩林学派（*neo-Kraepelinians*）。罗伯特·斯必泽（Robert Spitzer）是其成员之一。在职业生涯之初，他本想成为一名精神分析学家；但到了 1970 年代初，受纽约哥伦比亚大学同事的影响，他转向生物医学取向。斯必泽认为，阻碍精神病生物医学疗法发展的原因在于,主要的精神病缺乏清晰的界定标准。新克雷佩林学派创造了精神病诊断的新方法,斯必泽在这一成就的取得过程中发挥了领导作用。这种新的诊断方法被美国精神病学会接受,并在 1980 年出版的《诊断和统计手册(第三版)》(DSM-Ⅲ)中进行了说明。[30]我们将在下一章中予以详细讨论。

新克雷佩林革命中另一位颇具影响力的成员是华盛顿大学的塞缪尔·古兹(Samuel Guze),他于 1989 年发表了一篇著名的社论,声称:"再没有一个领域比精神病学更适合进行生物化学的研究了。"[31]同样重要的还有爱荷华大学的南希·安德森(Nancy Andreasen)。她曾经是一位莎士比亚学者,在经历首次生育的并发症后,安德森开始了全新的精神病学职业生涯,并最终成为富有盛名的《美国精神病学杂志》(*American Journal of Psychiatry*)主编。1978 年,杰拉尔德·克勒曼(Gerald Klerman),一位在耶鲁大学工作的新克雷佩林学派精神病学家,为这场运动书写宣言,概述了精神病学的九项基本信条,[32]其中有三项尤为重要。克勒曼坚称,"正常人和精神病患者之间是有界线的(你或者有精神病,或者没有)""存在很多不同种类的精神病,而非一种",以及"精神病医生应特别关注精神病的生物学方面"。毫无疑问,这些信条与 19 世纪末克雷佩林开始其精神病研究时所作的设想如出一辙。

新克雷佩林学派认为,心理疗法只能在精神病治疗中扮演次要的角色,可以在药物治疗起效前由专业助理实施,以帮助患者应对困扰;神经科学才是与精神病学相关的核心学科,心理学与社会科学则是不重要的;青年精神病学家被告诫要多关注分子遗传学的发展而非谈话疗法。毫无意外,治疗关系的重要性被大大削弱了。当然,精神病学家需礼貌地对待患者,然而在新克雷佩林学派看来,良好的治疗关系、理解和诠释患者的思想和感情并不能带来患者的治愈,控制神经介质才是正解。1984 年,南希·安德森出版了一本科普读物《受损的大脑》(*The Broken Brain*),[33]书中描述,未来的精神病疗程较以往将被大大缩短。精神病学家不需再花费大量的时间了解他们的患者,相反,治疗仅是在评估病情后对症用药:

> 当会谈时间由 50 分钟缩短为 15 分钟时,许多患者最初可能会略感惊讶,然而终究会发现,这种改变更为可取。缩短会谈时间将会使治疗更为高效、经济,从而能为更多的精神病患者提供服务。大多数情况下,15 分钟足够让医生和患者进行讨论,以澄清患者的症状及它们对生活的影响。

奇怪的拉斐尔·奥谢罗夫案例

在许多精神病学家心目中,氯丙嗪的发现标志着精神病学步入了一个崭新的时代;同样,他们对心理疗法用于重度精神病治疗的愿望,也在一个标志性事件面前被无情地毁灭了。一直以来,马里兰州的切斯纳特-洛奇医院以使用精细的精神分析法治疗严重精神病而著称;然而 1988 年,它却被卷入了一场诉讼案件中,抑郁症患者拉斐尔·奥谢罗夫(Rafael Osheroff)医生以院方拒绝给他实施药物治疗为由将医院告上了法庭。[34]奥谢罗夫的专家证人团中,有新克雷佩林宣言的起笔人——杰拉尔德·克勒曼。1990 年,克勒曼记述了该案件的经过,希望可以从中吸取教训。[35]

据克勒曼的描述,奥谢罗夫是在经历了连续两年的焦虑和抑郁的折磨后,于 1979 年新年假期后进入切斯纳特-洛奇医院接受治疗的。入院前的两年中,奥谢罗夫服用过内森·克莱因(Nathan Kline)——一位国际知名的精神药理学家——开出的抗抑郁药物,而这位医生后来也愿意为奥谢罗夫作证。入院后,奥谢罗夫每星期接受四次精神分析,但病情却持续恶化,七个月内瘦了 40 磅(18 公斤)。但是尽管他出现了重度失眠并变得越来越焦躁不安,院方却未给予他任何药物来控制症状。由于整日踱来踱去,奥谢罗夫的双脚变得肿胀、磨出了水泡,以致需要医疗照护。奥谢罗夫的家人向院方投诉,希望改变治疗方案,然而切斯纳特-洛奇医院的精神病学家评估后决定,维持最初制定的方案。最终,在家人的坚持下,这位长期饱受病症折磨的医生被转入了位于康涅狄格州的另一家医院,该医院由银山基金会管理。在那里,他接受了抗精神病药物和三环抗抑郁药的结合治疗。新疗法的效果异乎寻常的好,短短三个月后奥谢罗夫就出院了。尽管奥谢罗夫最终能重返工作岗位,然而在切斯纳特-洛奇医院接受治疗期间,他失去了收入丰厚的行医机会,也丢掉了在医院同事中的名望,甚至还丧失了第二次婚姻中两个孩子的监护权(还好他的第三次婚姻以及与第三个孩子的关系得以维系)。在诉讼中,奥谢罗夫声称,如果切斯纳特-洛奇医院能为他提供药物治疗,疾病所带来的一系列影响本可以避免。

这段叙述的缺漏与情节一样引人入胜。这个案例为什么会如此引人瞩目?为什么会被赋予如此重大的意义?(我倾向于相信奥谢罗夫的控诉是合理的,但从克勒曼的角度看,这个案例是一次宣传精神病化学不平衡理论的好机会,绝对不可错过。)在

最初症状发作或去往切斯纳特-洛奇医院的前夕,奥谢罗夫是否遭受到抑郁的折磨?

（据精神病学家艾伦·斯通（Alan Stone）的说明，奥谢罗夫的第三次婚姻——他与一名医学院的学生闪电恋爱后结婚——遇到了麻烦，这才是导致他抑郁的原因。[36]）奥谢罗夫的症状为什么会在新年期间急剧地恶化？银山基金会的精神病学家之所以成功，是否因为他们不仅愿意实施药物治疗，还拒绝采用某种能带给这位敏感的患者以心理压力的治疗方法（精神分析），从而规避了治疗风险？遗憾的是，我们可能永远无法知晓答案了。

鉴于其新克雷佩林学派的背景，克勒曼当然会认为这个案例凸显了作出"正确"诊断的重要性。尽管所有接触奥斯罗夫的医生都发现，他正在遭受抑郁的困扰，但切斯纳特-洛奇医院的专家们却诊断他患有"自恋型人格障碍"。克勒曼认为，奥谢罗夫实际患有严重的内源性抑郁症，药物治疗和电休克疗法等生物疗法对此特别适合。

奥斯罗夫案例被新闻媒体广为报道，精神病学期刊也展开了相关讨论，[37]舆论一致认为它标志着一种过时且不科学的治疗重度精神病方法的终结。克勒曼指出，该案例之所以影响广大，原因之一在于，先前一系列临床试验结果似乎表明，心理治疗对于精神病患者几无助益。卡尔·罗杰斯（Carl Rogers）的研究便是其中之一，对此我们将在最后一章中探讨。[38]另一项有代表性的临床试验是加利福尼亚州卡马里奥州立医院实施的大型研究，该研究比较了五种治疗方法：单纯的心理治疗、抗精神病药物治疗、心理治疗外加药物治疗、电休克疗法以及对照组方案（不提供药物治疗、心理疗法或电休克疗法）。结果发现，药物治疗和电休克疗法能帮助患者提高康复几率，而心理治疗收效甚微或者毫无效果。[39]奥斯罗夫案结案数年后的一项研究显示，没有证据表明，在解决日常困扰时深入的精神分析比简单的心理辅导更有效。[40]同年，切斯纳特-洛奇医院的精神病学家托马斯·麦克格拉森（Thomas McGlashan），完成了一项对该机构住院精神病患者的长期追踪研究，发现患者并未从漫长的精神分析治疗中获益。[41]这成为麦克格拉森职业生涯的转折点，这位曾经投入大量时间和精力接受训练，希望成为一名精神分析师的精神病学家，后来成为药物治疗的坚定拥护者。他主张，对于存在罹患重度精神病风险的人，应该在其发病之前就给他们服用抗精神病药物。[42]

罗森汉实验的复现

20世纪末，重度精神病被普遍视为一种遗传性大脑疾病。任何人试图挑战这一观点，均有可能被打入异端者行列。尤其在美国，甚至连心理学家也一直被鼓励使用医学模式,比如用 *DSM* 进行诊断;只有这样,其治疗费用才能由患者的医疗保险埋单。[43]讽刺的是,最近美国的心理学家已经在争取药物处方权。[44]1990 年代,美国国防部曾开展了一个示范项目,旨在培训少数在军队工作的临床心理学家如何开药方;随后,新墨西哥州和路易安娜州通过一项新法案,允许受过适当培训的民间心理学家使用药物治疗,与此同时,其他几个州的相关法案正等待表决。

心理学家也可以开药方了,这无疑是对精神病学家垄断特权的挑战,理所当然引起了美国精神病学会的强烈反对。该协会在其网站上公开宣称,自己代表的是"精神卫生领域的 3 万 6 千多名领军人物"。直到最近,在协会网站主页上还能浏览到美国精神病医生对自己工作的评价。[#]网站中展示有一组照片,想必是精心挑选以展示精神病医生的工作状况的。其中一张显示了四个神态轻松地面对镜头微笑的普通人,他们可能是治疗成功的一家人。在剩下的三张照片中,精神病医生们或站成一排,正在研究患者脑部的计算机轴向断层扫描图像,或围坐在桌边热烈地讨论问题。令人难以置信的是,照片中大部分精神病医生都身着白大褂或手术服。很明显,精神病学会在努力营造精神病医生作为临床专家的形象,为他们坐上医学领域的贵宾席再加一把劲儿。但是,对他们这种不与患者进行任何身体接触的医生而言,穿白大褂毫无作用,着手术服则更荒谬。唯有在前额叶脑白质切除术时期——一段精神病学界急于忘却的经历——才有此需求。

精神病学家对自我身份的认同在美国并非没有受到质疑,一些业内人士对生物医学模式持反对意见,认为这种方法导致同行们漠视患者的生活经验、无视患者对于自身问题的看法、脱离生活背景片面地依据症状进行诊断,因此时常错将生活中普通的心理困扰归为精神病。[45]或许,他们正在取得某些进展。2005 年,甚至美国精神病学会主席都感叹道:"(精神病的)生物—心理—社会模型已经变成了生物—生物—生物模型,作为专业人士,我们竟然能够接受。"[46]美国作家兼临床心理学家劳伦·斯莱特(Lauren Slater)近期对罗森汉的著名实验进行了重复研究,从中不难窥见,在生物学取向的精神病学模式下,患者所体验的治疗是怎样的。在《打开斯金纳的盒子》(*Openig Skinner's Box*)一书[47]中,斯莱特记录道,连续几天她放弃个人卫生,让自己显得十分邋遢,然后去了纽约州的九个精神病急诊室,每次她都诉说听到了"砰"的声音。像罗森汉及其同事所做的一样,她也否认存在其他任何症状。

♯ 这些图片于 2008 年夏天被删除。

斯莱特实验的真实性受到了一些评论家的质疑。*　然而据斯莱特描述,接待她的医护人员或许根本没听说过罗森汉的研究,或许听说过但早已抛诸脑后。斯莱特受到了礼貌的对待,但平均两个半小时的等待时间仅换来值班精神病医生不超过12.5分钟的会面。除了询问宗教信仰,问诊医生没有尝试了解其他背景信息。对斯莱特的症状,医生们做出了多种不同的诊断,多数认为她患有"精神病性抑郁症"(depression with psychotic feature),并给她开了抗抑郁药或抗精神病药物。平心而论,斯莱特的观察结果并非糟糕透顶。在与罗森汉的试验进行比较时,她说:

> 没人想让我住院。我是被误诊了但没有被强制入院。还有另外一处不同:每位医护人员对我都很友好。罗森汉和他的同事认为,他们在接受诊断的过程中受到了侮辱,可不管出于什么原因,相比之下显然我受到了仁慈的对待。一位精神病医生拍着我的胳膊表示安慰。一位精神病医生则对我说:"我知道,听到这种声音时你肯定吓坏了,不过没必要担心,服用利培酮(一种抗精神病药)后它会很快消失的"……还有一位精神病学家递给我处方后,说:"露西(斯莱特在实验中使用的假名),别放弃自己,别忘了两天后过来进行后续治疗。记住我们一天24小时都在这里,提供任何帮助。我是说真的,我们提供任何帮助。"

在英国,情况则略有不同。随着国民医疗保健系统中有越来越多的心理学家,确保了心理治疗从未被完全排除在重度精神病的备选疗法之外,而且,少数精神病医生也在极力推广谈话治疗。最近几年,这两个行业之间的关系有所改善,精神病医生和心理治疗师频繁合作。尽管如此,医生们依然视药物治疗为重度精神病的主要治疗方法,即使心理治疗是有效的,通常情况下也仅仅被视为一种辅助疗法(即相对于药物治疗来说是附加的和不重要的)。也是在英国,安德列森提出的15分钟精神病治疗会谈似乎也已经成为现实。最近,伦敦大学学院的一个研究小组对工作中的精神病学家进 行了观察,[48]发现医生的工作内容包括:回顾患者的症状、评估所开药物的效果、讨论日间事务和社会活动、为患者安排病房、讨论医院的财务状况,以及与其他精神健康专

＊　斯莱特的证词准确性遭到了质疑,主要的质疑声来自罗伯特·斯必泽(Robert Spitzer)。斯莱特在书中引用了斯必泽的话,他曾吹嘘现代精神病学家永远都不会被假患者欺骗。之后,二人彼此通信,内容刻薄又有趣。这些内容刊登在以下网址:http://taxa.epi.umn.edu/slater/letters/(2008年2月2号访问)。

业人士进行交流等。尽管医生的工作需要大量的沟通,患者也常常希望与医生讨论自己的经验,但每当患者表达出交流愿望时,精神病医生就会"犹豫一下,代之以提问而不是回答,对患者微笑或大笑(非正式的护理人员在场时),表明他们不愿意谈论患者对症状的担忧"。大多数情况下,这些会谈虽礼貌周到却并不和谐,双方各怀心腹事,故无法实现有效的沟通。一般情况下,当精神病学家确定患者同意继续接受药物治疗后,面谈即告结束。这样的会谈交流,徒具其表而已。

无疑,这种对药物治疗的强调反映了 19 世纪末克雷佩林以及其他精神病学家对精神病病因的假设,至今新克雷佩林学派及其继承者仍坚持这一假设。如果重度精神病真的是由遗传决定的脑部疾病,那么,针对潜在病理过程提供相应的药物治疗将是行得通的。然而,如果该假设是有缺陷的,那么相应的治疗方法也必然是有缺陷的。

第二部分

关于精神病的三个迷思

第 5 章　精神病诊断意义之迷思：
患者是人还是植物？

虽然人们在对精神病的分类方面费尽心力、绞尽脑汁，但结果还是令人失望。

——图克·丹尼尔海克(Daniel Hack Tuke)，1892

安德鲁(Andrew)出乎意料地写来一封求助信，随信还附有一封他的精神病医生写给他的信，内容如下：

尊敬的××先生：

　　就最近我们在信中谈论的你的病情，我给我的同事××医生写了一封信，阐述了我对诊断结果的看法，并征求他的意见。经商讨，我们决定维持对你作出的诊断。当然，你也可以再找一位精神病学家询问一下他的意见。当前我们对你的诊断是：处于缓解期的偏执型精神分裂症，同时伴有与儿童期创伤经验有关的创伤后应激障碍(PTSD)。

　　医生××敬上

几个星期后，安德鲁来到我的办公室，陪同他一起来的是一位年纪较大的看护者，这位看护者来自英国皇家退伍军人协会(一个照顾退伍军人的志愿者组织)。看护者坐在门外走廊的长椅上等待，安德鲁进入了我的办公室坐下，将厚厚的一摞档案放在了桌上。他看起来30岁刚出头，穿着一件灰色的衬衫和黑色的灯芯绒夹克，扎着领带，看上去整洁利落。但很快我就发现他是个易怒的人，因为在介绍自己情 况的过程中，他总是表现得焦躁难耐，说话语速非常快，好像他一直在努力抑制着这些话语。

他说自己是通过刊登在报纸上的一篇文章找到我的，的确，我曾经在那家报纸上发表过一篇关于精神病诊断问题的文章。他接着说我有可能是这个世界上唯一能帮助他的人了。听到这话，我笑了笑，他对我能力的盲目信任让我心里有点紧张。我反复告诉他，称呼我的姓名就可以了，但他为了强调他对我的信任，还是坚持称我"教授"。在努力跟上他讲述的同时，我在本子上做了一些记录，但我的这一举动也没能使他的语速降下来。直到半个小时后，他说得累了，言语有些结巴，这才慢慢停了下来。

最后他问道："教授，你能帮我吗？"

简要地说，他的故事是这样的：15岁那年，他被公共汽车撞了，伤得很重。在医院呆了很长一段时间后，开始不断地有事故的闪回出现，睡眠也变得困难。为此，他曾经咨询过一位临床心理学家。临床心理学家认为他患有创伤后应激障碍（用来描述创伤事件发生后出现的典型心理症状的诊断结论）。说到这儿的时候，他好像担心我不相信，赶紧把心理医生的报告从档案中拿出来递给我看。

好不容易通过学校考试后，他决定参军；考虑到他来自爱尔兰家庭，有人建议他加入皇家爱尔兰军团（在他们的宣传手册上写着，欢迎来自大不列颠联合王国和爱尔兰共和国的新兵）。事实上，这是一个非常糟糕的建议，因为他所在军团驻扎在北爱尔兰，长期的教派冲突使当地遭到了严重的破坏，给人们留下了刻骨铭心的惨痛记忆；军团大部分士兵是新教徒，而安德鲁是天主教徒，因而服役期间经常遭到新教徒士兵的欺负。

在强忍了数月后，安德鲁向皇家军队警察局进行了投诉（他在档案袋中找出了军队特别调查分部提供的一堆文件）。调查结束后，他被调离陆军部队，安排在军官食堂做服务人员，这不啻为对他人格的羞辱。最后，官方以他存在精神问题为由，决定将其从军队中遣退，接下来就有了关于抚恤金问题的法律官司，官司的焦点是对他精神问题的诊断，也是他今天来找我的原因。

按照安德鲁的说法，由于在军队中受到欺负，他之前的创伤后应激障碍加重了，因此，他应该从军队获得一份大额的抚恤金。然而，军队对他进行的精神评估认为，安德鲁有被害妄想，据此可以判断他患有精神分裂症，而精神分裂症可能是由于遗传原因引起的，不能归因于他在军队的遭遇。在与军队进行了几年的法律谈判后，安德鲁不得不妥协，但这种不公正的对待令安德鲁非常痛苦和愤怒，他的家庭医生将他转介给另外一个非军方的精神病学家，但他的诊断结论与军方精神病学家一样。

既然安德鲁坚信自己并未患有偏执型精神分裂症，我问他那该如何解释目前的困境。有趣的是，安德鲁毫不掩饰自己存在的症状，说："之前，我差点被公共汽车撞死，因此我患上了创伤后应激障碍。后来，我在军队受到欺负，我的创伤后应激障碍也因而转变成了被害妄想。"

"在我看来这是一个不错的想法啊。"我回答道。

精神病诊断的个体意义和政治意义

在上一章中，我们谈到现代生物精神病学家认为可以将精神病划分为很多独立的种类，与之对应，为不同类型疾病提供的物理治疗也各不相同。克勒曼在新克雷佩林学派的宣言中说，"在正常状态和疾病状态之间存在一条界线"，"精神病不是只有一种，而是有很多种"[1]。安德鲁对诊断结果的焦虑不安提醒我们，无论是对临床医生还是患者来说，对精神病的诊断分类都可能具有重要的意义。对于临床医生来说，根据患者的症状做出某种诊断是治疗中重要的第一步，目的在于帮助医生了解患者当前的情况，预测病情今后的发展，并且帮助医生就哪种治疗方法可能最为有效做出决定。而对患者来说，诊断结论常常会令他们的情绪动荡难复，尤其是在诊断结果预示着救治无望或带来某种耻辱的情况下。

对精神病进行诊断分类的另外一个意义存在于临床之外。一些研究者会根据诊断的结果选择和限定研究对象。一个典型的实验中，研究者会选择一组感兴趣的患者（试验组），如精神分裂症患者，与一组健康人或者一组被诊断为抑郁等其他精神障碍的患者（这样做是为了控制先前精神障碍的经验或住院经历等非特异性因素的干扰）进行比较。不过，这样的实验设计要想得出有意义的结果，试验组的患者必须具有某些区别于对照组患者的共同特征。

政府通过诊断结果收集人们的医疗需求信息，以便为提供相应的医疗服务制定计划。（在精神病的诊断方面，欧盟国家现在使用的是世界卫生组织出版的《国际疾病和相关健康问题统计分类（第十版）》（*International Statistical Classification of Diseases and Related Health Problems，ICD-10*）[2]。）一些监管机构也在运用诊断结果，如美国食品药品管理局（FDA）要求药品生产企业明确说明，他们生产的药物能治疗何种疾病。如果扩大药物治疗范围的申请获得许可，医药公司也会因此获取更为巨额的利润。葛兰素-史克公司（Glaxo Smith Kline）说服了美国食品药品管理局，将其抗抑郁药物帕罗西汀（paroxetine）同时用于治疗社交恐惧症，随后该公司的股票价格一夜间暴涨[3]。

　　鉴于上述原因,在任何被广泛应用的精神病分类标准内,提供一幅颇具现实意义的框架以便理解患者所面对的问题,十分重要。如果分类标准不能提供适当的理解框架,据以进行的治疗将难以获得可靠的效果,利用它进行的研究将会得出误导性的结论,健康专家和医药监管机构据此做出的决定也将是武断的。故此,诊断的有效性问题在现代精神病理论中居于核心地位,直接或间接地影响着患者的健康和整个社会的福利。

精神病诊断标准是如何制定的?

　　现代的临床医生在使用"精神分裂症"和"双相障碍"等名词时,仿佛就像生物学家在使用哺乳动物和鱼类等区分名词,好似在指天然存在的分类,但用来描述精神病患者的诊断概念本质上是一种发明,而不是发现。正如我们在本书第一部分所读到的,富于理性的德国精神病学家在 19 世纪就曾提出,如果不能对患者复杂的症状进行适当的描述,那么精神病学领域是不可能有任何科学进展的。很多精神病学家试图解决这一问题,其中最为著名的是埃米尔·克雷佩林,他最先区分了早发性痴呆(dementia praecox)和躁狂抑郁症(manic depression)。

　　克雷佩林如今被尊崇为精神病学界的达尔文。虽然他描述和理解精神病的方法已经被英语世界的精神病学家广为接受,但是他的诊断概念在流传过程中也历经多次修改。其中最重要的改动出现在 1911 年,瑞士精神病学家尤金·布洛伊勒(Eugen Bleuler)[4] 反对克雷佩林的早发性痴呆概念,认为患者的病情既不是痴呆(患者不一定出现智力下降),也不是早发性的(症状也可以在患者中年和晚年时期出现)。作为一位有同情心、工作热情的临床医生,布洛伊勒花了大量时间去了解他的患者,努力去理解患者的内心生活。他认为早发性痴呆所描述的精神病并不是指人格的分裂,而是各种心理功能彼此之间分离,导致出现情绪和认知的混乱,所以将这种精神病称为"精神分裂症"(schizophrenia)更为合适。布洛伊勒认为幻觉和妄想不是精神分裂症患者的主要症状,而是心理功能分离的"副产品"。精神分裂症这一分类的提出扩大了精神病学研究的概念空间,但在阐述这一观点时,布洛伊勒却把这一进展归功于克雷佩林乃至弗洛伊德。

　　库尔特·施耐德(Kurt Schneider)[5]——克雷佩林学派在海德堡的继承者,将布洛伊勒对精神分裂症的观点转化为现代的概念。1950 年代，施耐德提出，可以通过一级症状（*first rank symptoms*），包括各种幻觉（如听到争吵声）和妄想（如被动妄想，发作时患者会认为他的感觉、冲动或行为都是由他人引起的），来鉴别精神分裂症。之所以被称为一级症状，是因为它们很容易在临床会谈中暴露出来。施耐德的诊断方法影响如此巨大，以至于现代的教科书和诊断手册在界定精神分裂症时，都是使用一级症状（现在我们称之为阳性症状）作为诊断指标，这在无形中推翻了克雷佩林关于智力下降是精神病的核心特征的观点，当然，这并非施耐德的初衷。

  躁郁症（*manic depression*）这一概念也历经了类似的转变。第二次世界大战后，德国精神病学家克劳斯·莱昂哈特（Klaus Leonhard）[6] 对克雷佩林关于躁郁症的解释做了重要的修改，他认为有必要将有情绪障碍的患者与同时有情绪障碍和躁狂发作的患者区分开，情绪障碍的主要特征是抑郁反复发作，而躁狂发作时患者会体验到极度的欣快、兴奋和易怒，往往还伴随有幻觉和妄想。在当前的精神病分类系统中，单相抑郁（*unipolar depression*）常用于描述第一种患者，而双相障碍（*bipolar disorder*）常用来描述第二种患者。双相障碍又被进一步分成两种：Ⅰ 型双相障碍（患者反复处于抑郁和躁狂状态）和 Ⅱ 型双相障碍（患者反复处于抑郁和轻度躁狂状态，而不是重度躁狂）。

  在精神病诊断分类不断发展的同时，对一些不是特别严重的精神病——神经症（*the neuroses*）——的定义也在不断完善。神经症可以分为焦虑障碍（特定对象恐怖症、广泛性焦虑症、强迫症）和轻度（非精神病性的）抑郁。因此，到 20 世纪下半叶，欧洲和北美的精神病学家开始对如何最好地描述患者的经验达成共识。不过，越来越多的研究者开始认识到，即便对科学取向的精神病学所需的概念框架达成了共识，也不能保证每个人在概念使用上是一致的。

精神病诊断标准的出现

  精神病学和其他医学分支的主要区别在于诊断的方式。在许多医学专科中，医生大量使用各种身体检查方法（如生物化学检验或者身体内部器官的 X 光造影）对患者的疾病做出诊断。然而，精神病学家却没有这种客观的评估工具可供使用。即使是正式的心理测验，对精神病诊断的帮助也不大。临床医生只能根据患者行为特征和过往经历等信息做出诊断，这些信息或者来自与患者的临床会谈，或者由患者的朋友和亲属提供，其客观性常难以确保。结果是，长期以来，精神病诊断变得越来越主观和混乱。为避免诊断不当带来的消极影响，研究者加强了对不同诊断的严格定义，同时就临床医生如何问询患者制定了详细指南。

早在 1910 年代，就有精神病学家尝试给不同诊断制定确切的标准，在接下来的 50 年中，精神病学家零星开展了一些较为深入的工作。自 19 世纪的很长时期内，诊断概念的发展主要是由德国精神病学家推动的；后来，研究中心逐渐转移到了以美国为主的英语世界。1980 年，是这一转变进程的分水岭。在这一年美国精神病学会出版了《精神病诊断和统计手册(第三版)》(*DSM*-*Ⅲ*)[7]。该版的制定者是我们的老朋友，罗伯特·斯必泽(Robert Spitzer)——一位新克雷佩林主义者(neo-Kraepelinians)。他是诊断手册修订委员会的主席，在担负大量的工作之外，也负责协调在制定疾病诊断标准时各委员会成员的工作——这是极其艰巨的。他和其他新克雷佩林主义者策划和推广新版诊断手册的初衷有二，其一的确令人尊敬，可另一方面就不那么令人称道了。

值得尊敬的是，新克雷佩林主义者认识到了精神病诊断方式的不一致，并试图予以校正。依据心理测量学(对人类行为进行测量的科学)的理论，几位临床医生分别对同一个患者进行独立诊断，如果结论一致，则可认为该诊断结论具有可靠性。但在当时，精神病学家们经常无法达成对于疾病的共同诊断结论[8]，以至于一个患者被诊断为患有精神分裂症还是躁郁症，往往取决于当天的值班医生。在 1970 年代的一系列重要研究中，人们还发现了一个相关的问题：在对患者的疾病进行诊断时，美国和苏联的精神病学家得出精神分裂症结论的可能性要高出英国和其他地区的专家一倍之多[9]。显而易见，世界上不同地区和国家对精神分裂症有不同的界定，无怪乎精神病学的进展如此艰难。而新克雷佩林主义者不为人称道的动机指向精神病学家的职业地位[10]。正如上一章所提，在 1970 年代的美国和其他一些地区，精神病学相对于其他医学专业处于不受重视的地位，其专业价值受到了临床心理学家和反精神病学家的威胁。如若能为医学取向的精神病诊断制定通用的标准，就可一举解决上述问题，而这也将进一步肯定药物在精神病治疗中的主导地位，同时促进精神病学研究的不断发展。

在 *DSM*-*Ⅲ* 的编制过程中，新克雷佩林主义者为了尽可能减少临床医生之间的意见冲突，制订了详细的症状检核表(它的推出是多个专门小组委员会协商一致的结果，而不是基于相关的研究)，只有患者的症状与检核表相符才可以做出诊断。最终确定的诊断手册看起来有点像中餐的菜单。据此实施的现场试验中,临床医生小组首先尝试使用拟议中的检核标准进行诊断,而后检查小组成员在多大程度上同意该检核标准。虽然对于某些诊断类别——尤其是创伤后应激障碍(许多越战老兵为了使人们了解他们的这种病痛而不断向美国精神病学会进行游说)和同性恋(对此的长期争议仅集中在同性间的性兴趣是否是一种疾病方面,与同性恋权利组织的游说无关)——还存有一些争议,但是这些争议更多的是政治层面的,而不是科学层面的。最终斯必泽宣称,精神病诊断的可靠性问题得到了解决[11]。

诊断的可靠性真的没有问题了吗?恐怕这不仅取决于是否制定了精确的诊断规则,还在于精神病学家在询问患者时能否始终一致地遵循诊断规则。因此,在编制 *DSM-Ⅲ* 的同时,精神病学家还开发了结构化访谈清单(*structured interview schedules*),列出了诊断会谈过程中精神病学家所需询问的问题。1992 年,斯必泽和他的同事出版了与 *DSM-Ⅲ-R* 相配合的结构性临床访谈问卷[12]。在此之前,精神病学家广泛使用的是阳性和阴性症状量表(Positive and Negative Syndromes Scale[13])(该量表常常在药物试验中使用,它不仅能筛查患者的阳性和阴性症状,而且能对症状的严重程度进行评定),以及稍晚些出现的神经精神病学临床评估清单[14](世界卫生组织提出并得到广泛应用的诊断性访谈方法)。对于精神卫生工作者来说,这些进步使精神病学工作得以建立在理性的基础之上,离最终找到精神病的成因又近了一步。

虚假的精确性

DSM-Ⅲ 的制订者认识到,临床医生达成一致意见,并非源于他们一贯坚持遵循诊断标准,可能只是巧合。该手册问世之前,研究者已经意识到,若想获得对诊断可靠性的判断,仅凭简单地评估临床医生之间诊断的一致性只会导致错误的结论。设想一下,如果让两位精神病学家随机(可能是通过扔硬币)来判定 100 名患者谁患有精神分裂症,谁患有双相障碍,在这种情境下,凭机遇他们可能会对约 50 名患者形成彼此一致的判断。如果再加入一种疾病,那么他俩仅凭机遇能够形成一致判断的可能性就降为三分之一了。为了评估不同医生之间诊断的一致性是否显著高于随机水平,斯必泽[15]引入了卡伯(*kappa*)检验这种统计分析方法。卡伯值等于 0 说明诊断的一致性水平等同于随机水平;卡伯值等于 1 说明诊断完全一致。对于多数研究来

说，卡伯值达到 0.7 就足够了；而在应用 DSM-III 之前，很少有研究能达到这一标准。

斯必泽等人认为 DSM-III 解决了诊断的可靠性问题，但已发表的现场实验数据表明，很少有研究能够达到那个神奇莫测的临界值[16]。此外，参加实验的临床医生通常会接受特殊的 DSM 诊断系统应用培训，这种特殊性常常成为实验中出现诊断可靠性问题的原因。他们还获准花费比通常做法更多的时间与患者面谈，并常常运用经特殊设计的结构性访谈清单，而这种访谈清单即使在今天也很少使用。在澳大利亚的一项研究中发现，这种访谈清单的使用导致了某种程度上虚假的精确性；该研究中，按照 DSM 对 50 名患者进行诊断时使用了四种不同的访谈清单，结果使用任意两种访谈清单所做诊断的一致性（卡伯值）在 0.53—0.67 之间，也就是说只有一半多一点患者得到的诊断是具有良好可靠性的[17]。

更麻烦的是，DSM-III 并不是唯一的诊断手册。为了对不同研究中心的患者进行比较分析，研究者先前曾经开发了一些供研究使用的诊断标准（Research Diagnostic Criteria，RDC），并在各地得到非正式地传播和运用。斯必泽和他的同事正是以这些诊断标准为模板来编制 DSM-III 的。DSM-III 经过了一次大的修订和两次非实质性的修订，形成了 DSM-III-R（修订后的 DSM-III）、DSM-IV 和 DSM-IV-TR（DSM-IV 文字修订版）等三个版本[18]，现在正计划出版 DSM-V。除此之外，世界卫生组织制定的国际疾病诊断与分类标准（*International Classification of Diseases*）现在已经修订到了第 10 版（ICD-10）[19]，与 DSM 的各个版本一样，它也有详细的症状检核表，只是在细节上存在区别。另外还有其他一些应用较少的诊断系统。面对众多的诊断系统，我们很容易对英国精神病学家伊恩·布罗金顿（Ian Brockington）的观点产生同感。他在论及当代用于诊断精神分裂症的各种方法时抱怨道，原先人们受困于诊断标准的缺乏，如今不同标准对同一诊断概念做出了各自不同的表述和操作性界定，这同样令人感到困惑[20]。

布罗金顿于 1980 年代所做的研究明确地说明了这个问题。他的研究对象是伦敦奈泽医院的患者，结果发现应用不同的精神分裂症定义时，确诊患者数量也不同——使用 DSM-III 之前的美国版确诊 163 人，使用 DSM-III 仅确诊 19 人[21]。在最近的一项研究中，运用 RDC、DSM-III-R 和 ICD-10 对 700 多位英国患者分别进行诊断，结果确诊患有精神分裂症的患者数量最少是 268 人，最多是 387 人，确诊患有双相障碍的患者数量最少为 6 人，最多为 66 人[22]。如果我们接受杰拉尔德·克勒曼（Gerald

Klerman)的观点,即准确的诊断是有效治疗的先决条件,那么差异如此巨大的诊断结果必定意味着,治疗方法的选择常常是主观随意和变化无常的。

多重诊断结果

可靠性低并不是当前诊断体系的唯一问题。如果假设不同类型的精神病是相互独立的,就意味着患者的症状很少能同时满足一种以上疾病的诊断标准。例如,大多数流行病学家认为精神分裂症[23]和双相障碍[24]的患病率约为1‰,且两种疾病是不相关的,一个人同时患有两种精神病的可能性只有万分之一(1‰乘以1‰)。可是在克雷佩林第一次区分了早发性痴呆和躁狂抑郁症之后不久,人们就发现,许多患者同时伴有这两种疾病的症状。现今,依据美国精神病学家雅各·凯西尼(Jacob Kasanin)[25]于1933年提出的建议,这些患者通常被诊断为患有情感性精神分裂症(*schizoaffective disorder*)——DSM 和 ICD 都将其列为独立的精神病类型。

分析表明,这些患者的症状处于单纯的精神分裂症与单纯的双相障碍之连续体的 *101* 中间地带[26],说明在这几种疾病之间并没有清晰的界限。然而,*DSM* 诊断系统却错误地认为这几种疾病是相互独立的,并人为设置了一种排除规则,以避免将符合某种疾病诊断标准的患者诊断为其他疾病。例如,*DSM-IV* 强调,如果患者符合精神分裂症的诊断标准,同时又符合情感性精神分裂症、重症抑郁或躁狂症的诊断标准,就不能做出精神分裂症的诊断。

99

DSM-III 对精神分裂症的定义

精神分裂症

A. 一次发病期间至少有以下症状中的一项:

1. 怪异的妄想(内容明显怪诞,不可能具有事实基础),如被控制、思维被广播、思维插入或思想被剥夺。

2. 躯体的、夸大的、宗教性的、虚无的妄想,或其他非迫害或嫉妒性质的妄想。

3. 伴有幻觉的被害妄想或嫉妒妄想。

4. 幻听,表现为一种声音不断对患者的行为或思想品头论足,或者两个声音相互交谈。

---

5. 在若干场合出现简短的言语性幻听,与情绪抑郁或欣快没有明显的关系。

思维不条理、散漫、逻辑混乱或语言贫乏,至少伴有以下项目之一:

(a) 迟钝、单调或不恰当的情感;

(b) 妄想或幻觉;

(c) 紧张的或其他杂乱行为。

B. 工作、社会关系和自我照顾等方面功能下降。

C. 持续时间:在患者生命的某个时期,疾病症状至少连续出现 6 个月,且当前仍存在某些症状。6 个月期间必须包括病情活跃的阶段,其中存在 B 类症状,可间有潜伏期或后效期,亦可没有。

1980 年代后期进行的美国流行病学责任区(ECA)研究,是最早的精神病大型人口学研究之一。该研究随机选择了约 18000 名城市居民作为调查对象,对他们实施精神病学访谈[27]。研究得到的一个主要结论是,人们患有精神症状,包括精神病症状的情况,较之据正在接受治疗的患者所推测的情况更为普遍;也就是说只有一部分符合某种诊断标准的人得到了精神病治疗。

为了考察患者在多大程度上同时符合多种障碍诊断标准——这一现象用精神病学术语来说叫做共病(*comorbidity*),美国流行病学责任区研究团队决定暂停使用 *DSM* 的排除规则(*exclusion rule*)。如此他们发现,同一患者同时患有任意两种疾病的几率,是随机水平的两倍。一个符合精神分裂症诊断标准的患者,同时符合躁狂症诊断标准的几率比随机水平高 46 倍,而同时符合抑郁症诊断标准的几率也比随机水平高 14 倍。令人惊讶的是,美国流行病学责任区研究者竟然认为,"对共病现象最可能的解释是,一种精神病使患者发生另一种精神病的可能性增大了";可见,多年的精神病学训练所形成的疾病观念是如此顽固,要让这些研究者换个角度考虑问题几乎是不可能的。可以肯定,患者同时符合多个诊断标准的真正原因是,诊断标准终究未能将各种独立的疾病区分开来。

并不只是在精神病学领域存在共病问题。轻度神经官能症患者中,症状同时符合多种障碍诊断标准的情形也很常见[28]。事实上,无论是全人口抽样研究,还是对接受精神病治疗患者的研究都表明,焦虑和抑郁这两种主要的非精神病性障碍几乎总是同时发生。

102

症状之间的相关

克雷佩林用来划分精神病的一个主要方法是,观察不同症状同时出现的程度。他假设,通常同时出现的症状是由共同的、潜在的大脑病理改变引起的,也就是说有相同的病因。克雷佩林对患者的症状进行了详细的记录,试图以此来证实他的疾病划分方法,但遗憾的是,他缺少有效的分析工具——在那个年代,对这类经验证据进行正规分析的数学方法尚未出现。

到了 1920 年代,美国一些心理学家,如查理·斯皮尔曼(Charles Spearman),提出了考察不同组数据之间相关性的统计方法,尤其是因素分析法(*factor analysis*)。这些统计技术(那时还没有数字计算机,进行一个简单的分析就需要一组技术员算上几个礼拜)最初用来对问卷调查和 IQ 测验的结果进行分析。(正是根据因素分析的结果,斯皮尔曼确信存在一种单一能力——g 因素或者一般智力——决定着个体在各种智力测验中的成绩。)之后不久,心理学家托马斯·摩尔(Thomas Moore)运用这种方法对精神病患者的症状进行了分析[29]。据克雷佩林的理论,对精神分裂症患者的症状进行因素分析应该得到一个单一因素,表明所有的症状倾向于同时出现。但事实上,摩尔发现了 8 个因素,其中一个与幻觉和妄想对应,说明两种症状经常同时出现。其余的七个因素为两种抑郁、两种躁狂、去抑制行为、僵化行为和认知功能障碍。

由于计算较为困难,在很长一段时间里人们忽略了这种方法,但随着计算机的出现,1980 年代这种方法重又流行起来。这一时期,英国精神病学家彼得·里德尔(Peter Liddle)较先发表了一篇颇有影响力的论文[30],报告了精神分裂症的三组症状——阳性症状(与托马斯·摩尔的第一个因素相同)、阴性症状和认知混乱。对该结果的一种可能解释是,精神分裂症这一诊断分类或许是由三种相对独立且原因各异的精神异常构成的。因此,我们也许需要三种精神分裂症理论,而不是一种。

此后,又有很多更为深入的研究成果发表,有些报告了相似的三个因素,有些报告了更为复杂的结果,对里德尔研究结果中的一个或多个因素进一步地细化[31]。对双相障碍患者的研究也得到了相似的结果[32]。但没有研究得出与克雷佩林最初假设相同的单一因素。当把精神病症状和情绪症状都纳入到分析之中,得到了最令人信服的五因素模型:阳性症状、阴性症状、认知混乱、消极情绪和躁狂[33]。然而,这些研究结果却没有在临床产生影响,意味着科研知识若想取代临床传统和医药惯例是非常困难的。(虽然一些研究者提到在下一次对 DSM 进行修订时要使用维度分类系统,但是在临床领域我却从没看到任何此类的尝试。)

精神病诊断的预测效度

如果对精神病学临床实践没有任何影响,对症状之间相关性的争论就只是一个学术性问题。对患者和临床医生来说,诊断的根本目的是预测病情的发展和治疗的效果。根据克雷佩林对早发性痴呆和躁狂抑郁症之间差异的解释,早发性痴呆很难治愈,而躁狂抑郁症患者恢复正常却很多见。我曾偶然看到,一些持有这种观点的精神病学家出于善意告诉精神分裂症患者,他们的病治不好了,为的是让患者不再抱有不切实际的期待。毫无疑问,听到这样的话,患者常常感觉要崩溃了。

乍一看,对精神病远期疗效的研究似乎支持以下结论,即总体上双相障碍患者的疗效要比精神分裂症患者好[34]。但实际上,双相障碍患者和精神分裂症患者的恢复情况都很不一致,有的完全康复,有的一生都受疾病困扰[35]。工业化国家的精神分裂症患者中,大约有三分之一痊愈,三分之一一直患病,还有三分之一处于二者之间,大部分时候能够正常生活,但仍会偶尔复发。当有患者问我他们的病情今后的发展状况如何时,我通常会根据上面的研究结果做出解释。毕竟,除非有其他令人信服的理由,医生最好告诉患者实情。

正如本书开篇时所提到的,发展中国家精神病患者的痊愈比例要高于富有的发达国家[36]。这种差异可能反映了工业化和非工业化社会患者所承受压力的不同。让问题更为复杂的是,在大多数精神病的长期研究中都存在一个问题,即英国精神病学家蒂姆·克劳(Tim Crow)[37]所指的排中谬误(*the fallacy of the excluded middle*)——研究倾向于选择那些符合精神分裂症或双相障碍诊断标准的患者,而忽略那些同时存有两种疾病症状的患者。如果将这些双重症状患者作为研究对象,就会发现他们的平均康复状况比单纯的双相障碍患者差,比单纯的精神分裂症患者好[38]。因此,把患者划分为两组——一组的康复状况明显较差,另外一组康复状况明显较好——的方式是不恰当的。分裂性的情感表现为由弱到强的一个连续体,靠近精神分裂症一端的患者总体康复状况较差;但无论从哪个方面看,患者的康复状况都存在很大的个体差异性。

诊断对于治疗结果的预测力无法让人放心。随着氯丙嗪的问世，人们越来越多地认为，抗精神病药物是治疗精神分裂症的有效方法，而忽略了最初的临床试验只是证明了氯丙嗪对躁狂症的有效性。后来出现的情绪稳定剂——如大名鼎鼎的碳酸锂（*lithium carbonate*）——则被认为是治疗双相障碍的有效药物。然而，在唯一一项已发表的相关实验研究中，患者被随机分成四组，每组各接受一种处理方案——服用一种抗精神病类药物、服用碳酸锂、两种药物同服或不服药，结果发现，症状程度能够预测治疗效果，而诊断却不能。无论患者的诊断结论是什么，服用抗精神病药物的患者，其幻觉或妄想症状都会得到改善；同样，服用情绪稳定剂后，所有患者的情绪问题也会有所改善[39]。

如今，人们普遍认识到，抗精神病药物对精神分裂症和双相障碍的治疗都是有效的。毫无疑问，这使一些研究者开始怀疑这些疾病背后是不是存在共同的生化过程[40]。有意思的是，人们认识的进步意味着，持续多年的关于精神分裂症和双相障碍定义的争论或许没有那么糟糕；因为，如果一种药物对每位患者都有效，那么对患者的诊断就没有任何意义了。

"正常人"和"患者"之间的界限

根据上文分析可知，试图按照 *DSM* 或其他诊断系统把重度精神病划分为几种独立的诊断类型是不可能的。然而，这些诊断系统不仅假设不同的疾病是相互独立的，而且认为精神健康和精神病之间也存在一条清晰的界限。在过去 20 年里，很多证据对这个假设提出了质疑，并提出了推翻这一假设的最终理由。

马里乌斯·卢莫（Marius Romme）是一位荷兰精神病学家，曾做过很多具有挑战性的研究工作。1980 年代末，他在马斯特里赫特大学精神病学系工作。卢莫接待过一位 38 岁患有严重幻听的女士，她听到有声音命令她，不让她做事，控制着她的生活[41]。抗精神病药物令她的焦虑有所缓解，但并没有减少她幻听的频率。因难以忍受药物造成的过度镇静，她常常拒绝服用药物。经过几年的治疗，这位女士开始想自杀，卢莫对此很是担心。

出人意料的是，在读了一本不寻常的、有争议的书后，这位女士突然变得高兴和乐观起来。这本书叫做《心智两分过程中意识的起源》（*The Origins of Consciousness in the Breakdown of Bicameral Mind*），作者是一位隐居的美国心理学家朱利安·詹尼斯(Julian Jaynes)[42]。通过对《伊利亚特》(*Iliad*)进行语言分析,詹尼斯于书中提出了一个令人震惊的观点,即古希腊人的意识与现代人的意识是不同的。詹尼斯认为,古希腊人并不认为自己内在的心理过程是主体"我"的功能,而是认为自己内心的思想来自于众神,正是由于这个原因,《伊利亚特》中的人物常常频繁地与超自然的实体进行交流。按照詹尼斯的理论(并没有得到当代古典派学者的重视),幻听是人的一种正常体验。了解到这种理论后,那位女士开始相信自己是古希腊人的后裔,而不是一名精神分裂症患者,这种信念大大减轻了她对幻听的恐惧。

卢莫觉得,这位女士或许能够与其他幻听患者进行有效的交流,于是说服她参加了一个受欢迎的电视节目。节目播出后,有 450 名幻听患者与卢莫联系。令其惊讶的是,约有三分之一者并未感受到幻听的困扰,而且很多人拒绝接受精神病治疗。他将这些"健康"的幻听者与精神病患者进行比较后发现,二者主要的区别在于,前者相信自己比听到的声音更强大,而后者却相信他们听到的声音是无所不能的、有威胁的[43]。其他研究也得到了与此一致的结果。实际上,使患者感到痛苦的通常不是幻听本身,而是患者对所听到声音的消极解释。[44]

据此,卢莫和他的同事桑德拉·埃舍尔(Sondra Escher)成立了一个名叫"共鸣"的幻听者协会,经常组织一些会议和工作坊来帮助幻听者接受和包容自己听到的声音。他们还在欧洲积极宣传这种做法*,很多国家的幻听者受此鼓舞,自发组建了互助小组。例如,英国的幻听者互助网(Hearing voices Network)[45]就为有幻听体验的人们提供了一个自由讨论的平台,借以帮助他们学习应对幻听的方法,并从中获得有益的成长。(实际上,很多人从中找到了应对幻听的策略,避免了接受传统的精神病治疗。)

很多有精神病症状的人并不需要精神病治疗,卢莫的这一发现已经得到了大型人群调查的支持。例如,美国流行病学责任区(ECA)研究发现,在美国总人口中大约有 11%—13% 的人一生都有幻听症状[46]。另一个类似的研究中,马斯特里赫特大学的研究人员对随机选取的 7000 多名荷兰居民进行调查,结果有 1.7% 的居民报告曾经有过"真正的"幻听体验,有 6.2% 的居民报告曾有过幻听体验,但并未感到痛苦,故不具备临床意义[47]。该研究还报告,大约有 3.3% 的居民有过"真正的"妄想,8.7% 的居民有过妄想体验但无需临床治疗,因为妄想并未使其感到痛苦。苏黎世大学的精神病学家

---

* 在探讨这项工作时,卢莫曾对我说过一句话,至今难以忘记。他说,这些幻听者如同 1950 年代的同性恋者,他们需要的是解放,而不是治疗。

朱尔斯·昂斯特(Jules Angst)通过一系列的流行病学研究发现,大约有5％的受调查者有过轻度躁狂发作,有10％以上的受调查者有更为轻微的、未达到诊断标准的轻度躁狂症状[48]。

上述研究及其他相关研究结果[49]都表明,在重度精神病和心理功能正常之间并没有明确的分界线。相反,看来从正常的人格特质到古怪的行为模式、再到真正的精神病是一个连续体。有意思的是,有精神病特征但心理功能未受损害的人常常具有较高的创造性,在科学、尤其是艺术领域,有时会取得较高水平的成就。[50]

这些调查数据给我们的另一个启示涉及此前我们谈到的症状之间的相关。1946年,统计学家约瑟夫·伯克森(Joseph Berkson)指出,如果有任意一种症状的患者都去求医,那么在获得治疗的患者中观察到的症状间相关,就会高于全人口中真实的相关水平[51]。这种现象被称之为伯克森选择偏差,其作用方式如下。

设想一下,症状X给患者带来了非常大的痛苦,其中一部分人前去求医;症状Y也有相似的影响。那些或许是碰巧同时有两种症状的患者显然会更加痛苦,因而比只有一种症状的患者更有可能去求医。临床医生通过对前来就医的患者进行观察,会发现同时具有症状X和症状Y的患者很常见,可能错误地认为这两个症状是相关的。

通过将前来就医的患者症状之间的相关与在总体中症状之间的相关进行比较,就可以发现这种偏差效应。马斯特里赫特大学的研究人员利用对荷兰居民的调查数据进行了这一分析。所得结果之一:正在接受精神病治疗的患者中,同时存在精神分裂症的阳性症状和阴性症状的患者比例明显高于一般人群。[52]结果之二:躁狂和抑郁两种症状在获治患者和一般人群中同时出现的比例同样存在这种差异[53]。该结果与其他研究的结果是一致的,表明躁狂并不总是伴随着抑郁出现的[54],这两种极端情绪之间的相关也并没有人们曾经设想的那么紧密。

精神分裂症和双相障碍是科学幻象?

上面的论述不可避免地引出了下面这个问题:精神分裂症和双相障碍是真正存在的疾病还是科学幻象(借用英国心理学家玛丽·波伊尔(Mary Boyle)提出的一个比喻性说法[55])? 当然,在提出这个问题的时候,我并不怀疑幻听或怪异信念会使人感到非常痛苦,也相信有此类经验的人需要获得帮助。真正面临争议的是如何对个体的这种经验进行描述和分类。

早在 20 年前,我就对精神分裂症这一概念的有用性提出了质疑(相对于那时的满腔激情,现在感觉自己的确是老气横秋了)[56]。自那之后,越来越多的精神病学家和心理学家开始对精神病诊断的效度和功用提出质疑,当然这并不完全是我一个人努力的结果。最近,废除诊断标准的呼声很高,在我写这章终稿的时候,《英国医学杂志》(*British Medical Journal*)的编辑们决定要写一篇社论为诊断标准辩护[57]。社论的写作任务落在了两位美国人肩上,他们是精神病学家罗伯特·利伯曼(Jeffrey Lieberman)及其同事迈克尔·福斯特(Michael First),前者擅长精神病药物的研究,后者是 *DSM-Ⅳ* 结构性临床访谈(SCID-Ⅳ)问卷的设计者,该访谈问卷可辅助精神病医生对患者做出 *DSM* 诊断。[58]

　　利伯曼和福斯特在社论中提出,"许多研究都已经表明(精神分裂症)的诊断标准是非常可靠而且准确的",但如我们所见,事实并非如此。他们还认为,对精神分裂症做出诊断可以为接下来的治疗提供指导;然而上文中所列举的证据表明,这一观点是非常苍白无力的。最后他们提出,"精神分裂症不是由于心理发展受到扰乱或者不恰当的教养引起的","神经影像学和电生理学检查中发现了患者大脑结构和功能的异常",以及"精神分裂症的易感性至少部分由遗传所致的不容置疑的证据",都说明了精神分裂症实质上是一种生物性疾病。本书接下来的两章中将对其最后这一观点提出质疑,在目前来说,如果仔细分析,我们会发现并没有遗传学和神经科学的证据支持人们通常理解的精神分裂症概念。

　　相比之下,对双相障碍这一概念的争论要少些,这可能是因为双相障碍这一诊断的污名化程度要低于精神分裂症,因而给患者带来的问题也要少一点。然而,我们发现有很多患者同时存在双相障碍和精神分裂症的症状,由此导致两种诊断类别之间的边界变得模糊。令情形更加混乱的是,最近一些研究对双相障碍与单相抑郁之间的区别提出了质疑。例如,很多单相抑郁患者在激动时会有短暂的轻躁狂症状[59]。为了把患者划入特定诊断类别,一些精神病学家建议增加双相障碍的分类,设置所谓Ⅲ型双相障碍、Ⅳ型双相障碍等等,这样就把不符合Ⅰ型和Ⅱ型双相障碍标准、有轻度躁狂的患者包括进来了[60]。看起来这似乎是在新证据面前无路可走而不得不走的一步。而在我看来,大多数精神病诊断类别都与星座名称一样缺少科学意义,精神病诊断本是用来对患者进行描述并预测病情的发展的,但已有证据充分表明精神病诊断是没用的。

　　美国的精神病学家们从未像今天这样热爱其诊断体系。在 20 世纪中叶,很多精神病学家曾短暂放弃给患者贴标签的做法,而是将每个患者作为一个独立的个体来看待。阿道夫·梅耶(Adolf Meyer)是这种治疗理念最有名的倡导者,他有一句名言,"我们不能把人当成植物那样进行分类"[61]。这句话对克雷佩林来说,可能非常具有讽刺意味,因为他的哥哥卡尔(Karl)就是一名以植物分类研究著称的植物学家,他曾从哥哥的工作中获得了很多灵感。

安德鲁

当患者对不同医生做出的不同诊断感到困惑,或者发现医生给他们复杂的病情贴上一个单一的、有污蔑性的标签的时候,他们就会发现精神病的分类方法其实是非常明显地具有局限性的。

安德鲁来我这里治疗后不久,他的奶奶去世了。在葬礼上,他心情非常烦乱。他的一个哥哥(和他的关系非常不好)担心他会旧病复发,就通知了医生,他的医生随即叫来了治疗小组。社工和社区精神科护士知道安德鲁易怒,为此还请了6名警察前来协助,要求安德鲁必须和警察一起去当地的精神病院接受检查。

即使是正常人,遇到这种情况也会忍不住发怒;然而安德鲁意识到,反抗警察对他来说没有任何好处,反而会招来更多麻烦,于是顺从地住进了医院。几天后,就在圣诞节之前,我去看他,他被关在一间阴冷的病房里。他穿着西服,安静地坐在那儿,正在读一本小说(后来我从临床记录中得知,医生认为他整齐地穿着是在"故作正常")。虽然发生了这样的事情,他看起来还是很理智。值班的年轻医生也说不明白为什么把他关起来,只是说在圣诞节期间他要继续留院观察。

离开病房后,我向一位精神科护士询问安德鲁在这里的表现,希望能了解到安德鲁在这里做过什么非理性的行为,因为我想知道医院为什么这么对待他。

"他礼貌得过头了。"护士用阴郁的语气回答。

我扬起了眉毛问:"你有没有礼貌过头的时候呢?"

她意识到这可能是一个问题陷阱,于是反问道:"你是哪位?"我告诉她我是为安德鲁提供治疗的临床心理学家。

"我们也想知道安德鲁一贯如此有礼貌,还是患病后出现的症状。"她说。

戴维·罗森汉(David Rosenhan)现在已经退休了,在经历了几次中风后生活已经无法自理。我常在想,不知道他是否有机会读到这个让他苦笑的故事。

第6章　精神病属于遗传性疾病的迷思：精神病学的根本错误

113

　　或许有这么一天：孩子把父母告上法庭，理由是："你们生下我是犯罪；因为你们的基因缺陷，我的生活糟透了！"

詹姆斯·D·沃森（James D Watson）[1]

　　汉娜的精神病医生在信中说，汉娜出现幻听症状已有 10 年了。药物并没有缓解她的幻听症状，所以他想让她试一试心理治疗。

　　初次和一位临床心理学家会面，患者内心常常充满紧张和踌躇，他们即将要和一个陌生人分享自己最痛苦的经历，却不知道能从对方得到什么。长期存在精神问题的患者，衣着经常是不得体的，与疾病的漫长斗争已经使他们顾不上整理自己的仪表。一些长期和精神病医院打交道的患者往往显得非常沉闷而且具有防御性。可眼前这位黑人女性，身材高挑、衣着鲜艳，大约 50 多岁，身上喷了昂贵的香水，当我和她握手并介绍自己的时候，她竟然笑得很灿烂，这让我十分惊讶。

　　我带她来到治疗室就坐，给了她一段时间熟悉这里，以使其放松和感到舒适。随后，我像往常一样说明这次见面的目的，告诉她我不是医生，平时在大学工作，每周会有一天来诊所工作。

114

　　"我觉得我们最好不要管你的精神病医生在信里写了什么，"说这句话时我还拿起介绍信特别强调了一下，"你用自己的话讲一讲困扰你的事情吧，这样我们就能弄清楚对你来说最重要的问题了。"

　　"好吧，可我确实不太清楚。"汉娜说，看来我的问题有点出乎她的意料。

　　"什么使你感到最烦恼？"

　　"也没什么啦。"

　　"也就是说没什么困扰你？你没有什么问题需要我的帮助？"

　　"真的没什么。"

会谈刚刚开始几分钟，我就觉得卡住了："呃，我猜你的医生让我们见面一定有什么理由吧。"

她甜甜地一笑，好像觉得这个问题很有意思。

"布朗医生说过你得了什么病吗？"我问。为了能获得一些有用的信息，这个问题已经脱离了我平时的会谈方案。

"噢，他和我说了，精神分裂症！"她脸上堆满了笑容。在说到"精神分裂症"这个令人恐惧的词的时候，就像在说一种让她比别人更有趣的癖好。

"他为什么说你患有精神分裂症？"

"因为我总能听到一种声音，是平克顿（Pinkerton）先生的说话声。"

"平克顿先生不在的时候你也能听到他的声音吗？"

"我总是听到他的声音，几乎任何时候都能听到。"

"这有可能就是医生让你来见我的原因，他希望我能帮你摆脱平克顿先生的声音。"

听到这话，她明显地身体颤抖了一下。

"你希望摆脱这种声音吗？"我问道。

"噢，上帝啊，当然不，平克顿先生很爱我，我可不希望失去他。"

"你知道平克顿先生是谁吗？"我问道。

"当然知道，他是我的心理治疗师。"

当遇到一个被诊断为患有精神分裂症或者相似病症的患者，而她并没有受到病症的影响，甚至不希望得到帮助，很显然我能做的就是希望她安好，并结束此次会谈。毕竟，还有其他患者在等待会谈。无论如何，马里乌斯·卢莫（Marius Romme）在荷兰的工作告诉我们，许多人即使有幻听或别的奇特的信念，但仍然对自己的生活十分满意。

我正要向汉娜道歉以结束会谈的时候，突然意识到，在她欢愉的表情后面，隐藏着一个非常复杂的故事，于是我改变了主意，要对她多做一些探究。我运用了一个心理学家常用的策略，让她说说自己生活中典型的一天是怎么过的。

很显然，汉娜的生活中没有什么特别的事情发生。早上八点到九点之间醒来，而后躺在床上盯着天花板发呆，大约一个小时后，丈夫塞德来叫她吃早饭。早饭后，洗漱，然后到客厅看电视，一直看到吃午饭，午饭也是她丈夫做的。之后继续看电视，等到吃过丈夫做好的晚饭，就早早上床睡觉。通过接下来的提问发现，除了周末她丈夫会带她去海边的度假别墅，她很少离开家，在别墅的大部分时间也是用来看电视。平时，只有她的四个孩子和孙子偶尔来看望她。汉娜看上去连一些非常简单的事情都没有精力去做,如买衣服或者去别人家拜访。让问题更为严重的是,出于好意,她的丈夫对她过分保护,以至于到了控制的地步。因为担心汉娜可能会惊恐发作或者晕倒,他从不允许汉娜单独到公共场合去(汉娜患有心绞痛,走路的时候偶尔会头晕眼花)。

由于汉娜对问题的回答比较被动,能从她那里得到这些信息可不容易。然而,五十分钟的会谈结束时,我们还是就两个方面暂时达成了一些共识,一是她的生活缺少活力,二是她对丈夫的依赖,并且约定对这两个问题继续进行探讨。

精神病学的基本错误

美国社会心理学家李·罗斯(Lee Ross)用基本归因错误*(fundamental attribution error)这一精巧但晦涩的术语,来描述人们解释行为时表现出的一种基本倾向,即人们常常用稳定的人格特质(愚蠢、聪明等等)来解释他人的行为,同时会低估环境对他人行为的影响[2]。与此相关的一种现象是行动者-观察者偏差(actor-observer bias),即人们倾向于认为他人的行为是由于内在特质决定的,而我们自己的行为是由于外界发生的事情决定的。如果你对我说了一些刺耳的话,是因为你的脾气不好;如果我对你说了一些刺耳的话,就是因为我最近生活不顺意。在这一章,我们将看到基本归因错误对精神病学家的思维产生了怎样的有害影响,以及它如何使新克雷佩林学派相信精神病是遗传决定的疾病,而与个体的生活事件无关。

吉娜四胞胎的例子有力说明了这种认知偏差对生物学研究者思维过程的影响。1930年出生的同卵四胞胎姐妹,成年后全都被美国研究者诊断为患有精神分裂症;而据估计,同卵四胞胎全部患上精神分裂症的概率仅有五亿分之一。因此,这不幸的四姐妹一直是科学研究的焦点。出于对病因的判断,心理学家戴维·罗森塔尔(David Rosenthal)及其同事给了她们一个代号"吉娜":吉娜这个词源于希腊语,是"可怕的基因"的意思。他们还为这四姐妹分别起了名字,唤作诺拉(Nora)、爱丽丝(Iris)、玛拉(Myra)和海丝特(Hester),每个人名字的首字母连拼与罗森塔尔所在的美国国立精神

---

* "归因"是对行为原因的陈述,其中包括或暗含了"因为"一词。人们在说话时常常每隔几百字就会出现这样的陈述语句。严格地说,基本归因错误这个名词有点让人误解,因为这意味着预设了某种解释是正确的,而其他的解释是错误的。我们觉得还是用基本归因偏差这个说法比较好,即我们常常用环境因素来解释自己的行为,然而在对他人的行为进行评价的时候往往低估环境因素的影响。

对这四姐妹的研究始于 1970 年代，一直持续了几十年。如今看来，当时认定她们患有相同疾病的这一判断值得怀疑。四姐妹中只有玛拉结婚了，她从未住院，一生中大部分时间都拒绝服药，也很少与研究者接触。在她们五六十岁的时候，研究者通过神经心理测验发现，与另外两姐妹相比，玛拉和爱丽丝智力方面的损伤比较小[3]。更为重要的是，尽管罗森塔尔和他的同事详细记录了她们的生活经历，但他们从未认真考虑过这些生活经历可能就是病因。

资料表明，她们的父亲是个偏执的酒鬼，经常骚扰她们姐妹几个，尤其喜欢抚摸诺拉的胸部。此外，爱丽丝和海丝特之间相互手淫，父母在发现姐妹俩的行为之后被吓坏了，他们同意了主治医生的建议，对她俩实行了割礼手术，随后的一个月，每到晚上便将她们的手绑在床上。其间，父母不允许诺拉和玛拉去看她们，而且诺拉和玛拉也"不知道发生了什么事情"。其中三个女孩读完了高中，只有海丝特除外，她被父母留在了家中，为此可没少哭[4]。

研究者之所以对上述环境影响视而不见，唯一可能的解释就是，在他们看来精神分裂症源于基因缺陷的病因学观点似乎是不证自明的，正是这种观念导致他们无视环境因素的影响。与新克雷佩林学派革命前后的很多精神病学家、心理学家一样，这些研究者将精神病是由基因遗传引起的这句话看成是一条公理，而不是一条需要进行证据评估的暂时性假设。[5]

然而精神分裂症主要是一种遗传疾病的假设(即使我们能够对精神分裂症进行定义，而且知道哪个患者患有精神分裂症)与一些简单的观察经验是不相符的。很多精 *118* 神病患者的一级亲属(父母、兄弟姐妹或者孩子)并没有患相似的疾病(只有 6％的精神分裂症患者，其子女成年后也被诊断患有精神分裂症；约有 10％的双相障碍患者，其子女也被诊断患有双向障碍[6])。与此同时，如果询问精神病患者，许多人却能够回忆起与当前病症相关的痛苦经历(不过我们发现，在治疗过程中，精神病医生很少进行这类询问)。

若想知道常识与传统精神病理论之间的鸿沟为何会不断扩大，就有必要了解精神病遗传学的起源和基因研究者在过去、现在所用的研究方法。

毫无希望的起点

传统的精神病学史研究常常忽略一个令人尴尬的事实，即精神病的遗传学研究源于一批纳粹拥护者——部分德国医生——的工作。在这些医生之中，为首的当属服务于慕尼黑的德国精神病研究所的恩斯特·鲁丁（Ernst Rudin）。1933年，鲁丁与海因里希·希姆莱（Heinrich Himmler）共同参与起草了一项旨在对精神病患者进行强制性节育的法规。鲁丁和同事们对精神病的遗传性进行了早期研究，为后来该领域的研究打下了基础。他们的研究工作是精神病学历史上最黑暗一页的开端：德国精神病学家勾结在一起杀害了七万多精神病患者，因为他们认为这些患者"不应该活在世上"[7]。（毒气室最早被建于德国精神病院，之后才被引入到集中营。）

当前遗传学研究者在使用的、并将影响着几十年之后该领域研究发展方向的一些研究方法，就是在这一时期提出的。当然，这些研究方法有其优点，不能仅因为其起源而被抛弃。其中，最基本的方法是通过计算个体与他人在基因上的变异程度，以评估个体患有与他人同种（相似的）精神病的可能性。很显然，最好的研究途径就是家族研究：如果一种疾病主要是由于基因引起的，患者的子女患此种疾病的可能性更高（子女从父母那里各继承一半基因），而远亲之间患同种疾病的概率应该很低。

孪生子研究就是这一研究思路的产物。同卵双胞胎（*MZ twins*）是由一个合子（受精卵）在子宫内分裂而成，最终发育为基因上完全相同的两个独立胚胎。异卵双胞胎（*DZ twins*）（是两个卵子同时被释放到子宫中，并全部受精）实质上是普通的兄弟姐妹，只不过是同时出生罢了，因此他们大约有50％的基因是相同的。如果某种疾病的遗传性很强，同卵双胞胎中的一个患病，另一个患病的可能性也会很高（如果这种疾病完全遗传，那么另一个双胞胎患病的概率就是100％）；然而对于异卵双胞胎来说，共同患有某病的概率应该很低。（需要注意，这是从基因的角度对两类双胞胎进行比较；如果同卵双胞胎同患一种疾病的概率高于异卵双胞胎，则说明基因遗传在起作用；如果二者同患一种疾病的概率一致较高，则说明病因来自早期的环境因素。）这也是为何吉娜四胞胎姐妹患有相同的精神病会使研究者如此兴奋。

最先也是最具影响的孪生子研究者弗朗兹·卡尔曼（Franz Kallmann），他是鲁丁的博士研究生；讽刺的是，由于他有一半犹太人血统，不得不从纳粹德国逃到美国。1946年，在一项大样本的双胞胎精神分裂症研究中，卡尔曼报告，同卵双胞胎的同病一致率不低于86％，而异卵双胞胎的同病一致率仅为15％。如果这一报告结论属实，就说明基因遗传是精神病的主要病因。

此后，再未有人报告这么高的同病一致率；而回顾该研究，很容易便能看出其中所存在的问题。卡尔曼独自判断是否为同卵双胞胎，仅凭一对双胞胎长相是否相近（基因检测技术出现在几十年之后），而诊断一对双胞胎是否患有精神分裂症，也仅凭一人之力。无怪乎：任何看似同卵双胞胎的两人，只要一方是精神分裂症患者，另一方不论是否经过精神病的诊断或治疗，哪怕症状迥异，也会被确诊为精神分裂症患者。卡尔曼坚信精神分裂症是一种遗传性疾病，他说道："如果有些人在临床上的表现像精神分裂症，但是却没有显示出遗传性，则不能认为他患有'真性的'精神分裂症……再重复一遍，每一例真正的精神分裂症都是遗传的结果。"[8]

当然了，现代遗传学研究者并没有受过纳粹观念的腐蚀，他们中的大多数坚信自己的研究终将有助于众多精神病患者的康复。实际上，他们经常宣称，研究可以帮助普通大众认识到，精神病的患病是身不由己的，因而能够接纳精神病患者这一群体。有时候，一些代表精神病患者及其家属的组织机构也信奉这种观点，一些旨在提高公众的"心理健康知识"的教育计划同样基于这种观点[9]。如果公众能够认清精神病与其他种类的疾病并无不同，有关精神病的谣言自会消失，人们也自会接纳精神病患者，而不是唯恐避之不及。

但尽管如此，纳粹时期提出的精神病病因理论还是被当代研究者不经意地继承了下来，这使他们的研究工作远离了保护患者的初衷，反而导致了对患者的歧视。

基因如何致病

人类的基因组中包括 22 对常染色体，分别由一长串脱氧核糖核酸（DNA）分子组成，每对染色体分别来自父亲和母亲。决定我们躯体特征的基因被编码在 DNA 的底部。这些基因决定细胞制造蛋白质的方式，因此决定我们身体的发育和功能。

另有一对性染色体决定个体的性别，其功能与常染色体（*autosomal chromosomes*）存在细微的差别。同一基因在一对染色体上出现两次，也就是说，我们遗传了一个基因的两个版本，它们分别来自父亲和母亲。等位基因（*allele*）这个名词被用来描述一种特定的基因变体；一些等位基因会引起疾病，而其他的则不会。

对于一些罕见的常染色体显性遗传疾病来说，从父母中的一方得到一个有缺陷的基因就足以使子女得病了，当我们说遗传原因致病的时候，很多人头脑中想到的可能就是这种遗传形式。在这种情况下，如果父母中有一人患病，那么子女患病的可能性是 50%。退化性大脑疾病——亨廷顿舞蹈病（1872 年，长岛的一名医生乔治·亨廷顿（George Guntington）最先发现，这种疾病能发生在家庭内部的数代人身上，因此人们便以他的姓氏为该病命名)就是较为典型的一例。很久以前人们就发现其致病基因位于第 4 号染色体上,该基因会产生亨廷顿蛋白质,具体的产生过程还不太清楚,但它会引起额叶和大脑基底神经节细胞的死亡。随着大脑细胞的减少,患者最初会出现言语和思维损伤、喜怒无常以及抑制力下降,随着病情的发展,患者丧失身体协调性,无法控制身体动作,最终导致死亡。到目前为止,亨廷顿舞蹈症无法被治愈;在没有进一步科学突破的情况下,任何遗传了这种致病基因的人,其不幸的命运在出生之时便已注定[10]。

值得庆幸的是,常染色体显性遗传疾病的种类很少,大部分遗传性疾病的发病都比较复杂。当源于父母的两个基因都存在缺陷时,隐性(recessive)遗传疾病才发作。不同基因的外显率(penetrance)是不一样的,在多大程度会使个体患病也是不同的;只有很少一部分携带低外显率受损基因的个体最终会患病,且常常需要伴有一些特定的环境条件。更为复杂的是,一些基因的表现度(expressivity)很低,也就是说,虽然携带这种基因的人都患病了,但病情的严重性各不相同,而这同样是因为存在一些重要的环境影响因素。最后要说的是,人类的许多特质具有多基因性,即受多个基因的影响,单个基因的影响都不大(这种特质在全部人口中常常是呈正态分布的,大部分人的测试分数处于中等范围,少数人处于两端;智力就是这类特质中最为人们所熟悉的)。

由于基因的影响机制比较复杂,要确认基因的作用非常困难,尤其是在环境因素也发挥着重要作用的情况下。因此,若只单纯检测某种疾病在家族中如何遗传,就难免使研究误入歧途。例如,如果某种疾病是由于不适当的养育引起的,那么家里的子女可能都会患有该疾病,究其原因,不是他们遗传到了共同的特殊基因,而是拥有共同的、糟糕的父母。为此,基因学家提出了双胞胎研究策略来解决这一问题。首先要寻找患病双胞胎,随后研究者要尝试评估二人患同一疾病的程度(同病一致率)。正如前面所说,如果某种疾病完全或部分是由遗传基因引起的,同卵双胞胎的同病一致率要高于异卵双胞胎。如果是由于相同的环境因素导致家庭成员患病,同卵双胞胎和异卵双胞胎的同病一致率应该相同。

当然,这种研究策略也并非不会出错,因为同卵双胞胎的经历体验可能和异卵双胞胎并不相同。对同卵双胞胎来说,人们常常无法分清谁是他(她)或者谁是其兄弟(姐妹),这本身是否就是一种导致致病风险的压力源呢?(有研究发现,异卵双胞胎的精神病同病一致率要高于普通的兄弟姐妹的同病一致率,这说明可能有非遗传的原因导致双胞胎患病[11]。)基于这种情况,遗传学家又提出了另一种研究方法——领养研究

（adopted study）。实施这种研究的前提是,需要寻找到孩子在很小时便被人领养的部分家庭。例如,研究者需要找到患有精神病的被领养者,然后找到他们的亲生父母,如果疾病是由遗传基因引起的,那么他亲生父母的患病率应该很高。同样,还可以找到有精神病的父母,然后追踪已被他人领养的孩子;如果这种疾病是部分或完全遗传的,那么,较之父母心理健康的被领养者,这些孩子更有可能患病。

遗传学家试图对双胞胎研究和领养研究所得的数据加以整合,为此,他们提出了一个统计量——遗传率(heritability),也可以用 h^2 来表示,其数学意义是指某种疾病中由基因引起的变异量。其他的变异可能是由共同的环境作用(环境影响作用于所有家庭成员)或某种特殊的环境作用(环境影响只作用于家庭中的特定成员)引起的。对于精神分裂症和双相障碍,通过计算得到的遗传率为 80％ 以上[12]。换句话说,研究者常常认为重度精神病变异的 80％ 是由遗传基因引起的。乍一看,上述数据表明遗传的影响要远大于任何环境因素的影响。然而遗憾的是,遗传率是精神病研究中最具有误导性的统计量。

h^2 的计算错误

用来计算 h^2 的原始数据是通过家庭、双胞胎和领养研究获得的同病一致率数据。任何原始数据计算错误,都会导致遗传率计算的错误。事实上,在同病一致率的估计过程中存在很多偏差,加上研究者已经将遗传导致精神病这句话看作是公理而不是研究假设,因而,最终研究所得到的 h^2 值较大也就没有什么可惊讶的。

在一些研究中,对数据的处理违背了科学的公正原则。例如,美国人在丹麦做的一项领养研究(丹麦方面存有非常详细的领养记录)——这项研究在第 4 章中被简要地提及,曾被认为提供了说明遗传导致精神分裂症的决定性的证据。(主要的研究者之一就是戴维·罗森塔尔(David Rosenthal),他曾主持过吉娜四胞胎研究。另外的一名主要研究者是西摩尔·凯蒂(Seymour Kety),他有一句名言:"如果说精神分裂症是谜,那也是基因之谜。"[13])

在上一章中,我们列举了精神病定义中存在的问题,所以发生诊断错误或许并不令人感到意外,而罗森塔尔和凯蒂在此项研究中的所作所为却出人意料,不禁使人心生疑惑。在研究中,根据传统精神分裂症的定义,二人并没有发现遗传基因对精神分裂症的显著影响,之后,他们扩大了精神分裂症的定义,引入了精神分裂症谱系障碍

（*schizophrenia spectrum disorder*）这一概念，这样就可以把一些行为怪异、反常但并没有明显精神病的人纳入到研究对象中。（以后来的观点看，这一新提法还是有一定合理性的，因为正如前文所提到的，精神病与正常人是同一连续体的两端，而且这一观点也得到了研究的支持。然而在那个时期，人们并不具备这一观点，研究者引入谱系这一概念纯粹是为了获得想要的结果。）具有怀疑精神的遗传学家理查德·乐翁亭（Richard Lewontin）查看了罗森塔尔的数据，发现至少有一位被试在参加实验之前就已经去世了，但研究者却说曾经对这位被试进行过访谈（研究者从未见过此人，之所以把他纳入到被试之中，是因为其亲属说此人患有精神病）。显然，这种行为让人不能不怀疑数据的真实性。

致使直系亲属之间同病一致率被高估的，还有两个虽然不那么赤裸裸地具有欺诈性、却仍常被应用的统计技巧。首先就是同病一致率的计算方法，最常用的是配对（*pairwise*）法或常识法，即一组双胞胎中，每对双胞胎至少有一位患病，计算其中有多少对双胞胎二人共同患病了。例如，有 10 个精神分裂症患者，他们都是双胞胎中的一个，如果有 5 对双胞胎都患病了，那么配对一致率就是 50％。还有一种计算方法是计算先证者一致性率（probandwise concordance rate），这种方法要计算的是患病的双胞胎个体中，其胞兄也患有此病的比例。运用这种计算方法时，由于是对双胞胎中的两个个体分别计算，如果两人全都患病，就有可能被重复计入。如，15 个来自双胞胎的精神分裂症患者中，有 10 个人的胞兄也患有此病，则其一致性率就是 66.5％。值得注意的是，运用这种计算方法，部分双胞胎可能被两次计入。很显然，这种计算方法要比配对法得到的同病一致率高，所以很多遗传学研究者喜欢用这种方法也不足为奇了。

第二个统计技巧就是对年龄的校正（correcting for age）。鉴于遗传学家发现，研究中的部分年轻人还未来得及发病，因而他们在计算一致性率时，通常会假设这些未患病的年轻人今后会患病。这无疑是一种统计上的猜测。通过这种校正，卡尔曼计算出的同病一致率从 69％提高到了 86％。*

最近，美国心理学家杰·约瑟夫（Jay Joseph）[14]对当前已有的数据进行了一次全面

---

* 着眼于环境影响的研究者从来就不用这种小伎俩，尽管他们也可以这么做。例如，J·斯巴托（J. Sparto）等人（性虐待对儿童心理健康的影响：对不同性别的前瞻性研究. 英国精神病学杂志，2004，184：416—421）在报告中指出，大多数研究表明，受过性虐待的个体患上精神分裂症的几率会提高。在他们的研究中，男性的平均发病年龄是 21.3 岁，低于精神病的平均发病年龄。女性的平均发病年龄是 28.4 岁，还处在发病的高风险期内。统计分析表明，受过性虐待个体的精神分裂症发病率并未显著高于对照组，但对所得数据进行年龄校正后，这种差异几乎可以肯定达到了统计显著水平。

分析,他收集了从 1928 年到 1998 年间发表的 15 篇精神分裂症研究报告,对其中同卵和异卵双生子发病的同病一致率数据进行了收集汇总。分析发现,同卵双生子和异卵双生子的配对一致性率分别为 40.4％和 7.4％,这说明了遗传的重要作用,但是这个数据要比很多精神病学教科书报告的数字要低很多。约瑟夫还指出,由于在研究方法上存在很大问题,一些早期研究得出的同病一致率要比近期比较谨慎的研究高很多。如果仅看近期的 9 项研究,同卵双生子的同病一致率降为 22.4％,异卵双生子的同病一致率降为 4.5％。这也就是说,同卵双生子的数据不仅说明了遗传的重要作用,也说明了遗传影响的程度——如果一个人患有精神分裂症(不管是什么精神分裂症),他的同卵双胞胎兄弟(姐妹)患病的几率将不会超过 25％。

对 h^2 的错误解释

人们对 h^2 涵义的错误理解,使同病一致率计算中存在的问题变得更加复杂。在外行人看来,精神分裂症的遗传可能性为 80％的这一陈述似乎意味着环境因素的影响很小;因为这句话常常被理解为精神分裂症 80％的病因是遗传性的。然而,这句话的真正含义却并非如此。

遗传率指的是在某种特质或疾病的总变异中,能归因于遗传因素的百分比(在不同人身上的表现程度不同)。尽管遗传因素被假定为可能的病因,但本质上来说,遗传率仍只能反映遗传与疾病之间的相关关系。遗传率的计算,是用遗传因素所引发的变异量,除以遗传因素所引发的变异量与环境因素所引发的变异量之和。研究者还常常用复杂的统计模型分析同病一致率数据,以此来计算遗传率;运用这种计算方法时,即使得到的遗传率数值很高,仍无法排除环境的重要影响。

首先应该明确的是,计算遗传率不仅需要遗传因素引起变异量,还需要环境因素引起变异量。即使环境影响很重要,只要环境因素引起的变异很小,总变异中的大部分被归因于遗传因素,遗传率一定很高。例如,设想一下,如果每人每天吸 20 支香烟,那么肺癌的遗传率将接近 100％(即基因的易损性能够完全解释为什么一些吸烟者患病,另一些却没有患病),这种对数据的过于简单解释将使研究者忽略最重要的病因——吸烟。

由于遗传率取决于环境因素引起变异的百分比,所以在不同的经济和社会环境条件下,遗传率会有所变化。举个现实生活中的例子,在收入较高的家庭,IQ 遗传性很高(原因可能在于所有这样的家庭都能给孩子提供有助于智力发展的环境,其环境变异水平相近,故孩子的智力遗传率主要取决于遗传变异水平);但在低收入家庭中,IQ的遗传性很低(有可能这样的家庭在鼓励孩子阅读和进行其他智力活动方面存在很大差异,因此一些孩子获得了较多有利于智力发展的环境刺激,另一些孩子则很少得到,这种环境变异水平的较大差异会混淆遗传变异水平在遗传率计算中的贡献[15])。

遗传率的复杂性还涉及遗传和环境的交互作用(*gene × environment interactions*),而以往遗传率的计算忽略了这种可能性[16]。当遗传影响个体所接触的环境时,交互作用就会出现。看一个假想的例子,由于遗传方面的原因,一个年轻男子在社交方面有些笨拙(假设这种特质是遗传的),并因此招致同班同学的孤立和嘲笑,有时同学的嘲弄太过火,这让他难以忍受。在这个例子中,之所以同学会嘲弄他(一种环境影响),至少部分是由于他的特殊遗传倾向。然而,我们应该意识到嘲弄是使他感到痛苦的主要原因,如果没有遭到同学的嘲弄,他不会感到痛苦。但在计算遗传率的时候,他的痛苦往往被归责为遗传,而关键的环境因素则被忽略了。类似的遗传与环境的交互作用是非常普遍。聪明的孩子,能够很好地完成智力任务,常常觉得环境有利于其智力技能的发展,但如果没有智力优势带来的激励性环境,即使聪明的孩子也未必会有优异的表现。反过来说,那些长得高大结实的孩子,更有可能被教练选中接受特殊体育训练,但如果没有接受训练,他们也不太可能在体育运动方面有出色的表现。

总之,遗传率这个统计量告诉我们,遗传在一定程度上会引起精神病,仅此而已。退一步说,即使用来计算遗传率的数据是非常可信和有意义的,统计结果也完全不能揭示出环境因素的影响。遗传学家并不愿意放弃这一指标,他们认为可以通过排除法估计环境因素的影响,也就是从总变异中去除了遗传因素的影响,剩下的就是环境因素的影响。事实上,要想了解环境因素是否重要的唯一方法不是间接地承认它们,而是直接地找到它们。

汉娜的故事

确定了生活中令其困扰的方面之后,接下来我要和汉娜一起,努力去理解她的生活经历。通过几次会谈,我已经清楚地了解到是什么事情导致她听到平克顿先生的声音了。

汉娜出生在牙买加一个信奉五旬节教派(Pentecostal)的家庭,她是家中最小的孩子；出生后的第一年，全家人居住在金斯敦城外的一个贫困乡村。汉娜的父亲在农场打工，经常失业，并染上了酗酒的毛病，时常酒后发作殴打她的母亲。汉娜8岁那年，母亲带着几个孩子逃离家庭，前往大西洋对面的英国，住在了利物浦的亲戚家。

汉娜的哥哥最终未能逃离父亲酗酒的影响，也成为了一名酒鬼，三十岁刚出头就死于肝硬化。不过，汉娜却平顺地渡过了她的童年期和青春期，在结束了平凡的学业生涯后，成为一名商店售货员。后来，她遇到了塞德——一个英国新教徒，也是西印度群岛的后裔。当时，塞德的妻子刚去世不久，留下一个4岁的女儿，名叫爱丽丝。汉娜和塞德结婚后，她承担起了照顾爱丽丝的职责。很快，汉娜也有了自己的孩子，并有了第二胎、第三胎。汉娜很喜欢做妈妈，也颇适应家庭生活。

在第四次怀孕时，汉娜出现了精神病的迹象。当时，由于塞德担心自己无法承受添丁的负担，再加上对汉娜所持的五旬节教派道德操守的不满，他坚持让汉娜堕胎并做节育手术。一番争吵后，塞德给汉娜下了最后通牒：要么堕胎，要么他离开这个家。

我永远也忘不了汉娜对堕胎手术的痛苦描述。"麻醉师给我打了针，让我睡着，"她说，"我不想接受这个手术，但是我不知道怎么办。打完针后，我能感觉到自己睡着了，我心里最后的想法是：我杀了自己的孩子，会下地狱的。"手术后的汉娜非常痛苦，而塞德出于内疚，羞于和她谈论所发生的一切。几个月后，汉娜出现了严重的抑郁症状，被送入当地的一家精神病院。汉娜的主治医生觉得她需要情感上的支持，于是联系了当地的临床心理学服务部门，请他们派人过来。就这样，平克顿先生走入了汉娜的生活。

我从没见过平克顿先生，在汉娜前来寻求我的帮助时，他就已经退休很长时间了。不过，从汉娜的叙述以及他留下的记录中可以发现，平克顿先生是一个热情的、有同情心的人。在他的记录中，没有发现针对预定目标的系统治疗方案，我猜他采用的是我所不熟悉的非结构式心理治疗方法。连续几个月，每周他都前往医院看望汉娜几次，直到她的情绪开始好转。很显然，在汉娜生命中最黑暗的时刻，平克顿先生就是她的救世主，是她唯一能够依靠和吐露心声的人。

平克顿留下的治疗记录结束得很突然，并没有通常的治疗成果总结或者对今后的建议。汉娜也确认了这一点，在她感觉好一些后，平克顿突然不再来看她了。

"为什么不来了？"我问。

"我也不知道。他只是说自己不被允许再来看我了。"她答道。

"这一定让你很难过。"

"是的,但是我知道,即使他不能来看我了,他还是爱我的,而且永远关心我。"

"你对他提起过你对他的感觉吗?"带着疑问我继续问道。

"没有。不对,说过一次……"

"是吗?"

"我对他说,每次看到他,我就感觉身体里有一股暖流。"

"是那种暖暖的、性的感觉?"

"是的,一种暖暖的、性的感觉。"

130 患者有时会对治疗师产生强烈的情感依恋,甚至是情欲性质的依恋倾向,精神分析学家对此曾经进行过深入的探讨,将其称之为移情(transference)[17]。所谓移情,是指患者把自己的情感幻想投射到治疗师身上。在移情的发生过程中,治疗师可能对患者的依恋一无所知。弗洛伊德学派的治疗师认为移情对治疗是有帮助的;同时认为,对治疗过程中患者和治疗师之间的关系做出解释有助于取得治疗的突破。其他学派的治疗师也认识到治疗过程中会有移情发生,但并不相信移情会促进治疗,而是将其视为治疗过程的绊脚石(大多数认知行为学派的治疗师都持有这种观点)。尽管如此,所有学派的合格治疗师都应该能够处理移情问题,使之不会对治疗带来不利影响。

平克顿先生为什么中断治疗?是他感觉到了汉娜对他的依恋,还是其他什么原因?记录中对此并没有任何说明。但很明显的是,汉娜仍强烈希望继续她与平克顿先生的关系,在我开始为她治疗时,她还抱有这种想法。如她所说的,无论白天和夜晚,平克顿先生总在她身边。在她悲伤的时候,他会来安慰她,使她舒心。汉娜不知道平克顿先生是怎么做到的,只是坚信平克顿先生是真地爱她;而且非常坚决地表示,她不希望平克顿先生的声音消失。

狂悖命运的打击

如果汉娜的故事是我在接受临床心理学家培训的时候听到的,我可能不会相信。受传统观点的影响,那时的我认为环境对于重度精神病的影响很小,甚至完全没有作用。这种观念的形成,不仅是受到中规中矩的精神病学教科书的影响,也因为没有多少研究者真正把环境影响作为重点。然而,随着时间的流逝,职业经验的累积,我开始

131 越来越重视患者所讲述的故事。多数时候,我所听到的都是正常成长的轨迹被厄运扭曲的悲惨故事。当然,有时在临床上所获得的印象可能具有一定的误导性:人们为说

明自己的痛苦而讲述的生活故事，或许只是反映了他们探寻生活意义的内在愿望，而并非已真实发生。幸运的是，如我后来所见，即使在生物精神病学时代，仍有一些研究者一直坚持倾听精神病患者的生活经历，以此收集可靠的数据。

汉娜的堕胎经历简直可以被称之为创伤，即使看起来不是很典型，那也是因为这种类型的创伤并不常见。在对久病不愈的精神病患者的调查中发现，他们几乎全部遭受过普通人不曾体验的、强烈而突然的创伤，例如暴力事件、性侵犯等。[18]而对刚发病患者的调查也得到了相似的结果[19]。结果的一致性说明，不能把精神病患者的创伤经历仅仅当成是记忆扭曲的副产品而无视之。很重要的一点是，很多被诊断为精神分裂症的患者也符合创伤后应激障碍的诊断标准，也就是说，精神分裂症患者常常表现出创伤事件受害者具有的情绪性症状。只是由于精神病医生很少会问及这种症状，人们难以认识到精神分裂症与创伤经历的关系。

虽然很多种创伤经历都能对个体产生长期的消极影响，但研究者对儿童性虐待给予了特别的关注。[20]英国的一项流行病学研究发现，在儿童期遭到性虐待的个体，其成年后患精神病的可能性要比正常人高 15 倍——到目前为止还没发现哪种遗传因素对精神病有如此大的影响。[21]其他的一些流行病学研究也报告了相似的结果。[22]

近期在荷兰的一项研究指出，对儿童时期曾受到性虐待但当前精神健康的个体，若干年后再次进行检查时，发现他们很可能表现出一些精神病症状。[23]这种前瞻设计所收集的个体患病前的生活经历资料，有力地说明了创伤是引发精神病的原因。然而，需要注意的是，创伤的影响不是立即显现的，在本书开篇中提到的彼得的故事就是非常典型的例子。彼得儿童时期曾遭到继父的性虐待，但直到多年后被伴侣抛弃并赶出家门，他才开始出现幻听。这种临床现象被称为"二次创伤"（*retraumatization*），即个体在儿童时期受到过精神创伤，成年后再次遭受创伤，随即患上精神病。我在临床实践中曾遇到过很多这样的案例，不少心理学家和精神病学家也都曾报道过这一现象。[24]

有趣的是，相关证据表明，创伤会使某些特定的精神病症状出现的可能性增加，但却不会影响其他症状出现的几率。新西兰、荷兰、加拿大和英国精心组织实施的几项研究都报告，在儿童时期有过创伤经历的患者尤为可能出现幻听症状[25]，且受到的创伤伤害越严重，出现幻听的可能性就越大[26]。无论是哪种类型的精神病患者，创伤经历似乎一定会对他们造成影响。我在曼彻斯特大学的同事保罗·哈莫斯利（Paul Hammersley）曾对双相障碍患者进行研究，这些患者在参与心理干预的临床试验前都接受了全面的精神病学评估。虽然与精神分裂症患者相比，试验中有幻听症状的患者比例较小，但是在随后的治疗过程中，有幻听症状的患者更有可能向治疗师透露曾遭到过性虐待[27]。

不公正待遇与无助感

相比较而言，长期遭受不公正待遇会使个体出现偏执妄想等症状。有句经典的笑话如此说道：就算你是偏执狂，也不意味着他们会放过你。

例如，美国厄尔巴索和墨西哥华雷斯的社会学家进行了一次全面的调查，发现高度偏执的普通人往往生活在被边缘化的社会环境中，这使他们感到无助，也更容易受到不公正的待遇[28]。在较早的一次荷兰流行病学研究中，研究者在两年的随访期内发现，那些在最初的调查中报告有过被歧视经历的人，更有可能出现偏执症状[29]。在德国的一项研究报告中，有偏执妄想的老年患者更有可能报告某种"侵入性"的经验——被他人随意摆布或被强迫去做某些事情[30]。

这些研究结果或许能解释一些流行病学难题。例如，很长时间以来，加勒比黑人后裔，无论男女，有很多人前往英国的精神病院接受治疗，且似乎大多被诊断患有偏执妄想或者躁狂。以往人们认为，加勒比黑人属于少数族群，中产阶级白人的精神病学家不能理解他们对情感痛苦的表达方式，诊断出现偏差。但是，对居住在英国的加勒比黑人进行的大规模社区调查研究发现，的确存在着该人种患精神病人数增加的现象，说明这并不只是精神病学家的误解[31]。

居住在加勒比海地区的加勒比黑人并没有出现患精神病人数增加的现象[32]，但是其他的一些移民群体，如在英国的亚洲移民，在荷兰的苏里南移民，却没有这么幸运[33]。近期的一项研究表明，在英国，居住在白人社区的加勒比黑人比居住在黑人社区的更容易出现精神病症状[34]。虽然对这一结果有多种解释，但最显而易见的是，住在白人社区让这些黑人感觉被歧视、被羞辱，无法真正融入社区，使得他们更易患上精神病，尤其容易产生偏执信念。

同样已知，居住在拥挤的内城区的人们，比住在人口相对较少的郊区或农村的人们更易患上精神病[35]。以往人们认为，这是因为患有精神病的人往往不能工作，故迁往膳宿成本较低的内城区居住。然而，在荷兰的一项流行病学研究中发现，对城市中有轻度"分裂"经验但未接受精神病治疗的人来说，城市生活与精神病之间的关联假设同样成立,这就很难用向下社会迁移的观点来解释了[36]。同样,城市生活环境对人们发病之前的早年生活危害最大。对近两百万名丹麦市民的调查数据进行分析后发现,一个人在15岁之前生活在内城区的时间越长,长大后就越容易患上精神病[37]。个中原因如今仍不甚清楚。有人认为是病毒的缘故(人们住得越近时,病毒就越容易传播)。[38]不过,可能更为合理的推测是,生活在城市中的儿童更容易遭到威胁和不公正对待,这种经历增大了他们长大后患偏执的可能性。

情感的表达

在所有可能对精神病产生影响的环境因素中,争论最为激烈的当属家庭关系。某种程度上,这是人们对莱因等人提出的一个简单化理论——父母应该对患病子女的痛苦负责——的合理反应。[39]

事实上,家庭至少可以通过三种途径对精神病的发展产生微妙的影响,但无论是哪种途径都不意味着家长应该对孩子的疾病感到自责或内疚。

从1950年代末以来,已有可靠的证据表明,家庭关系所影响的是精神病的病程(course)(即患者是否会好转),而不是发生(onset)。当时的社会学家乔治·布朗(George Brown)在伦敦进行了一项研究,结果发现,出院后与父母、兄弟姐妹一起居住的患者要比单独居住的患者更容易再次发病。如果出院的患者已经离婚、分居或丧偶,与那些和配偶一起生活的患者相比,病情反而会更加稳定[40]。当时,这些发现让人们惊讶不已;因为独居生活既贫苦又寂寞,多数人认为患者回到所爱之人的身边会更好地恢复。究竟是家庭关系中的何种因素导致精神病复发呢?有研究发现,如果患者的亲属表现得挑剔、不友善、过于情绪化或者对患者过分保护,就会使患者的病情加重,以致再次入院[41]。换句话说,如果家人对患者保持一种若无其事、不关注的态度,反而有利于患者病情的好转。有趣的是,这种似乎有悖常理的现象在很多疾病的恢复过程中都可以被观察到;[42]尽管多数研究关注的是精神分裂症患者的家庭,但亦有研究表明,紧张的家庭关系对抑郁症[43]、双相障碍[44](特别是存在进一步抑郁发作的可能性[45])、惊恐障碍和强迫症的患者的康复有害。[46]对刚刚从疾病发作中恢复过来的患者来说,家人挑剔的、控制性的态度很可能会使他们本已脆弱的自尊受到进一步打击,这或许就是家庭关系影响患者康复的内在机制。[47]

用时下流行的说法,这些不友善的、挑剔的、感情过度卷入的亲友属于高情感表达

（high expressed emotion）的个体，简称 EE。当然，即使最为友善的人也可能具有高情感表达的特质。实际上，看到自己所爱之人做事时明显缺乏理智甚至弄巧成拙，往往令人倍感挫败，不友善的态度或许就因此而起。通常情况下，爱人的批评会使患者产生敌意，进而招来爱人更多的批评，最终导致双方的愤怒和痛苦不断升级[48]。

　　EE 研究者往往会竭力证明高情感表达并不会引起精神病。只有一项研究真正科学地回答了这个问题。洛杉矶加利福尼亚大学（UCLA）的研究人员在进行一项高危研究（High-Risk Study）时，对来到儿童指导诊所的健康儿童的父母进行了情感表达水平评估。十五年后发现，具有高情感表达特质的父母，其子女更容易出现精神病症状[49]。人们评估这一研究结果时遇到一个棘手的问题，那就是如何确定何为因何为果。在对洛杉矶加利福尼亚大学进行的高危研究的数据进行详细分析之后，研究人员揭示了一个循环——儿童的精神病症状会激起父母的高情感表达，父母的高情感表达又使儿童精神病症状加剧，如此循环往复。[50]不过，在这种情况下，父母的高情感表达行为仍可被看成是病因，因为如果父母不这样做，孩子的病情可能不会恶化为精神病。当然，这绝不是说父母应该为孩子的疾病受到谴责。

模棱两可的沟通

　　洛杉矶加利福尼亚大学的研究还对另一种可能导致子女患上精神病的养育行为——沟通偏差（communication deviance）——进行了评估。所谓沟通偏差是指父母具有一种模糊的、缺乏条理性且言词间充满矛盾的语言风格，让子女感到困惑和无所适从。已有研究表明，思维障碍患者的父母往往具有这种语言风格；[51]洛杉矶加利福尼亚大学的研究也发现，如果父母具有上述语言风格，同时伴有高水平情感表达，则其子女很可能患上精神病。

　　有人可能反驳说，沟通偏差是由于父母携带的精神分裂症基因引起的，父母的异常语言风格与其子女思维障碍之间的相关性，反映的是遗传的作用，而不是环境的影响。不过，这一质疑在遗传学家派卡·贴纳瑞（Pekka Tienari）于芬兰指导实施的一项收养研究中得到了很好的回答。在这项研究中，研究人员对一组被收养儿童进行追踪观察，直至他们成年，且这些孩子的生母都被诊断患有精神分裂症或相似的疾病（基本上符合 DSM 中精神分裂症的诊断标准）；为了提供对比，研究者同时追踪观察了另一组被收养儿童，但他们的生母没有精神病。研究过程中还对收养这些孩子的家庭进行了认真调查。结果发现,第一组儿童中最终完全符合 *DSM* 精神分裂症诊断标准的比例为 5.34%,而对照组为 1.74%,[52] 这和先前的研究结果基本一致,很难证明遗传因素在精神分裂症的发生中扮演着重要作用。此外,研究者发现遗传因素和环境之间存在着明显的交互作用:如果存在遗传风险的儿童由存在沟通偏差的养父母抚养,则其成年后患上思维障碍的可能性就会很大[53]。

不安全依恋

依恋,在诸多影响精神分裂症发生的家庭因素中,作用最为明确。儿童常常和父母建立起一种亲密的情感纽带,据信这种纽带实质上会形成一个关系模板(有时又被称为内部工作模式),引导儿童处理后来生活中的人际关系。如何能更好地描述个体的依恋风格,研究者曾有过一些争论。下面的提法虽然有过于简单化之嫌,但还是得到了许多人的认可。一般认为,可以把依恋分为三种主要类型:安全型依恋、焦虑-矛盾型依恋、拒绝-回避型依恋。具有安全型依恋的成人占大多数,他们与父母的关系充满爱和温暖,在他人面前感到安全,对自己爱的能力感到自信,能与其他成年人建立温暖的、爱的关系。具有焦虑-矛盾型依恋的个体怀疑自己爱的能力,希望能与其他人亲近,但又害怕遭到拒绝,往往不能与他人之间建立起满意的关系。具有拒绝-回避型依恋的个体不相信他人,尽可能拒绝与他人亲近,常常表现得很冷漠,让人难以接近;有意思的是,这类个体表面上看起来自信满满,但却很少能回忆起自己的童年经历。

众多访谈和问卷调查研究发现,精神病患者,尤其是具有偏执妄想症状的患者,通常具有不安全依恋[54]。有意思的是,大型的人群调查和对普通人的研究也表明,不安全依恋与偏执思维之间存在关联性[55],且依恋类型似乎与幻听无关[56]。直觉上,这些研究结果似乎有一定道理,因为属于不安全依恋的个体常常难于信任他人。当然,因为同样的原因,可能有人会认为不安全依恋是疾病导致的结果,而不是疾病发生的原因。不过,对于这种反对意见,我们有充足的理由可以对其进行驳斥。

例如,已有证据一致表明,如果携带精神病遗传基因的儿童(因为他们的父母患有精神病)在收容所长大,或者与父母的关系非常令人不满意,则患精神病的可能性会非常高[57]。对成年精神病患者进行的研究也发现,与健康人相比,他们更有可能过早地与父母分开(常常是由于父母去世)。[58] 在芬兰的一项研究中,研究者对生于 1966 年的 11 000 名儿童进行了调查,28 年后的随访发现,如果在孩子出生前,母亲并不想要这个孩子,那么这个孩子患精神病的可能性会增加四倍。[59]

分子遗传学时代

总结上文所述,似乎有足够的证据表明,精神病的发生受到诸多环境因素的影响。有趣的是,很多环境因素似乎更多地与特定的精神病症状有关,而与诊断结论无关。如,不安全依恋和不公正待遇会引起偏执症状,突如其来的创伤会引起幻听,父母的沟通偏差会引起思维障碍。

不过,对于众多(虽然不是全部)精神病学家所坚持的有关环境影响的观点,我们仍难以做出过高的估计。我曾亲眼见到,在会议上一些著名的研究者对此类研究结果嗤之以鼻或嘲笑挖苦,很多专职的临床医生态度更不客气。那是在一场报告会上,一位同事给曼彻斯特当地的一些精神病医生谈起了创伤与精神病之间的关系,在随后的讨论阶段,医生们对有关研究证据进行了露骨的批评。他们认为患者对创伤的报告是不可信的,甚至认为个体之所以遭受创伤正是因为其患有精神病(或许是患者怪异的行为招致他人的不友好对待)。

139　　　与此同时,遗传学研究者开始求助于新的技术,希望借此找到支持他们理论的证据;尤其是分子技术,在过去 20 年中得到了越来越多的应用。与我们此前讨论的行为遗传学方法不同,这些新技术能够解释某些特定的行为和经验是怎样与特定的基因相联系的,在 DNA 序列中是如何编码的,以及如何将其定位于特定的染色体。

在对这一技术的发展进行讨论之前,我们需要提醒自己的是:遗传基因不能直接决定人的特质。更确切地说,基因控制着身体内蛋白质的合成,进而决定个体的生长和发展。这一过程十分复杂,人类尚未完全了解;在其中的各个环节上,环境因素都有机会对个体产生影响。简言之,遗传获得的 DNA 与成年后行为之间的因果关系异常复杂,在这种情况下,设想人的每种特质都有对应的遗传基因,未免有点太过天真了。

尽管如此,精神病遗传学家仍试图去确认引起精神分裂症、双相障碍和其他精神病的基因,虽然研究结果和最初的设想有一定差距,但仍具有一定的启发意义。这方面最早的研究叫做连锁研究(linkage study),旨在利用基因组上位置已知的基因标记来标明特定的染色体区域。由此发展出了后来的定位候选(positional candidates)研究,这种方法旨在从感兴趣的染色体区域中确认对精神病发生有重要作用的特定基因。通过找到更多出现在患者身上的特殊等位基因或单倍体,研究者希望了解特定的DNA序列是如何引起精神病的。

第一项连锁研究出现在1980年,研究者声称找到了导致精神分裂症和双相障碍的基因位置,分别位于第5号染色体和第11号染色体,并将这一发现予以高调发表。[60]当时,这一结果的发表产生了巨大的社会影响。不幸的是,随后的研究未能复现这一结果。对研究数据进行仔细审查后发现,与之前的行为遗传学家一样,有些研究人员认为自己的研究有望获得诺贝尔奖,为了尽快获取研究成果而失去了应有的严谨态度,导致了研究数据的虚假。例如,伦敦米德尔塞克斯医院的一个研究小组仿照丹麦领养研究的做法,不恰当地扩大了精神分裂症的外延,并声称发现精神分裂症基因位于第五号染色体上,而这正是他们想要的结果,为此他们把酗酒者和恐怖症患者都纳入到精神分裂症患者之中。随着时间的推移,更为复杂的研究技术出现了,人们发现先前的研究结果很多都无法复现。[61]一些评论家为此感叹:"人们为寻找疯癫的基因变得疯癫了!"[62]

不过,在过去的几年里,一些评论家已经注意到,精神病遗传学研究即将进入一个新的阶段。虽然文献中呈现的研究结论仍不尽相同,但一些染色体区域——尤其是第6、8和22号染色体——与精神病的关联性得到了多项研究的重复验证,[63]进一步的研究也已锁定了少量的候选基因。部分最有力的证据指向一个名为神经调节蛋白-1(neuregulin 1)的基因,它位于第8号染色体,对包括大脑在内的很多器官系统具有重要作用,能够影响神经细胞的生长以及发育过程中神经细胞在不同大脑区域的迁移。首先提出该基因对精神病具有重要影响的,是在冰岛进行一项人群研究的科研者,他们发现一种特殊的单倍体型在精神分裂症患者身上出现的概率是常人的两倍。[64]最近,有研究者对17项关于神经调节蛋白-1和精神分裂症之间关系的研究进行了系统综述,发现只有4项研究支持二者之间存在正向关联的结论。[65]不过,即使的确存在这种关联性(最近在欧洲进行了一项研究,是同类研究中规模最大的,研究报告在本书即将成稿时已经发表。报告指出,精神分裂症与先前研究中提到的任何基因,包括神经调节蛋白,都没有相关性[66]),该研究结果也远没有当初看起来那么重要了。

神经调节蛋白-1对精神分裂症的影响充其量也是很小和非特异性的。冰岛研究中,在15.4%的患者和7.5%的普通人的基因中发现了特殊的单倍体型,那些报告存在着显著关联性的研究也得出了相似的结论。由于患精神分裂症的人数不到总人数的百分之一,因而携带这种基因但是没有患病的人数要远远多于携带这种基因的患者人数,二者之间的比例大约是 50 ：1。* 此外,大多数精神分裂症患者并未携带神经调节蛋白-1,倒是最近一些研究在部分双相障碍患者的基因中发现了神经调节蛋白-1。[67](很显然,虽然迟来一步,但一些遗传学家已开始对传统的精神病分类提出质疑;这一发现对克雷佩林学派关于精神分裂症和双相障碍的划分方法不啻于又一次打击。[68])对于神经调节蛋白-1,今后有必要开展进一步的研究,但无论怎样,它都不是精神分裂症的致病基因。

同样的故事还发生在名为 DTNBP-1 或 dysbindin 的基因身上,研究者认为它能够影响神经元(尤其是那些负责分泌神经递质谷氨酸盐的神经元)的结构。许多研究曾暗示,dysbindin 会导致个体患精神分裂症的风险[69],以及双相障碍患者的精神病性症状[70]小幅增加。

精神病与 22 号染色体上名为儿茶酚氧位甲基转移酶(catechol-O-methytransferase, COMT)基因间的关系更为复杂。研究者对这一基因进行了大量的研究,因为该基因涉及一种酶的合成,这种酶会令多巴胺失效,而多巴胺不足被认为对精神病的发生有直接影响。有一种常见的等位基因 *Val*,会产生一种含缬氨酸的酶,另有一种常见的等位基因 *met*,会产生一种含蛋氨酸的酶;相对而言,前者所产生的酶的活性更强,并导致更多的多巴胺失效。有研究发现,携带不同等位基因的个体在测量额叶区域功能的神经心理测验中表现不同:携带 met-met 基因组合(不要忘了每个人的基因都是成对的)的个体成绩最好,其次是携带 val-met 基因组合的个体,最差的是携带 val-val 基因组合的个体。[71]这一研究结果使众多生物学研究者十分兴奋,因为很多精神病患者在额叶功能测验中的成绩非常不好。不过,尽管研究者花费了很大气力尝试找出精神病患者和正常人在等位基因方面的差别,但还是没有得到一致的研究结果。[72]

造成这种结果的一个可能原因是,儿茶酚氧位甲基转移酶基因的作用受到了其他因素的影响。例如,最近有研究发现,等位基因 *Val* 与大麻引起的精神病性反应之间有关联。很长时间以来,人们就发现大麻似乎能引起精神病发作,至少也能使精神病病情恶化。对于没有精神病史的人来说,吸食大麻后产生妄想体验也是很平常的事。最近,许多研究进一步确认了吸食大麻与精神病之间的关联性,且精心组织的流行病

142

---

* 在1000人中,大约有 10 个人被诊断患有精神分裂症。在他们之中,大约 1 到 2 个人携带神经调节蛋白-1。剩下的 990 名没有患精神分裂症的人,大约有 70 人携带神经调节蛋白Ⅰ(7%)。

学调查表明,这种关系是双向的——吸食大麻会使个体患精神病的可能性出现小幅但可察觉的上升,而有精神病症状的人似乎更有可能选择吸食大麻,他们很可能把吸食大麻当作一种治疗。[73] 有研究者对生于新西兰但尼丁的 1000 多名儿童进行了纵向研究,最近一项发现是,同样是在青春期吸食大麻,携带 val-val 等位基因的个体成年后患精神病的可能性较高,而携带 val-met 等位基因的个体患病可能性要小一些,携带 met-met 等位基因的个体则完全不会发病。[74]

新西兰研究的学者竭力指出,该数据并未暗示大麻对大众健康造成了重要威胁,因为大部分定期使用大麻的人并没有患精神病。此外,还没有证据表明儿茶酚氧位甲基转移酶是精神病的致病基因,因为无法证明基因能够直接影响个体发生精神病的可能性。这也说明基因与环境之间的关系是异常复杂的,而精神分裂症和双相障碍的遗传理论过于简单,难以解释这种复杂性。

遗传理论的诱惑力

在精神病学发展早期,研究者经常夸大遗传因素对重度精神病的影响,而低估环境因素的重要性——分子遗传学家近期的研究成果使我们毫无理由怀疑这一判断,在有关遗传因素的研究中,唯一得到一定程度验证的结论也仅仅适用于少量高危精神病患者,并不能在多数患者身上得到印证(考虑到欧洲最近实施的大型研究,即使这些研究结果也是令人质疑的[75])。如果真有某种遗传因素能对精神病产生直接而显著的影响,目前为止也该被发现了,所以,现在我们可以自信地假定,该遗传因素是不存在的。

当前,在精神病遗传学家圈子中弥漫着一种恐慌的情绪,这不足为奇。英国精神病学家蒂姆·克劳(Tim Crow)在近期的一篇题为《皇帝的新装:精神分裂症的多基因观点》的文章中写道:

> 2007 年 10 月,在纽约召开的世界精神病遗传学大会上,多个分组报告主题都是关于双相障碍和精神分裂症的全基因组关联性研究。尽管研究结果并未全部发表,但很显然,没有出现任何有力的支持性研究结果,所观察到的精神病与遗传因素之间的微弱关联性不仅没有指向候选基因,而且不同研究的结论也不一致。

> 会议讨论的过程令人沮丧。上午,人类基因组计划的带头人弗兰西斯·科林

斯(Francis Collins)还预言,随着技术的进步,研究工作必将取得进展。到了下午,与会者就发现,仅凭基因组研究已无法取得决定性的研究结果。[76]

然而,研究圈中的沮丧情绪并未阻挡一些人士"重振"利用遗传学知识从社会上根除精神病的梦想。DNA结构的发现者之一詹姆斯·D·沃森(James D Watson),就是希望利用基因筛查实现上述目的的主要倡导者。沃森的一个儿子被确诊患有精神分裂症,有人问他,如果在出生前能够进行基因检验,那他会怎么办?他回答道:"我不忍心看到儿子那么痛苦……所以我会选择堕胎。"[77]

除了激起优生学的梦想,精神病学研究中的根本错误已经对患者和心理健康专业人士产生了诸多不良影响。首先,它使精神病医生看不到患者成长历程中影响病情的因素,而这些因素对未接受精神病学教育的外行人来说是显而易见的。结果是导致医生的治疗背离了患者的心理和社会需求。这种情况在精神病学史的疯人院时期表现得尤为突出,那时的精神病医生更乐于采用强力的干预手段去改变患者的大脑,而不愿费力去改变他们的生活环境;这种倾向现在仍然存在,只不过换了一种形式——精神病医生热衷于为患者开药,而不把患者的个人经历当回事。

第二,正如我们前面所看到的,为了解决精神病患者的污名化问题,相关教育活动力求使人们接受精神病是由遗传决定的观点。教育者认为,如果公众认识到精神病患者不应该为自身的不幸受到谴责,就会以更为宽容的态度对待患者。然而,多个国家的研究结果都表明,这样做只会适得其反。[78]普通群众会发现,精神病的心理学解释似乎比单纯的生物学解释更有道理,而那些认同精神病生物学解释的人则极有可能认为,精神病患者是可怕的。教育普通群众相信精神病是由遗传引起的,反而促使人们更加远离患者。[79]原因很简单,将怪异的行为归因于生物学因素意味着这种行为会一直持续下去。如果一个人怪异的行为源于压力和创伤,大多数人还是愿意和他相处的;可要是一个人的危险行为是由持续性的大脑问题引起的,人们就不愿意与之为邻了。

最后,为了探寻精神病的遗传根源,人们已经投入了大量的资源,并且仍将继续投入,而精神病的社会根源却一直被忽视。我应当澄清一点:我并不反对研究遗传影响行为的机制,但我认为,研究中投入的资源应当与个体和社会可能从中获得的回报成正比。

在这一点上,我们必须认清,还没有哪个精神病患者——一个都没有——从精神病的遗传研究中获益,反倒是有不少患者受到了此类研究的间接伤害(因为遗传研究的结果不仅没有为患者带来更完善的治疗服务,而且在那个令人羞愧的时期,为屠杀精神病患者提供了借口)。迄今为止,尚未出现基于遗传研究结果的有效治疗方法;且在我们看来,精神病遗传学的进一步研究也不太可能在将来带来治疗方法的重要改进。* 事实上,从患者的角度看,很少有其他医学研究领域像精神病学这样,付出巨大,回报却低的令人沮丧。

和平克顿先生在一起

汉娜告诉我,她从来没有和塞德讨论过她对堕胎的感受,因此我认为,在这次夫妻治疗中讨论这个话题有点不太明智。令人惊讶的是,尽管(有可能是因为)塞德对这一事件的处理引发了汉娜的精神病,但事实表明他仍是个热心的、对汉娜很重要的伙伴。当我告诉他,即使出于爱心,过分的保护也会使伴侣的病情恶化时,他欣然接受了。塞德是一个温情脉脉且特别善良的人,在很早以前就已经接受了平克顿先生作为家庭中看不见的一员。

"的确,我太有控制欲了,我知道自己是个什么样的人,我不应该这样,但是我改不 *146* 了。"他说。我意识到堕胎这件事让他和汉娜一样很受伤害。

他俩之间争吵的重要起因是汉娜偶尔的喝酒。汉娜并不酗酒,只是在下午的时候喜欢喝上一两罐淡啤酒。塞德却坚信即使适度的饮酒也会使汉娜的旧疾复发。他常常能在垃圾桶底部或者家里的其他地方找到一个空啤酒罐,这说明了汉娜在背着他喝酒,于是争吵就难以避免了。在我看来,解决这个问题最好的办法就是协商之后彼此妥协。

经过一段时期的治疗,我们三个人一起对二人关系中其他方面的问题进行了处理。我们找到了一些汉娜过去很喜欢但久已荒疏的活动,如去剧院观赏戏剧或去电影院看电影。他们俩还计划去旅行,尽管这一提议来自塞德,但旅行计划却出自信心大

---

* 我注意到,最近可能出现了一种与此消极评价不相一致的观点。据称,遗传学研究将会有助于确定患者的肝酶水平;而肝酶水平过高会导致药物在到达大脑之前遭到破坏,致使其丧失疗效,甚至会使其副作用增强。因此,通过基因检测可以判断患者是否应该服用药物。(相关讨论参见:J·布雷,C·克拉克. "我们应该放弃药物治疗吗?"——来自药物遗传学的暗示(待出版).精神病和精神健康护理杂志)我将在第9章对这一主题的研究进展进行讨论。不过,有必要在此先提一下,该领域有关研究涉及的是肝功能的遗传学,而不是精神病的遗传学。

增的汉娜之手。通过共同努力,他们沉寂已久的社交生活逐步回归正常,开始时不时地邀请朋友外出用餐。看似效果良好的治疗并未使用任何高科技或复杂的心理学技术。

有这样一个难忘的时刻,正在讲话的塞德突然停了下来,扬了扬眉毛,给我使了个眼色。

"怎么了?"我问道。

"平克顿先生来了。"

"真的吗?"我转向汉娜问道。

"是的。"

"他在说什么?"

"他让我告诉你别听他的。"她一边回答,一边嗔怒地看着塞德。

在另一次会谈中,我让汉娜描述一下平克顿先生和塞德。

"你注意到了什么?"等她说完了,我问塞德。

"我俩正好相反。"他感伤地说。

"这意味着?"

"知道知道,我应该更加努力,向平克顿先生看齐。"他这么一说,我们三个都笑了。

让汉娜摆脱平克顿先生的声音从来都不在我们的治疗目标之列。经过几个月有规律的治疗,他俩告诉我,家里的情况已显著好转,觉得不再需要我的帮助了。最后一次会谈时,塞德没有来,汉娜告诉我,在前一周,塞德终于向她坦白了对堕胎一事的自责。

经过这么长时间的治疗,我很想知道汉娜对平克顿先生的看法有没有改变。她给我讲了一个故事作为回答。

"昨天我在城里散步,看见你的脸出现在我面前,就和现在一样真实。之后我就想,不对,这是我自己想象出来的。有时我觉得平克顿先生也是想象的。"

停顿了一下,她又补充了一句:"不过我知道平克顿先生是真实的。"

147

第7章　精神病源于大脑病变之迷思：脑、心灵和精神病

大脑：一个想我们在想什么的器官。

148

——安布罗斯·比尔斯《魔鬼词典》

由于未对保罗实施管制，也未对他进行全天24小时的监护，最后保罗自杀了。事后，所有与保罗病情诊治相关的人员——精神病医生、临床心理学家、社区精神病护士、社工和我，聚集在一个昏暗的办公室中重新探讨究竟发生了什么。仔细查看记录后，我们内心的无力感变得沉重起来，越发感到他的死就像失控的巨型坦克撞向远处的岩石一样，终究难以避免。只是这般事后的聪明已经于事无补。

我第一次见到保罗是在1998年冬。他是个头发灰白、身体臃肿但衣着整洁的中年人，已经接受精神病治疗多年了，精神病医生也对他做出了好几个不同的诊断。在我们见面的前几年，他就已经住进了精神病院，他的精神病医生诊断他患有"偏执型精神分裂症"。很显然，其主要问题在于他的妄想症状（delusions）及凡事不讲证据、不求原因的非理性信念。

保罗很安静，在情感表达方面有困难，所以让他谈论自己的问题是一件很困难的事情。从他惊恐的行为表现可以看出，他感到很沮丧、很害怕。第一次会面时，他大部分时间都在盯着地板，只是偶尔向我瞄一眼。他曾一度坚信某个互济会的阴谋组织要暗杀他，经过医院治疗，又转而开始怀疑他人——几乎在马路上遇到的所有人——对他怀有恶意。当他不再担心自己的性命时，又开始疑心妻子对他不忠，不久就要离开他。他对妻子的指控毫无依据，经不起任何辩驳，如，让他拿出妻子不忠的证据（有的时候他妻子在工作的时候没接电话），或者让他解释与猜疑相反的事实（他们的性生活一直很和谐），他都无法做到。

149

至少在一个世纪前，精神病学文献中就有对于妄想性嫉妒的记录。这些文献资料都说很难将病理性的嫉妒和基于事实的嫉妒区分开。美国精神病学会的诊断手册将

妄想定义为错误的个体信念,这种错误信念是"基于对外在现实的错误推理,即使几乎所有他人的看法都与其不一致,抑或有不容置疑的、显而易见的证据证明其错误,个体仍坚信自己的想法"。[1] 虽然诊断手册中是这么定义的,但是一些专家认为妄想型嫉妒具有独特性,既有非理性的一面,也有现实性的一面。[2] 这是因为患者的嫉妒行为会严重伤害婚姻关系,甚至有时会把配偶推往他人怀中。有证据表明,妄想性嫉妒常出现在长期自尊较低或者酗酒者身上,具体原因仍不清楚。如其所述,保罗虽不是一个严格意义上的酒鬼,但他的自尊已经低得不能再低了;每当妻子外出工作、自己在家的时候,他就会酗酒。

从保罗的讲述中得知,很小的时候他的母亲就去世了,父亲把他养大。父亲的性情专横跋扈,总让保罗自感大不如人。早在十几年前,保罗的精神就出现了问题,当时他在利物浦当出租车司机,有几次凌晨时遇到喝得烂醉的酒鬼,受到了惊吓,渐渐地不敢出门工作了。这个可怜的男人终日蜷缩在家里,而他的妻子——相比之下更为外向也较少神经质——承担起了养家的重任。最后,保罗陷入了严重抑郁之中,某个周六的下午,趁着妻子和两个孩子外出购物,他决定自杀。幸亏妻儿回来得早,及时把他从吊绳上解救了下来,自此保罗开始了为期 10 年多的精神病治疗。

由此判断,低自尊很可能是保罗问题的根源,因此我决定将改善他的自我感觉作为治疗的核心目标。接下来的几个月,我们每周会谈一次,以帮他建立积极的自我意象。我们发掘生活中令他骄傲的方面,并运用现实检验减轻他对人际看法的恐惧。可能更重要的是,保罗体验到了久违的愉悦与控制感。从到户外散步或去附近的酒吧开始,保罗在妻子的陪伴下品尝到了简单的快乐。尽管他依然在为带给儿子的伤害而自责,尽管自责依然妨碍着他的康复,但保罗的情绪开始好转,人也变得乐观起来。他不再喝酒,治疗结束时,他正在寻找一份大货车驾驶员的工作。保罗的改善让我颇为自得。

大约两年后,他的社区精神病护士再次联系到我,告诉我保罗又陷入了困境。这次,他的妻子真的抛弃了他,投入了另一个男人的怀抱。更糟糕的是,保罗一直没有找到工作,如今,将不得不面临孤独、贫穷,甚至无家可归。那是在 2004 年圣诞节之前。我约了个时间让他尽快来见我,不过这次任务就更艰巨了。

会面时,保罗的态度中流露着对抗和愤怒,虽然他没说出"我告诉过你那个女人有外心"这句话,但他的表现无疑是在抱怨先前我对他不够信任。问及今后的生活,他似乎已经完全不抱希望了,甚至已经制订了明确的自杀计划。还未自杀的唯一原因,是他不希望已经长大的孩子再一次受到伤害。他又开始酗酒,每次酒醒后是更深的抑郁。会谈结束后,我立即给保罗的精神病医生写信,告诉他现在保罗的情况很严重。

接下来的几周,治疗小组的每个人都竭尽全力给予保罗支持。精神病医生定期与他会面,增加了他的抗抑郁药物剂量。我每周和他见面几次,帮他制定积极的生活计划。期间,保罗的妻子突然要卖掉二人共有的房子,这为治疗增加了困难,但我们的治疗工作仍继续推进。保罗的护士是一位非常善良、具有奉献精神的女士,我经常和她谈起保罗,她几乎每天都去看他。令人宽慰的是,保罗开始意识到喝酒只能使事情变得更糟,答应不再碰酒了。随着圣诞节的临近,治疗小组的成员之间开始通过电话和电子邮件讨论是否要将保罗"监禁"起来(强制住院),但保罗坚持说这样做只会让他感觉更糟。做出强制住院的决定总是很难,毕竟这会破坏患者与治疗团队之间的关系。最后,我们决定屏息以待,对他继续进行密切的监护。

事后发现,生活中的种种迹象似乎都在昭示保罗的自杀行为,但我却未能发现,想起来不禁内疚不已。死前,那所与儿女居住了20多年的房子马上要被卖掉,自己马上要被赶出家门,而妻子早已住在了情人家。圣诞节的前几天,保罗的妻子带孩子去参加一个家庭聚会,保罗却不在受邀之列。他们离开之后,保罗在儿子的房间里发现了一箱啤酒。我想他当时应该是犹豫了,是把酒喝掉呢,还是遵从治疗团队的意见呢。"管他呢,我还能比现在更糟糕吗?"他可能是这么想的。一瓶接着一瓶,就停不下来了。尸检报告清楚地显示,当他在栏杆上挂好套索、纵身跃下阳台的时候,他已经酒精中毒了。历史总是惊人的相似,儿子在聚会回来后又一次发现了悬挂着的父亲。

检讨保罗病例的会议是我职业生涯中最悲伤的一次会议。会议结束时,那位为了挽救保罗而不倦工作的护士说,保罗曾说她的工作"很出色","对他很有帮助"。

"很显然我们的帮助还是不够啊。"我严肃地回答道。

生物学的重要性

纵观精神病学的历史,精神病患者的大脑是否正常这一问题具有极强的象征意义,几乎所有研究者都必须予以回答。在埃米尔·克雷佩林看来,答案是肯定的,但他没能给予确切的证据说明早发型痴呆(现在称为精神分裂症)是一种神经退行性疾病。在他去世半个世纪之后,托马斯·萨斯(Thomas Szasz)给出了否定的回答,并以此奠定了反对传统精神病学的基础。随着反精神病学运动的影响趋于衰落,医学取向的精神病学家在对患者大脑的化学和解剖学研究中重获灵感,近几年来,更是以这些研究作为最后的依托来抵御外界对新克雷佩林学派的批评。不过,几乎所有人都认为,关于这个问题还有许多悬而未决的疑问。

在这一章中,我们会发现,解答这一问题远不如人们想象的那样简单,许多人试图给出清楚的回答,却得出更多的困惑。倒不是因为研究大脑有多难,事实上,随着近年来科技的进步,寻找患者大脑与正常人大脑间的差异已变得非常简单。确切地说,真正的问题在于大脑的差异到底意味着什么。

解答困难的部分原因在于,许多生物学研究者并没有深入考虑,他们所观察到的大脑异常是如何引发精神病患者的现实困扰的。在他们看来,似乎仅仅证实差异的存在就足够了。然而,如果不理解大脑内相关神经回路的功能,以及这些功能是如何对患者的知觉和思维产生影响,进而引起幻听、妄想和其他精神病症状的,那么异常的生理结构与精神病之间的关系仍是模糊不清。与此同时,生物学研究者普遍未能认识到,他们所发现的大脑差异有可能是源自生活的磨难,而不是与生俱来的机能障碍或基因缺损。虽然同时考虑遗传和环境诸因素对重度精神病的影响会使研究变得异常复杂,但也比仅考虑遗传影响的传统观点更为人性化。

大脑结构与精神病

上文中曾提到,伦敦附近诺斯维克公园医院的研究人员,曾对精神病患者进行了最早的神经影像学研究,研究结果发表于 1976 年。[3] 这篇论文首次报告了精神分裂症患者的侧脑室(充满液体的脑腔)出现增大,这说明周围的神经组织出现了萎缩。在很多生物精神病学家看来,此现象无可置疑地说明了患者的病情正在恶化。

这项研究使用了计算机轴向断层扫描技术(CT)建立患者大脑的横切面影像。CT 技术是 X 射线技术的升级版,但在显示软组织方面仍存在不足,最近被磁共振成像(magnetic resonance imaging,MRI)技术所取代。磁共振成像技术将身体置于一个强磁场中,利用电磁波进行探测,收集身体反射的电磁波并对其进行解码,从而获得内部器官的详细三维图像。这种技术的另外一种形式是功能性磁成像(functional magnetic resonance imaging,fMRI)技术,它不仅能够对大脑结构进行测量,而且还能测量个体在完成不同任务时,大脑的哪个位置需要的含氧血量最多;通过对血氧水平依赖性(blood oxygenated-haemoglobin level dependent,BOLD)反应进行记录,能最终以地图形式报告个体完成不同任务时,大脑各区域激活水平的差异。仔细地使用这项技术,心理学家就能了解到不同的脑区是如何分工合作使我们产生思想、情感和行为的。

随着磁共振成像仪器的普及(在 1990 年代初,只有医疗条件最好的医院才有磁共振成像仪器,现在不少心理学系也有了),大量神经成像研究成果陆续发表。例如,一篇综述论文系统回顾了 1988—2000 年间发表的精神分裂症患者结构性磁共振成像研究,其所引用的文献多达 193 篇。[4] 研究不仅确认了精神病患者存在侧脑室增大这一早期研究结论,同时还发现类似的异常也存在于大脑其他区域,如内侧颞叶(尤其是在杏仁核、海马和海马旁回等与记忆和情绪抑制有关的区域)和额叶(额叶与高级智力活动有关,如左额叶与言语产生有关)。尽管可用文献较少,但类似综述研究也已指出,抑郁症患者和双相障碍患者的大脑与正常人大脑相比亦存在差异,与正常人相比抑郁症患者的海马体积减小[5],双相障碍患者的右脑室增大。[6]

这些研究结果给人留下了深刻的印象,可惜的是,不同研究得出的结果往往是不同的。部分原因是,对大脑结构产生影响的并不只有疾病,还有很多其他的因素,如性别、年龄、头围、受教育程度、社会阶层、种族、酒精、药物、水潴留甚至怀孕,都是已知能够对结构性磁共振成像结果产生影响的因素。[7] 若非考虑了全部因素,研究结果很可能导致错误的结论;但要做到这一点几乎是不可能的,除非能选取很大的患者样本和健康人对照组进行比较研究。作为例证,有确凿证据表明,早期的计算机轴向断层扫描研究夸大了精神分裂症患者脑室增大的程度,因为研究中作为对照组的健康被试缺乏代表性。[8]

若想充分解读神经成像的数据,校正影响因素的偏差只是迈出了克服众多困难中的第一步。伦敦精神病学研究所进行的一项研究可以帮助我们体会这些困难:该研究对精神分裂症患者、双相障碍患者、患者的亲属和健康人对照组进行了精细的结构性磁共振成像比较。[9] 我之所以提到这项研究,是因为它借助详细的精神病学面谈对患者进行了细致的诊断,样本量达到了 243 例,远远超过了很多相似的小样本研究(每组仅有 10 个左右的被试)。在数据分析时,研究者还考察了性别、年龄、身高、利手、是否酗酒或滥用药物等因素的影响。为了考察大脑异常是否具有遗传性,患者亲属也作为被试参与了试验。研究者将精神分裂症患者分为两组:一组患者其精神病可能源于遗传(这类家族性精神分裂症患者的一级亲属或二级亲属中也有精神分裂症发生),另一组患者其精神病可能不是源于遗传(非家族性精神分裂症)。提及这项研究的另一个原因是,很多研究只报告了精神分裂症患者和双相障碍患者磁共振成像结果的相似性,而这一研究报告了两者间存在的重大差别。该研究发现精神分裂症患者的脑室增大,而海马的体积减小,对双相障碍患者大脑的扫描却没发现此类现象。家族性精神分裂症患者的亲属也存在脑室增大的现象,但是双相障碍患者的亲属脑室大小正常。(在同一组研究者的另一项研究中发现,精神分裂症和双相障碍患者大脑中连接不同区域的白质体积较小,但只有精神分裂症患者大脑灰质的体积减少。[10])研究者认为,如果从数据本身来理解,这是说明精神分裂症和双相障碍为两种不同类型疾病的有力证据。

首先值得注意的是,虽然两类患者的平均数据存在差异,但经过详尽的数据检查发现,组内数据间差异非常大,尤其是脑室大小的数据。有五名精神分裂症患者的脑室非常大,而剩下的三十七名患者的数据看起来并未明显超出正常范围。此外,患者所服药物对研究结果的影响仍不甚清楚。一般来说,精神分裂症患者服用的抗精神病药物要比双相障碍患者多两倍;而以动物和人类为被试的研究[11]都表明,一些抗精神病药物会导致大脑灰质减少。[12]使问题更为复杂的是,有研究表明,一些脑区的大小,尤其是多巴胺神经元密集的中脑区域,会随着药物治疗出现增大。[13]为了消解服药史对研究结果的混淆,研究者尝试对尚未开始服药的首发患者进行磁共振成像研究;然而,与对已发病且接受过药物治疗的患者的研究相比,这些研究结果的一致性普遍较差。[14]

当然,在伦敦精神病学研究所的研究中,患者亲属中一组被试虽没有服用药物,却仍存在脑室增大的现象,被研究者视作是精神分裂症具有遗传性的证据。即使这一结果是正确的,也只能说明脑室增大与精神病症状之间存在微弱的相关,毕竟这些患者亲属实际上没有发病。

该研究较为严重的一个缺陷是,不知何种原因,被试中包含了部分分裂情感性障碍(schizoaffective disorder)患者。很可能,从这些患者处获得的数据,混杂在从精神分裂症患者和双相障碍患者处获得的数据之中,致使该研究的结论支持两种疾病之间存在相关性,而非克雷佩林所主张的两种主要精神病相互独立的观点。早在十几年前,英国精神病学家蒂姆·克劳(Tim Crow)就发现,在很多精神病生物学研究中存在这种被定义为"排中谬误"(fallacy of the excluded middle)的重要缺陷。[15]

我们还不知道,观测到的大脑异常与特定精神病症状之间是否存在相关。按照当前的诊断方法,有阴性症状的患者几乎总被诊断为患有精神分裂症,而不是患有双相障碍,还有研究发现,阴性症状可能与脑室增大存在特殊的相关。[16]换言之,如果以此解释观察到的两组被试间的区别,则说明研究者对精神分裂症和双相障碍患者的诊断是没有意义的,无法区分病情。

精神病神经成像研究的最后一个、也是关键性的不足之处在于,它没有考虑患者的生活经历。精神病学研究所的研究人员没有告诉我们,在精神分裂症和双相障碍两组被试中(或者患者亲属和对照组中)有多少人曾经受过创伤、不公正对待或者幼年时就与父母分开。研究者之所以没有报告,是因为他们认为此类信息与患者的疾病是不相关的。然而事实上,这些信息对于理解精神病作用关键,不仅因为很多精神病患者都曾经有过痛苦的生活经历,而且有确凿的证据表明这种生活经历会使大脑的结构发生改变。[17]例如,在儿童时期受过性虐待的人,其大脑中海马[18]和胼胝体[19]的体积要小于正常人,额叶的对称性会发生改变,前扣带回中神经细胞的密度也会降低。[20]而所有这些区域都与精神病有某种关联。

多年前,住在新西兰的英国心理学家约翰·瑞德(John Read)[21]曾经指出,精神病患者大脑结构的异常完全可能是由环境压力导致的。到目前为止,还没有推翻这个假设的证据出现,因为精神病的生物学研究者完全忽略了这方面的研究。很显然,要想验证这一假设,就必须将有创伤经历的精神病患者的大脑、没有创伤经历患者的大脑,与受过创伤但没有患精神病个体的大脑进行比较。遗憾的是,到目前为止,仍未有人尝试进行这种研究,或许是神经成像研究者从未意识到它的价值吧。

精神病的神经化学机制

在对所收集的关于精神病患者的神经化学研究证据进行解释时,遇到了一系列类似事件的影响。还记得精神分裂症的多巴胺理论吗?它认为精神分裂症的发生源于以多巴胺为神经递质的中脑神经回路的过度活跃,这一观点得到了两组证据的支持。首先,所有抗精神病药物都会阻断一种特殊类型的多巴胺受体(D_2受体)。其次,一些药物会刺激大脑中多巴胺的合成,例如,安非他明和左旋多巴(用来治疗帕金森氏症的药物)会使正常人出现精神病症状。因此,精神病似乎与多巴胺系统的过度亢进有关,降低系统的亢进能够使患者的症状得到改善。

然而,想要证明精神病患者的多巴胺系统失调却没那么容易。研究者最初试图检测多巴胺的一些主要代谢物(多巴胺被分解后在人体内形成的化学物质),如脑脊髓液

（一种透明液体，充满脑室以及大脑和头骨之间蛛网膜下的空间）中的高香草酸（HVA）。然而，这些研究均未找到说明患者大脑中多巴胺代谢物过多的证据，表明患者大脑中的多巴胺水平并没有升高。

上述研究的失利说明精神分裂症可能有其他原因，例如，患者大脑中 D_2 受体数量的增多。这一假设最初得到了尸检分析的支持，让人们颇为兴奋；随后动物研究的结果却泼来一盆冷水，因为恰恰是长期服用抗精神病药物导致大脑中 D_2 受体的激增。[22] 因此，一些研究者尝试利用新的神经成像技术来测量尚未服用抗精神病药物的患者大脑中 D_2 受体的密度。这种技术被称为正电子发射断层扫描技术（PET），它的出现早于磁共振成像技术，非常适合捕捉大脑中特殊的化学变化过程，但由于太过昂贵且操作复杂，使用并不广泛。正电子发射断层扫描需要给患者注射放射性示踪物，利用特殊的摄像机检测其释放出来的名为正电子的亚原子粒，追踪其在体内的流动。在一项据称是精神病学史上最重要的研究中，[23] 美国约翰·霍普金斯大学研究人员给七名没服用过药物的患者注射了有放射性标记的氟哌啶醇（一种抗精神病药物），之后观测其在中脑中与受体的结合度，结果发现这些患者中脑的 D_2 受体数量要多于健康的对照组被试。[24]

然而不幸的是，随后的一些研究没能在未接受过治疗的精神分裂症患者脑内发现 D_2 受体数量增多的现象，[25] 还有研究报告说发现了其他的受体数量异常现象（例如，前扣带回 D_2 受体密度减小，额叶 D_1 受体密度减小），至少有一项研究发现在非精神病性双相障碍患者大脑中发现 D_2 受体密度增加。[26] 虽然研究结果的不一致性在一定程度上反映了技术问题，因为不同的研究者使用了不同的放射性示踪物，[27] 但总体来说，研究基本不支持精神病源于多巴胺受体异常的理论假设。

最近的一项正电子发射断层扫描研究结果表明，中脑多巴胺系统的异常只在精神病中期才出现，在早期和晚期都是正常的。与正常人相比，服用安非他明（在大脑中会转化为多巴胺）后，存在妄想和幻听症状的患者——而非处于缓解期的患者——大脑多巴胺合成会出现显著增加。研究者据此指出，如果精神病就像炉中的火，那么多巴胺功能的异常只是"吹进炉膛的风"，而非引火的火种，[28] 这也说明在大脑的其他区域正在进行着更为复杂的化学过程。[29]

为了理解多巴胺异常与症状之间的关系，就必须了解中脑多巴胺神经元的作用。过去二十年的研究表明，在学习方面，特别是在对奖赏的预期（以术语描述，是指"想要"而不是指"喜欢"[30]）方面，多巴胺系统发挥着重要作用。在经典条件反射和操作性条件反射中,当期待的奖赏和真正的奖赏之间不一致时,多巴胺神经元会示意出现了"奖赏预期错误"。[31]这种奖赏预期错误会使动物调整自己的行为,以便将来能够更好地做出预期和获取奖赏。多巴胺的这一工作机制可以帮助我们理解为何抗精神病药物在治疗躁狂症方面如此有效,因为躁狂症有时就是由高回报的目标达成而引起的(例如,找到了新的工作,获得了某一资格)。[32]

到目前为止,多巴胺神经元在消极事件预期中的作用一直没有得到研究者的重视,部分原因在于,没有证据表明多巴胺系统会被单纯的消极刺激所激活。[33]不过,我们曾在第三章中提到,自现代精神病药物学出现至今,所有有效的抗精神病药物都能使动物躲避这类刺激。这说明,多巴胺神经元在对不愉快事件的预期方面,发挥着与对奖赏预期相似的作用。最近的功能性磁成像研究发现,多巴胺神经元较多的中脑区域在个体学习预期积极事件和消极事件时都会被激活。[34]对于多巴胺在奖赏学习中作用,更好的描述应该是不要惩罚,而非不喜欢惩罚。

下文中我们将会讨论这一过程遭到破坏是如何影响偏执信念的形成。不过,届时我们会发现,有确凿的证据表明,多巴胺系统会受到不愉快事件带来的难忘经验的影响。动物研究者把啮齿动物放入已有其他啮齿动物居住的笼子中,以此制造一种遭受不公正对待的经验。在这种情况下,原先居住在笼中的动物常常会攻击新来的动物,迫使其表现出顺从行为。研究发现,被击败动物的多巴胺系统敏感性会增强(例如,对多巴胺刺激药物的敏感性增强);而若在试验之后立刻将其隔离,或多次重复上述攻击过程,其多巴胺系统敏感性的增强会尤为突出。[35]

这一研究结果说明多巴胺神经元在对潜在威胁的预期方面也发挥着作用。[36]事实上,从这一角度来说,如果动物不断地受到侵害,为了觉察到今后的威胁性事件,其神经系统会变得高度敏感。反应敏锐的读者已经意识到如何用心理学和生物学证据来解释偏执患者。但在这之前,我们还得谈谈另外一种被研究者借以说明精神病源于大脑病变的方法。

认知功能与精神病

心理学家在研究大脑如何工作方面有自己的办法,为此已开发出多种神经认知测验。其中最常见的、也是最为人所熟悉的,就是智力测验。许多 IQ 测验,如韦氏成人智力测验,能够对个体的一系列言语和非言语思维技能进行评估,其分测验既可以单独计算得分,也可以计算总智商——其理论假设是:各单项技能全都依赖于潜在的一般智力(有时简称 g 因素)。还有一些测验能够评估特定的认知能力,如注意、记忆或者更高层次的、负责计划和抽象思维的"执行功能"。另有神经心理学测验可用来检测大脑某一位置的损伤(其中最有名的就是威斯康星卡片分类任务,受测者要从中找出卡片分类的规则,且规则会在不加提醒的情况下改变,要求受测者重新找出。对额叶受损的个体,这个任务非常困难)。

心理学家利用这些测验来探查精神分裂症、双相障碍和抑郁症背后可能存在的神经功能损伤。这类研究一致发现,精神病患者的测验成绩明显低于健康的对照组被试。但对研究结果进行仔细分析后发现,这些研究并未对大脑损伤会影响精神病发生这一命题提供多少有说服力的证据。

之所以如此,首先是因为患者的测验成绩受到动机的影响。从 1930 年代开始,美国心理学家戴维·沙克(David Shakow)(他在美国临床心理学专业的建立过程中发挥了重要作用)发现,精神分裂症患者在诸多测验上的成绩要比其他人差,但只要给予适当的鼓励和奖赏,他们的成绩就会有显著提高。[37] 沙克所发现的测验成绩的动机效应,仍困扰着当前的一些研究。例如,由于精神分裂症患者不能有效地利用额叶,因此在威斯康星卡片分类任务中的作业成绩很差,这被称为低额叶功能假设(hypofrontality hypothesis);但是研究发现,如果患者成绩良好就给予其报酬奖励,他们的测验成绩就会提高。[38]

在功能性神经成像研究中也存在这个问题。近期,有研究者运用一种名为元分析的统计技术,将 155 项精神分裂症患者的功能性磁成像研究数据予以汇总,得出了涉及 4043 名患者和 3977 名健康被试的总结论。[39] 研究发现,精神分裂症患者在完成威斯康星卡片分类任务或相似任务时不能激活额叶,这似乎证实了低额叶功能假设。不过,在进行磁共振成像扫描时,患者必须躺在狭窄的环道里,且要尽力忽略机器发出的强噪音;显然,患者肯定希望尽快离开这种令人烦躁的环境,自然也就更可能出现动机问题了。

1990 年代的研究发现,智力缺陷看似在个体患病之前就已经出现了,这似乎进一步说明了神经认知测验成绩与精神病之间存在着密切的关系。这一结果来自大型的同期群研究,研究者首先要对年轻的被试进行智力测验或相关评估,随后对其进行若干年的随访。例如,为了解个体对医疗保健的需求是如何随年龄增长发生变化的,研究者对数千名英国婴儿进行了追踪研究,直至他们成年,结果发现精神分裂症患者在成长的早期发展非常缓慢,学会走路和说出第一个词的时间都比较晚,在学校的言语技能测验中成绩也非常差。[40] 以色列的一项研究也发现,成年后被诊断患有精神分裂症的个体,在青春期时参加入伍前智力筛查测验的成绩非常低。[41]

从表面上看,这些研究结果似乎都证实了在个体患有严重的精神病前,大脑就出现了损伤。不过,通常我们需要对此类研究结果做出详细地审查。首先要问的是,一个人是否有可能既患有精神分裂症,同时还拥有高智商,答案当然是肯定的。1994年诺贝尔经济学奖得主约翰·福布斯·纳什(John Forbes Nash),被诊断患有偏执型精神分裂症,他的传记被广为传颂[42],随后被拍成了电影,可以说,他可能是最广为人知的精神病天才了。当然,类似的人还有许多,一些研究者也曾探讨过精神病倾向是否与超常的创造力相关联(这是一个得到相当多证据支持的命题[43])。

高智商并不意味着不会患上重度精神病,于是一些研究者试图找出高智商精神病患者与存在严重认知障碍的精神病患者之间的区别。最近就有一项研究对已完成大学学业的精神分裂症患者和很少学业成功的精神分裂症患者进行了比较,结果发现前者更有可能患上抑郁症,但不太可能出现阴性症状。[44]因此,在没有认知障碍的情况下,情绪困扰似乎会更加突出。除此之外,没有发现其他的差别。

使情况更复杂的是,认知方面的研究证据并不具有特异性。任何时候对精神分裂症、双相障碍和抑郁症的成年患者进行比较,他们之间的相似性总是明显多于差异性。[45]与精神分裂症患者相似,后来被诊断为患有双相障碍和抑郁症、但当时尚未发病的儿童,在认知测验上的成绩比较差。[46]

精神分裂症患者在大多数的智力和神经心理测验中的成绩好坏,与其幻听、妄想等症状的严重程度之间似乎没有相关[47](虽然一些特定的认知能力可能对某些症状产生影响)。事实的确如此,最近一项美国研究中,约1500名精神分裂症患者接受了测试,结果发现阳性症状与其认知能力之间的相关基本为零。[48]与此相反,许多研究发现阳性症状与抑郁和焦虑水平之间存在着密切的相关。[49]例如,荷兰心理学家伊内兹·梅因-吉梅兹(Inez Myin-Germeys)所做的系列研究中,研究者要求患者详细地记录日志,分析发现,即使具有明显阴性症状的患者也会对生活中微小的消极事件异常敏感[50],而这种敏感性与一系列认知测验成绩之间都无相关。[51](当然了,这一研究结果与我们上文提到的药理学证据完全一致,而药理学证据强调多巴胺神经元在强烈的情绪性刺激的加工过程中的作用。* 不过,它仍然难以和克雷佩林对精神分裂症的神经退

---

* 最近几年来,有一种用非情感性精神病来代替精神分裂症(被诊断患有双相障碍或者抑郁症的患者有时被统称为情感性精神病)的趋向。在这章我必须强调的一点是,根本没什么非情感性精神病。

行性疾病假设以及有关精神病的多数现代生物学解释达成一致。）

不可避免的是，一些心理学家开始重新思考认知障碍对精神病的影响。例如，就职于洛杉矶加利福尼亚州立大学的迈克尔·福斯特·格林（Michael Foster Green）[52]已经注意到，一般认知测验的成绩与社会功能之间存在着密切关系。测验成绩差的患者在维持朋友关系、与他人打交道、保有工作等方面存在困难。由于我们在每天的生活中遇到的最复杂的、最难处理的刺激物就是他人，所以患者的思维和推理障碍必然会导致上述困难。

格林据此认为，认知功能失调是精神病的核心特征；但在我看来，上述发现其实可以得出另一个完全不同的结论。或许那些头脑缺乏灵活性的人，也是缺少朋友的人，突然间有幻听或者偏执思维出现会使他们不知所措，感到很害怕。在这种情况下，他们很可能中止接受精神病治疗。不过从另一方面看，那些能够退一步对自己的症状进行仔细思索的人，很可能并不需要精神病学帮助，靠自己即可渡过难关，尤其是那些有很好的社会关系、职业背景和长期目标的人。

想要检验这个假设，就需要了解社会功能正常的精神病患者在认知测验上的成绩如何。我们必须记住，每一个前来接受治疗的患者背后，都会有 10 名未寻求治疗的患者。如果认知障碍是精神病的核心特征，那么这些未接受治疗的患者同样会存在认知功能障碍。另一方面，如果认知功能影响人们自行应对问题的能力，这些未接受治疗、生活正常的人的测验成绩应该和正常人一样好，甚至更好。

伦敦精神病学研究所的博士生卡罗琳·布雷特（Caroline Brett）最近所做的一项研究发现，能够正常生活的精神病患者在大多数认知测验上的成绩要优于普通人，至少和没有精神病症状的人一样好。[53]该研究结果尚未发表，不过据我所知，这是目前唯一试图解决上述问题的研究。

如何对精神病进行解释

在本章以及前两章中，我对生物学研究证据的批评意在说明，传统精神病学随着新克雷佩林运动的到来已经达到了发展顶峰，但它不仅未能带给患者以实质性的帮助（有人可能会提到抗精神病药物，但是它的发现纯属偶然），也未能对精神病做出可信的解释。之所以做出如此判断，并不是因为生物学证据缺乏，而是因为研究结果得到了错误的解释，且被强塞到并不适合它的生物医学框架中。当前急需的，是一种能将有关精神病病因的社会学、心理学和生物学观点整合在一起以解读重度精神病的新方法。

在我上一本书《解读疯癫》中，我详细介绍了一种可以替代新克雷佩林理论体系的新兴理论。[54]在本章的余下部分，我会对这一理论做简要介绍。理解这个理论的关键是要认识到：尽管对于谁患有精神分裂症、谁患有双相障碍等问题，我们可能存有分歧，但是对于谁有幻听、谁有偏执性妄想、谁有轻度躁狂等等方面，我们是能够达成一致的。事实上，没有人到精神病诊所诉说自己患有"精神分裂症"或"双相障碍"，除非有好心的精神病专家告诉他们这么说；人们来到诊所都是在诉说自己的各种行为和经历，医生将这些称之为"症状"，不过唤作"主诉"会更好些。理解这些主诉的内在机制，与诊断一位幻听者为"精神分裂症"抑或"双相障碍"毫无关系，因而完全不必在意精神病的分类。一旦这些主诉得到了解释，也就不需要理会所患何疾了。

为了充分说明如何利用这种方法对精神病进行解释，有必要对关于各种精神病症状的重要研究做一些介绍。但是本章篇幅有限，无法进行全面讲解，感兴趣的读者可以读一下《解读疯癫》这本书。不过，在此我会首先较为详细地介绍一下，在最近一些研究中人们对偏执性妄想（我对这种症状的研究非常深入）发生原因的解释；随后，我将简单介绍一下在幻听发生原因的研究方面所取得的巨大进展。

偏执的起因

奇特的或者妄想性的信念可能是精神病最明显的表现特征，这类信念通常表现为少数几个主题。有些患者存在夸大性观念（grandiosity）（例如，患者觉得自己是历史性的重要人物，家财万贯或者有超能力）。有些患者会感觉内疚（患者觉得自己犯了大罪）、嫉妒（虽无任何证据，仍觉得配偶对自己不忠）或者爱意（患者非理性地认为自己被一个重要人物，如明星或有名的政客，所仰慕）。然而，到目前为止，比较常见的就是偏执性妄想（paranoid）或者被害妄想，患者觉得自己是某种恶意阴谋计划要伤害的对象。[55]我的一项研究发现，在255名初次入院的精神病患者中，约90％有这种信念。[56]

有时患者坚信他们正受到周围人的迫害。例如，本书开头部分提到的彼得，感觉一些早已失去联系的朋友正在计划攻击他，甚至要谋杀他。其他人，如保罗，在本章开头也提到过，他怀疑自己是有组织的政府阴谋集团的受害者，或者是互济会、中央情报局之类秘密组织要伤害的目标。在上一章中，我曾经论述过，这种信念常常在个体受侵害之后出现,尤其是当个体原本就难以与他人形成亲密的、信任关系的情况下。心理学的任务就是向患者解释,为什么这些经历会导致他们出现临床上的妄想信念。

受到精神病疾病模型根深蒂固的影响,精神病学家曾经坚信,妄想是"空洞的言语行为,妄想的内容与周围环境或自我无关"。[57]然而,最常见的妄想性信念往往反映了个体对自己社会位置的担忧,说明了这些信念必定与个体对自身存在的关注有密切关系。当然要区分妄想性和非妄想性信念是有一定困难的。在第五章中,我曾提到安德鲁的例子,他是一名退伍军人,精神病医生认为他患有偏执型精神分裂症。如果孤立地看待他的行为,就很容易理解精神病医生为什么会认为他存在妄想;但如果了解到他的经历,则能明晓他为什么会出现妄想性信念。实际上,这种不断增强的妄想性信念是基于其遭遇的可被预见的反应。如果我们认识到多数人都曾不同程度地体验过被迫害、被责难带来的恐惧,以及人们偏执的严重程度是一个连续体的事实,辨别妄想性信念也就没那么困难了。[58]值得注意的是,在全人口中,偏执倾向的分布并不符合标准的"钟形曲线"。在分布特征上,偏执与IQ、身高等特质的分布形态是不同的,大多数人的IQ和身高等特质处于正态分布曲线的中间部分,只有少数人处于两端。而大多数人的偏执水平都是比较低的,偏执水平较高的人也很少。这种差异很有启发性,因为身高或智商等呈正态分布的特质往往受许多独立因素的影响,而偏执程度的分布特点则说明一些影响因素之间存在交互作用(同时出现)。[59]

尽管如此,我们仍能观察到患者的偏执倾向存在区别。英国心理学家彼得·特罗尔(Peter Trower)和保罗·查德维克(Paul Chadwick)就曾经发现,[60]一些患者持有"可怜的我"偏执信念(poor-me paranoia),觉得自己不应该遭受这样的伤害;而另一些患者持有"可恶的我"偏执信念(bad-me paranoia),觉得自己应该受到惩罚,这可能是因为他们觉得自己具有某些十分令人憎恶的品质,或者认为自己曾经犯过严重的错误。持有"可怜的我"偏执信念的患者,自尊水平往往低于常人;而持有"可恶的我"偏执信念的患者,不仅有极低的自尊,还伴有极高水平的抑郁。[61]

上文谈到的两个偏执患者中,很显然,彼得属于"可怜的我",而保罗属于"可恶的我"。在临床实践中,前一类患者数量要比后一类患者多很多。[62]不过,患者的偏执类型常常发生改变。有的患者在大部分时间有"可怜的我"偏执信念,但有时会在很短时间内变成"可恶的我"。[63]另一方面,非精神病性偏执的个体总是持有"可恶的我"偏执信念,觉得他人有理由怨恨自己。[64]把这些信息串在一起,就会发现,对于大多数偏执患者来说,在从非精神病性妄想发展成为精神病患者的过程中,其偏执信念会从"可恶的我"变为"可怜的我",而后来回变换(图1)。

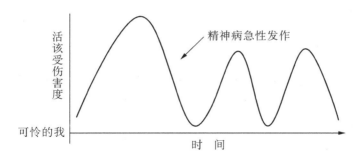

图1　偏执信念的可能发展历程

这些观测结果说明,自尊方面存在的问题可能是偏执信念的起因。之前也有人提出过这一观点。例如,早期的精神分析学家曾提出,被害恐惧之所以发生,是因为患者无法有效防御消极的自我感受。虽然不同的精神分析学家对这一理论有不同的阐述(弗洛伊德认为偏执是由于个体试图否认潜在的同性恋情感而引起的[65]),但他们一般都认为,偏执者实际上是在推卸本应承担的责任,从而回避可能发生的消极后果,以保护自己脆弱的自尊。[66]这一观点似乎很有说服力,很多心理学家据此认为,应该把偏执视为一种"伪装的抑郁"。[67]

偏执的心灵

对偏执做出合理的心理学解释当然一定要有实验证据的支持,如精神分析学家一样仅靠临床判断是不够的。在过去的二十年中,就偏执患者如何解释他们生活经验这一主题,我尝试开展了一些研究。

大多数人总会对自己经历事情的原因进行思考。据估计,我们在说话的时候,大约每一百个词就有一个词是"因为",或者和它意思差不多的词。[68]很久以来心理学家就认为,我们陈述原因的方式——有时称之为因果归因(*causal attributions*)——对我们的心理健康有深远影响。例如,自责的归因称为内部归因("我很笨,所以我考试没及格"),而将原因归结于环境("考试题目太难了")或者他人("出题者就想难倒我")则称为外部归因。归因还可以分为稳定归因和不稳定归因,如果个体所说的原因无法发生改变则为稳定归因("我很笨"),如果可以人为使其发生改变则为不稳定归因("我太忙了,没好好复习")。归因还可以分为普遍归因和特殊归因,前者是指原因对我们生活的各方面都产生影响("在压力情境下,我无法很好应对"),后者是指在某种特殊情境下原因才对个体产生影响("我总学不好数学")。当然,研究者已经提出,对于消极事件倾向于做普遍归因、稳定归因和内归因的个体更有可能患上抑郁症("我考试没考好是因为我太笨了")。[69]当处于逆境的时候,这样的人对自己的评价非常低,自尊直线下降,因而更容易崩溃。相反,心理健康的人倾向于对积极事件做出内部、稳定的和普遍的归因("做得好是因为我工作勤奋"),对于消极事件倾向于做出外在的、不稳定的和特殊的归因("那天我运气不好")。虽然有时候这样的归因不一定正确,但是,这种思维方式使我们面对突如其来的消极事件时有所缓冲,使我们遭受挫折后能够快速恢复。

在最初的一些研究中,我发现与正常人相比,偏执妄想患者倾向于对消极事件做出过度的外归因,[70]尤其是当消极事件涉及其他人的时候。[71]出现问题时责怪别人,这样做似乎能使他们有一种主宰者的感觉。正如早期精神分析学家的观点,这种做法其实是一种不正常的防御机制,使个体不会感到自尊的下降,偏执是作为一种副产品而出现的。按照这一观点,为避免产生消极的自我信念而把不幸归结于外在原因时,偏执患者必然会去怪罪他人,被害妄想由此产生。

这个理论很有意思,这使一些研究者尝试去研究妄想患者的发病原因。但是他们的研究结果却很不一致。令人失望的是,虽然有许多研究复现了我们的研究结果[72],但仍有一些研究得出不同结论。[73]不过,只要仔细分析一下这些研究所选用的被试,就会知道为什么不同研究的结果不一致了。最近,美国、澳大利亚和荷兰的研究者都报告,只有重度精神病患者(这些患者大多都有"可怜的我"偏执信念)会对消极事件做出外部的、防御性的归因,但是在偏执信念测验中得分很高的正常人却没有进行这样的归因方式(这些人大多倾向有"可恶的我"偏执信念)。[74]精神病学研究所最近报告,只有夸大性偏执患者会做出防御性归因(据推测这些患者很可能是持有"可怜的我"偏执信念),而较少夸大性偏执的患者则没有。[75]与此同时,选择那些自我信念由"可怜的我"转变为"可恶的我"的被试,对其数据进行分析发现,只有在"可怜的我"阶段,被试才对归因测验做出异常的反应。[76]这似乎说明只有"可怜的我"患者才会做出防御性归因,而且这种归因是间歇性的。

这一观察结果促使我对偏执患者的自尊进行了更为细致的研究。之前大多数研究只对患者进行了一次测评,相当于给患者的心理过程拍了个快照。然而,心理过程更像是电影,而不是照片——随着生活中出现的问题不断得到解决,我们的心理过程也在不断地变化。为此,荷兰马斯特里赫特的心理学家伊内兹·梅因-吉梅兹(Inez Myin-Germeys)和他的同事提出了一种检测思维和情绪变化的方法——经验取样法(*experience sampling method*)。在研究中,需要患者佩戴一个电子表,它在一天中会随机响几次。每次"哔哔声"响起,患者就要填写一个简短的记录,记录下他们正在做什么、正在想什么、情绪怎么样。

薇薇安(Viviane),伊内兹的博士研究生之一,她选取了三组被试,(第一组是有偏执妄想的患者(大部分持有"可怜的我"偏执信念),第二组是在偏执测验中得分较高的正常人,第三组是非偏执的正常人)运用经验取样法来获取患者自尊方面的信息。他发现,总体上来说偏执与自尊的相关比较低,但是二者之间的相关是非常不稳定的,每次记录的自尊有很大的波动。[77]最近,薇薇安、伊内兹和我对研究数据进行了深入分析,结果尚未发表,但我们发现患者偏执的增强总是出现在患者自尊下降和愤怒情绪爆发的时候。这似乎说明偏执患者一直在挣扎着维持其自尊,只是往往以失败告终。

虽然这些研究结果在一定程度上增强了偏执归因模型的合理性,但还是不太令人满意,因为这些研究结果没有对患者发病时怪异的阴谋论做出解释。保罗就曾坚信共济会成员要伤害他。还有一些患者认为自己要受到一系列对象的迫害,如超自然力量(魔鬼、撒旦信徒、邪恶的精神力量)、科技力量(外星人、科学家秘密组织)、政治力量(内务部、南非密勤局)或者想象出来的由其遇到的人组成的阴谋团体(所有的邻居都是成员,由住在街道另一头的一位年轻人领导)等。似乎有什么东西阻止他们对这些奇异幻想做出质疑。这就需要谈一谈偏执思维产生过程中的另外两个重要因素了,这是由其他研究者提出的。

若干年前,伦敦精神病学研究所的一位心理学家菲利帕·嘉瑞蒂(Philippa Garety)发现,患有妄想的精神病患者,在尝试理解人们日常生活中不断遇到的具有矛盾性的信息时,往往仓促做出判断。[78]例如,想象有这样一个老板,有时会因员工的些许成绩而大加赞扬,有时却严厉而挑剔。在这种情况下,我们很难知道老板到底在想什么。如果我们不立刻下结论,再等一等,多收集一些信息,就可能了解他究竟是怎么了。

精神病学研究所的研究者采用了一个看似简单的测验,来评估个体在这种情况下,是否存在仓促做出判断的倾向性。他们给被试看两个装满珠子的瓶子,一个瓶子里大部分都是白珠子,只有少量的红珠子,另一个瓶子里大部分都是红珠子,只有少量白珠子。然后将瓶子藏起来,只给被试看一个珠子,然后告诉他们有两个选择,猜一猜这颗珠子是从哪个瓶子里面拿出来的,或者还可以要求再看一颗从这个瓶子里拿出的珠子。大部分人都要求再看几颗珠子,之后再做出判断。结果发现,精神病患者,尤其是妄想狂患者,倾向于过早做出猜测;[79]事实上,很多精神病患者只看了一次珠子就开始猜测。这一结果得到了随后一些研究的支持。

偏执患者很难理解他人的思维,[80]这可能是影响偏执思维产生的另外一个因素。这个观点最先是由伦敦大学学院的心理学家赖安纳·科克伦(Rhiannon Corcoran)和克里斯·福瑞斯(Chris Frith)提出来的。在日常生活中,我们常常尝试猜测其他人在想什么,预测他人可能做什么。这种技能有的时候被称为"心理理论"*(ToM),这个称呼具有一定的误导性,到目前为止,发现只有人类有心理理论,心理理论对于维持人与人之间复杂多样的人际交往是十分必要的。可以通过以下几种方式对心理理论进行评估,如让个体对暗示进行解释("亲爱的,我工作要迟到了,但是衬衫还没熨呢"),或者检测他人是否有错误的信念或者运用欺骗来解决问题。自闭症儿童就很难解决这类问题,因此有人提出,正是由于自闭症儿童不能理解他人,才导致他们在成长过程中出现严重的社交和言语问题。[81]赖安纳·科克伦和克里斯·福瑞斯认为,由于偏执患者的心理理论可能存在某种尚未查明的障碍,导致他们不能正确地理解他人的意图。从直觉上看,这个观点具有一定的合理性,在某些情境下,由于不能够正确解读他人的态度,患者可能觉得有人要伤害自己。事实上,虽然有研究一致表明,精神病尚未康复的患者在心理理论测验上的成绩很差,但是还没有研究证明心理理论与偏执之间存在明确的相关。[82]不过也有可能是因为心理理论障碍对偏执思维的影响是间接的。例如,我在一项研究中发现,心理理论技能低下的正常人遇到消极事件时,倾向于做出

指责他人的归因——也就是说,如果我们最近和他人之间出现了不愉快(例如,一个朋友不理我),我们可能认为,这是由那个人身上的一些持续性的特质导致的(他很坏),而不能从他的角度来看问题(这个人可能最近不太舒服或者压力很大)。[83]

最近,我有机会在同一批被试中同时研究上述三个对偏执思维可能产生影响的因素——自尊问题、仓促做判断和心理理论问题——有史以来第一次能够对三个因素的相对重要性进行评估。这一研究受到了英国药物研究慈善机构维康信托基金(Wellcome Trust)的资助,除了我之外,研究团队还包括以下成员:赖安纳·科克伦

---

* 美国的动物行为学家戴维·普雷马克(David Premack)和加里·伍德拉夫(Gary Woodruff)在他们著名的论文《黑猩猩有心理理论吗?》一文中最先用了"心理理论"一词(行为和脑科学,4:515—26,1978)。

（Rhiannon Corcoran，诺丁汉大学）、彼得·金德曼（Peter Kinderman，利物浦大学）、乔治娜·卢维斯（Georgina Rowse，谢菲尔德大学）、罗伯特·霍华德和奈杰尔·布莱克伍德（Robert Howard & Nigel Blackwood，伦敦大学精神病学研究所）。[84]我们的一个研究目标就是，对被诊断为患有精神分裂症及抑郁症的两组偏执患者进行比较，以便能够确定，上述三种因素的内在心理过程与患者的被害信念相关，而不是与某一特定的诊断相关。另一个研究目标就是，将偏执患者与已经康复的偏执患者进行比较。我们选择了四种被试——有被害妄想的精神分裂症患者、被害妄想已消除的精神分裂症患者#，有偏执信念的抑郁症患者和没有抑郁症的偏执患者。我们还找到了一组在晚年（65岁以后）出现偏执信念的被试，因为一些精神病学家认为，这种较晚发病的精神病可能与常见的、青年期发作的精神病存在差别。为了更好地进行比较，我们还招募了从未患过精神病的被试，包括年轻的和年长的。总共230多名被试被安排接受了约三个小时的精神和心理测验（为了避免被试疲劳，测验分为几天进行）。虽然得到的研究结果很复杂，但是总的结论还是很简单的：三个因素对偏执妄想的影响都很重要。

有读者可能要问，这些研究结果与我们上一章中讨论过的偏执患者的不安全依恋、受迫害经历之间有什么关系。答案是，不安全依恋和受迫害经历是导致个体出现低自尊和高防御性归因方式的环境条件。实际上，这也是我们在临床上常常观察到的现象：保罗的低自尊似乎源于儿时母亲的丧失及与父亲的糟糕关系，因此他在担任租车驾驶员多次遭遇威胁后出现了偏执信念。

对于不幸的经历是如何使个体产生偏执思维这一问题，根据上述研究，我们绘制了一个很简单而合乎逻辑的路径图（图2）进行解答。需要注意的是，在该理论模型中，对威胁的强烈预期是路径中的最后一步，这与一些研究的结果是一致的。由于篇幅限制，这里就不过多介绍此类研究了。在这些研究中发现，对威胁做出过高估计的倾向与临床评估的偏执程度之间存在较高相关。这一研究结果几乎可以被纳入偏执思维的定义之中。[85]重要的是，这些研究发现，偏执患者倾向于对所有不愉快的社交活动都做出过高的估计（如遭到朋友冷落和批评），而不仅限于与偏执信念相关的特定威胁。

我们也试图去招募从未出现偏执信念的精神分裂症患者。然而这异常困难，原因可能出在诊断规则上，如果没有出现过偏执信念，任何人都很难被诊断为精神分裂症。

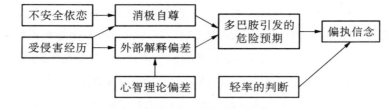

图 2　偏执信念产生模型

从这一模型可以看出,整合心理学和生物学数据以对偏执做出解释是很有希望的。上文曾讨论过,中脑多巴胺系统负责对可能发生的危险做出预期,以实施回避行为。而对多巴胺系统有影响的药物(如安非他明)有时会使正常患者出现偏执反应,这可能是因为药物使个体对危险做出过高估计。当然,药物效应并不意味着患者的妄想是由多巴胺系统异常导致的,更有可能是因为逆境经历使患者的多巴胺系统敏感性增强,从而导致疾病发作。在某种程度上说,多巴胺系统的敏感性增强可以看作是一种适应——环境中不断有威胁出现,因此大脑提高了对今后不良经历的敏感性。

很有可能,中脑的多巴胺系统不仅对源于他人的危险做出预期,对持有"可怜的我"偏执信念的患者来说,他们对自我威胁的预期也是多巴胺系统在发挥作用。毕竟,这类患者不正常的归因可以看成是一种回避反应,用来降低消极自我观念对自身造成的威胁。[86]如果这种假设是正确的——我们现在还不能证实这个假设——就能够解释为什么精神病发作时,大脑内多巴胺水平会出现异常,同时患者的偏执信念也由"可恶的我"变为"可怜的我",并开始对消极事件做出外部归因。这个假设为今后的研究提供了方向,即通过研究多巴胺系统在思维控制方面的作用,来揭示这类心理防御的生物学机制;不过到目前为止,心理防御机制还是精神分析学家的研究领域。

幻听

虽然幻听没有偏执妄想那么常见,但是却会使前来治疗的患者感到非常痛苦。(在我们的一项研究中,作为研究对象的大部分符合 *DSM* 对于精神分裂症诊断标准的 255 名首发精神病患者中,有 69% 存在幻听症状;[87]另据估计,被诊断为患有双相障碍的患者中大约 10%—15% 有幻听症状。[88])有些患者报告幻觉中的声音来自外界,但也有很多患者说声音来自大脑内部某处,还有人说声音来自外星人(常有患者认为他们被外星人植入了某种无线接收器)。

1980 年代中期，我开始走上临床工作岗位，并接触到存在幻听症状的患者，那时我才发现自己所接受的专业训练并没有涉及幻听的治疗。从患者的诉说中，我开始了解到他们所说的声音并不是神经系统受损后随机发生的痉挛引起的。有一个患者听到有人指责他是个同性恋，感到非常痛苦，以至于觉得有可能是一位过路人捣的鬼，为此还打了那个人。另一位患者认为听到了魔鬼的声音，还有患者听到有一群人在辱骂她，让她自杀。后来遇到的汉娜——上一章曾提到过她——说听到了让她感到高兴和慰藉的声音。在每个案例中，声音都有明确的发出者，且患者与声音发出者之间形成了一种复杂而有意义的关系。我试图理解患者所诉说的经验，但却发现大学时期所学的心理学理论对此帮不上什么忙。

1920 年代，瑞士著名心理学家皮亚杰（Jean Piaget）与俄国著名心理学家维果斯基（Lev Vygotshy）进行了一场争论。当时，西方并不了解维果斯基，但是后来他被人们公认为是发展心理学领域最重要的研究者。他们两人都观察到 2 到 4 岁的儿童会有很多时候是自己和自己对话。在皮亚杰看来，[89]这是因为在该年龄段的儿童处于自我中心阶段，尚未意识到没有人在听他说话。而维果斯基的看法[90]恰恰相反，他认为儿童正在和一个对他来说非常重要的人进行惬意的交流：这个人就是他自己。最终维果斯基的观点占了上风。维果斯基进一步指出了儿童获得言语思维能力的过程。他认为，最初儿童的思维过程和没有语言的动物很相似。然而，快到一岁时，儿童开始获得运用词汇的能力，此时，思维和语言是两个相互分离的过程。很快儿童意识到，他不仅能够利用语言与照顾者之间传递信息，而且还能够与自己交流信息。维果斯基认为在这个时候思维和语言融合了。随着儿童年龄的增长，他最终将学会不出声地运用语言，在这个时候，社交言语与"内部言语"再次出现区别，内部言语变得非常简短和简洁。

内部言语在我们的精神生活中是无处不在的，除非引起了我们的注意，否则我们很少能意识到它。如果闭上眼睛，随着思绪遨游，你会发现总有不停歇的内部声音一直围绕着你。运用这种内部声音，我们可以评论自我当前的遭遇，可以静静地表达愉悦或沮丧，可以计划下一步的行动，也可以为做错事责备自己。开始精神病治疗工作后不久，我发现幻听患者的内部言语功能出现了问题，而这一观点早在我还没有想过做一名临床心理学家之前就已经有人提出过了。

成年后，当我们运用言语不出声思考时，也伴有相应的神经肌肉活动，这种活动和我们小时候仅能进行出声思维时伴有的神经肌肉活动是一样的。当我们在进行言语思维时,如果把电极放在嘴边和喉部,就能够检测到负责语言肌肉中出现了微电流,这一过程被称为默诵(*subvocalization*)[91](当然,这不意味着我们得需要言语肌肉来思考——如果不幸失去了言语肌肉,个体的智力是不会受到影响的)。1940 年代,在美国康涅狄格州工作的精神病学家路易斯·古尔德(Louis Gould),最先想到对患者幻听发作时的言语肌肉做电流记录。通过一系列出色的研究[92],他发现幻听与默读增强之间存在着联系,这一研究结果也得到了后来许多研究的证实。[93]在其中一项研究中,他用灵敏的麦克风记录下了正在默读患者的真正的幻听言语(患者正在低语)。[94]

上述结论得到了最近神经成像研究的支持,该研究利用功能性磁成像等新技术,对患者出现幻听时大脑不同区域激活的程度进行了探查。结果发现,幻听与左额叶、颞叶等言语相关脑区的激活之间存在相关。[95]很显然,这说明幻听患者会错将自己的内部言语归为外在的声音。换句话说,幻听的出现并不是源于知觉问题,而是对知觉的来源做出了错误的判断。

通过测量幻听患者和正常人区分内生意念(*self-generated thoughts*)和外在刺激的能力,就能对该理论进行检验,这一技术被称为声源检测技术(*source monitoring*)。例如,在二十多年前的一个系列研究[96](至今还有人在重复这个研究[97])中,我让幻听和非幻听患者听一段简短的、突然出现的白噪音(当收音机调台没调好时就会出现这种声音),有一半的白噪音中夹杂着人声。每次播完白噪音后,询问被试是否听到了人声,之后利用信号检测分析技术(*signal detection analysis*)对被试的判断进行评估,可以得到两个测量指标——知觉敏感性(*perceptual sensitivity*,也就是听觉的敏感性)和知觉偏差(*perceptual bias*,在不确定的情况下,认为听到人声的倾向性)。正如我们所预计的,幻听患者在知觉敏感性上与对照组没有差别,却在知觉偏差上存在显著差别。在不确定的情况下,他们几乎总会默认有声音出现,这种反应与正常人迥然不同。

其他的声源检测技术也得到了相似的结果。例如,伦敦精神病研究所的心理学家路易丝·琼斯(Louise Johns)[98]实施了一个系列研究,在研究中让患者和对照组被试大声诵读一段内容并录音,而后利用电子技术对声音进行失真处理,随后再通过耳机回放给被试。在实验的几个节点上,将被试的声音换作他人的声音(同样经过失真处理),在被试听完录音后询问哪段声音是被替换的声音。琼斯发现,在这种情况下,幻听患者常常错误地将自己被扭曲的声音认作是他人的声音。

其他研究者则探索了声源检测过程所依托的生理过程。圣地亚哥大学的朱迪丝·福特(Judith Ford)[99]通过一系列电生理学的研究发现,当正常人用语言进行谈话或思考的时候,大脑颞叶的听觉区域对声音的敏感性会降低,原因是左额叶言语产生区域出现的信息使听觉区域"关闭"。这就避免了个体将内生言语与外在的声音相混淆。就像大脑在对自己说:"别听了,你自己在讲呢。"福特发现在幻听患者身上这种机制存在缺失。

幻听源于声源检测错误的观点,在一定程度上能够解释,为什么幻听患者在特定的时间、尤其是在特定情境下才出现幻听症状。患者多在周围非常安静的情况下、或者遇到不规则刺激时出现幻听,例如当背景声音是洗衣机声、或者没有调好台的收音机声时。[100] 这可能是因为,在这些情境下他们很难对自己的所想和所听进行区分。相反,读到或者听到自己喜欢的内容则会抑制幻听的出现,可能是因为这些活动占据了大脑的言语和听觉过程。

这一观点也有助于解释幻听与创伤之间的关系。创伤经历常常会使人产生侵入 *181* 式的、生动且痛苦的意念。[101] 非精神病患者在经历过生命受到威胁的事件后,例如灾祸或战争,常常报告出现了对灾难场面的闪回和鲜明的梦境,还会突然冒出令人不安的意念(这是创伤后应激障碍的典型症状)。实验研究发现,这种认知负荷较低的意念并不是个体自愿发出的,因而特别难以觉察和进行自我控制,由其引起的情绪反应常使个体的问题变得更加严重。曼彻斯特大学的托尼·莫里森(Tony Morrison)曾经是我的同事,他发现幻听患者非常担心自己的思想失去控制,常常竭尽全力去抑制这种插入性的意念。[102] 结果往往适得其反,愈想抑制这种意念,它再次出现时反而愈清晰。[103]

如同前文呈现的偏执病因分析模型,在此,我们将关于幻听的研究成果综合起来,也建构了一个相对简单的幻听发生模型,具体见图3。

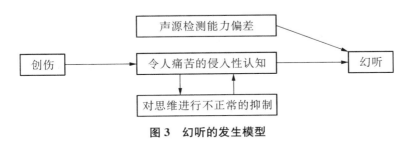

图3 幻听的发生模型

精神病并不仅仅是大脑疾病

在本章中,通过介绍当前人们对偏执妄想和幻听等症状发生机制的理解,我尝试 *182* 对精神病理学中依赖患者主诉做出判断的方法论倾向进行了说明。尽管对思维混乱[104]和躁狂症[105]发病原因的研究已取得了丰富的成果,但对于引起冷漠和社交退缩等阴性症状的原因,研究进展还很有限。由于篇幅有限,对上述研究的进展就不做详细介绍了,但我希望已经清楚地呈现出该研究取向与先前克雷佩林研究范式之间的区别。通过关注症状而不是关注诊断,我们就能够看到患者的不幸经历是如何导致其出现相应症状的。我们并不认为大脑功能异常是精神病的主要原因,以患者主诉为依据的研究已经表明,不能脱离外在社会环境单独地研究大脑。在临床工作中,我们必须认识到,倾听患者讲述自己的经历是非常重要的,"他们"这些精神病患者与心智健全的"我们"之间的界限其实非常模糊。

由此一来,我们就不得不重新思考大脑与精神病之间的关系;同样,也有必要重新审视以修复二者关系为目标的传统治疗方法的价值。在本书最后一部分,我会对为何当前的精神病治疗方法并不能如精神病学家所认为的那般有效进行系统的分析。如此,便回到了本书开头的那个悖论:虽然有研究者声称,在精神病病因的理解和治疗方法方面取得了很大的进步,但与一百年前相比,现在精神病患者的境遇和命运并没有得到太多的改善。

第三部分

治疗疯癫的药

第8章　临床试验中的科学、利益和政治

借助有效的宣传，芝麻可以变成西瓜。

——马克·吐温《亚瑟王朝中的康州美国佬》

弗洛伊德说过，心理干预的一项重要目标在于，把"歇斯底里的痛苦（hysterical misery）转变为可接受的烦恼"[1]。他承认，治疗对于转变既存的现实是无能为力的；然而，我们仍可期待得到它的帮助，以应对生活中遇到的无法逃避的挫折和不幸。

格拉汉姆（Graham）是我十多年前的一位患者，每年他都会给我打一两次电话，说一说他的近况。如今他是一名教师，对自己的工作大体满意——考虑到第一次见面时他是那么无望和失落，这样的结果还真算是了不起的成就呢。他的婚姻生活时晴时阴，虽不致解体却总是磕磕绊绊——上一次通话时他还正与妻子闹分居——不过看上去他倒是可以轻松应对。作为一个虔诚的教徒，他是当地教会的活跃分子，有许多志趣相投的朋友。擅长运动的他还是当地板球队的队员。

第一次见到他时，他刚刚治愈急性精神病发作回到家中。从他的讲述中得知，过去 5 年中，他每年至少要住院一次，颇有规律。他拥有历史学研究生学历，出自一个成功的家庭（父亲是一位享有国际声誉的科学家，哥哥和姐姐分别精通医学和法律），因此只要感觉精神状态不错，他就会努力谋求满意的职业。凭借家庭和教会的关系，他的求职过程通常都很顺利。然而，往往开始工作后不多久，他就会莫名其妙地对同事产生疑心，并很快发展成为偏执妄想，甚至想象有人要暗算自己，并为此大光其火。在我认识他之后不久，这种情况再次发生了。他与所在某慈善团体的领导发生了激烈的争吵，几天之后他再次住进医院。我去探望他时，他情绪很激动，且充满敌意，甚至毫不客气地表示，这次复发的主要原因就是我的无能和缺乏理解力。我实在不知道该做些什么，只好默默地听着他对我咆哮了大半个钟头。后来他告诉我，正是我毫无怨言

的倾听给他留下了深刻的印象。

格拉汉姆的困扰似乎深受他思考人际关系的方式之影响。为了帮助他以更现实的态度对待他人，我们共同设计了一些简单的练习。我要求他只要感到紧张或疑心，就把自己的想法写在日记上。随着治疗的推进，面对令人不安的事件时，他逐渐能够检视自己最初的想法，并试着对事件做出不同的解释，并且逐渐可以独立做到这一点。很快，他就能够熟练地注意到内心最初的偏执意念（incipient paranoid ideas），且无须经过反复的诘问和推理。治疗中突破性的进展出现在一场板球比赛中。当时，他发觉自己在反复思忖球队中一名富于攻击性的队员，猜想这家伙正计划让自己出丑并把自己赶出俱乐部。突然间他意识到，这个难缠的家伙几乎已经惹恼了整个球队，而不仅是他一个人，刚刚的猜疑实在是毫无意义。想到这儿，格拉汉姆不禁为自己的愚蠢念头笑出了声。

格拉汉姆最近一次婚姻似乎加剧了他的困扰。妻子名叫玛丽（Maria），是一个迷人但有点暴躁的巴西人，两人在南美的一次旅行中结识，很快陷入热恋。然而，格拉汉姆忘了告诉她自己的心理健康问题。这个疏忽本就可能让任何一个女人感到愤怒，但更糟糕的是，玛丽自己也有麻烦，那是异常困苦的童年留给她的"遗产"。就这样，两个麻烦缠身的人之间很快就发生了争吵和相互指责，并且快速升级，导致家庭气氛高度紧张。从有关研究的结论来看，这种气氛可谓精神病复发的前兆。我本想同时与格拉汉姆和玛丽会谈，但他俩都认为玛丽的问题应该单独解决。好在经过治疗，两人的关系渐渐缓和了下来。几个月过去了，格拉汉姆的病状没有复发，我们认为是时候让治疗告一段落了。结束前，我们花了一些时间来讨论应对压力的策略，以防止压力引起的疾病进一步发作。我要求格拉汉姆保持联系，正是从那时起，他开始有规律地打电话给我。

治疗对患者有帮助吗？我愿意这么认为，格拉汉姆也是，可我却几乎无法确定治疗在此个案中到底发挥了什么作用。尽管令人鼓舞的是，在十年中的大部分时间里，这个曾经有规律发病的人已远离了医院；但我知道，在康复过程中还有一些自发的、随机的和神秘的因素或许发挥着有益的作用。格拉汉姆的好转在我们的临床治疗成功纪录上增添了光彩的一笔，但也掩盖了许多失败的案例，比如保罗（Paul）的例子，他的悲剧性故事将在下一章讲述。对格拉汉姆来说有效的治疗方法，或许是精神病医生在遍尝了不同剂量和组合的药物之后的偶然发现。但更加可以确定的是，无论发生什么，格拉汉姆的朋友和家人对他的支持始终如一。最后必须要说的是，尽管我对上帝的存在心存怀疑,但格拉汉姆的信仰却异常坚定,似乎正是得益于这种内在力量,格拉汉姆才能够克服过去这些年所遭遇的困难。

理解随机对照试验

判断治疗对患者是否有决定性作用无疑是一件困难的事情,因此人们需要一种原则性方法来判定哪种治疗通常是有效的,否则医生怎么知道向患者提供何种治疗呢? 由于医疗保健支出的增加始终跟不上人们健康需求的增长,近十年来,人们日益迫切地希望了解治疗效果的准确信息[2]。之所以如此,是因为现今临床医生可以帮助人们解决众多的问题(如不育症、化妆品过敏、一般的抑郁症等),而几十年前,面对这些问题时人们还只能自认倒霉、默默忍受;同时也是因为新的医疗技术(如核磁共振成像(MRI)和基因筛查)越来越昂贵,而且人们的寿命更长了。[3]

在 1970 年代,英国学者在撰写的两本书中强调指出,把钱花在那些无效且昂贵的治疗上毫无意义,反而会连累其他医疗服务得不到足够的资金支持,这在社会上引起了关于医学作用的广泛争论。其中,伯明翰大学教授托马斯·麦克欧文(Thomas McKeown)在其 1979 年出版的著作《医学的作用:梦想、幻象还是报应?》[4](*The Role of Medicine:Dream,Mirage or Nemesis*)中提出,19 世纪和 20 世纪早期人们健康状况的提高并不是医学进步的产物,而是得益于营养和环境卫生的改善。在他看来,无论专家还是普通人都对医学的作用抱有不现实的期待。后来的评论家并不赞同麦克欧文的分析,他们认为,尽管公共卫生措施在降低婴儿死亡率方面发挥了决定性的作用,但是二战以后健康状况的改善在很大程度上还是归功于老年疾病(如心脏病、癌症和中风)治疗技术的进步。[5]

另一本书的作者是卡迪夫大学流行病学家阿奇·科克兰(Archie Cochrane),他在威尔士隐居,但仍时不时地发表一些言论,告诫他的拥趸,应当让全部的生活和工作都接受科学的评估,麦克欧文意味深长地称他为"巡回的传道士"。阿奇·科克兰于几年前出版了题为《有效性和效率:医疗服务中的随机反映》[6](*Effectiveness and Efficiency:Random Reflections on Health Services*)的著作,书中同样认为医学干预常常是昂贵和无效的;但他认为临床治疗之所以无效,是因为缺少科学的方法,特别是未能严格评估新的治疗方法。

这些挑战性的观点引发了一场全球性的循证医学(evidence based medicine)运动。所谓循证医学,就是"在决定为患者提供何种照顾时,要小心谨慎地、详尽地、合理地利用当前最佳证据"[7]。这一运动受到了希望控制医疗服务开支的全球各国政府的青睐,也得到了为提供最好治疗而焦虑的医生和其他医疗服务专业人士的拥护。在该运动推动下,许多国家的大学建立了新的研究中心,组织临床医学家和统计学家对已有的证据进行梳理,以便筛选出有效且负担得起的治疗方法。本章中,我认为到目前为止,循证医学运动尚未给精神病的治疗带来明显进步,一些缺少有效性证据的医学治疗方法仍能得到推广使用。其部分原因在于,解释证据的方式仍然受到精神病学家看待患者问题的陈旧思维方式的影响,同时也是因为制药行业背后的强大金融力量保驾护航。

在科克兰的带领下,循证医学的拥护者相信,借助多层次研究提供的信息,可以帮助医生选择适合患者的治疗方法。[8] 其中最重要的研究方法是一种叫做随机对照试验(Randomized Controlled Trial, RCT)的医学试验方法,据信该方法能够为治疗方法的效能(在特定条件下起作用的范围)、效果(在真正的日常临床实践中起作用的程度)和成本效率(与替代性治疗方法相比是否物有所值)提供合乎科学标准的证据。而其他类型的研究,如对正在接受不同方法治疗的患者进行观察研究,以及对单一个案进行调查研究,都被认为不能提供足够充分的证据。

不过,很难就随机对照试验对现代医疗服务的影响做出过于乐观的估计。美国食品药品监督管理局等监管机构,以及英国国民医疗保健系统等提供医疗服务的部门,会根据从临床试验中获得的数据确定哪些治疗方法是医生可以使用的。因而,随机对照试验可能会在某一天救你的命,因为它所提供的证据很可能在你生死攸关的时刻影响着医生对治疗方法的选择。如果一种新的但却昂贵的治疗方法被认定足够有效,它就可以获得国库资金支持,故而随机对照试验还可能影响你的税单。如果你碰巧拥有一家生产新型主打药品的制药公司的股份,随机对照试验可以让你赚一大笔钱;如果你投资了一家公司,而这家公司花费多年开发的治疗药物到头来被证明无效,随机对照试验也可以让你倾家荡产。因此,随机对照试验的使用不仅影响医学科学的进步,而且具有重要的政治和经济意义。

基于这些原因,大家都需要了解随机对照试验是如何实施的,以及从中获取的证据是否可信。在讨论这个问题之前,我要重申本书开头提出的明显悖论,那就是尽管精神病学家在最近几十年中采用了许多新的治疗方法,但几乎没有证据表明精神病治

189

190

疗对人类福祉产生过积极的影响。

什么是随机对照试验？

业界通常认为，第一个使用随机对照试验的人是詹姆斯·林德（James Lind，1716—1794），一位供职于皇家海军的苏格兰外科医生。[9] 那时候，海员们在航行途中，特别是在远洋航行中，容易罹患一些疾病，这成为限制英国海军向全球投射军力的主要障碍。林德（正确地）假设最严重的疾病之一——坏血病——是由柑橘类水果的缺乏引起的，并实施了一个简单的试验来验证：

> *1747 年 5 月 20 日，在航行过程中，我把 12 名患者带到索尔兹伯里号（Salisbury）的甲板上。他们的情况相似，大多牙龈腐烂，身上长满脓包，并且虚弱无力，难以站立。他们躺在前舱专门为患者划出的一个地方，吃的是和其他所有人一样的食物。早饭是甜米粥，午饭常常是羊肉汤，其他时间有布丁和烤甜饼，晚饭有葡萄干大麦、米饭、无籽葡萄干、西米和酒等等。这些人中，有两人每天可以得到四分之一夸脱苹果酒；有两人每天三次空腹服用 25 滴硫酸盐酊剂，同时使用高酸性漱口剂清洗口腔；有两人每天三次空腹服用两匙食醋，在他们食用的米粥和其他食物中加醋，并且使用漱口剂清洗口腔；两个病情最重的海员出现了大腿肌腱僵直（其他患者没有的症状），他们要接受一个疗程温和的海水治疗，即每天饮用半品脱海水，实际上有时多些有时少些；还有两人每天得到两个橘子和一个柠檬，要在不同的时间空腹吃下，这一疗程持续 6 天；最后两人每天三次食用一定量的肉豆蔻……结果是，在食用橘子和柠檬的患者那里观察到的疗效最快也最好。*

191

这个试验具有现代医学试验的一个关键特征，即患者被随机安排接受不同的治疗。如果没有随机安排，各组间不同的结果可能仅仅反映了患者之间原有的差异（可能那些得到柑橘类食物的患者比其他患者更年轻、更强壮），而不是治疗方法引起的差异。

这个试验只是随机对照试验的早期尝试，随机对照试验真正进入现代医学研究还是 1940 年代后期的事。来自英国医学研究委员会（UK Medical Research Council）的一个研究小组,在统计学家奥斯丁·布拉德福德(Austin Bradford)带领下实施了一项小型研究,随机选取肺结核患者接受抗菌链霉素治疗或不使用抗生素的传统治疗。结果在短期内,实验组患者的存活率远远超过接受传统治疗的控制组。[10]从那时起,这类研究迅速增加,到1980年代后期,每年发表的试验(报告)大约有5000份,到20世纪末,这一数字已经突破了12000份。[11]

当然,与早期的随机对照试验相比,现代随机对照试验常常需要很大数量的患者,故而需要借助随机化程序对试验组的各种特征(年龄、智力、教育程度、疾病严重程度等)进行有效的平衡。现代随机对照试验还使用精心设计的策略来避免和控制试验偏差,这远远超出了詹姆斯·林德或奥斯丁·布拉德福德的想象。

试验偏差的一个主要来源是患者和临床医生的主观期望。临床上,服用糖丸或其他药理惰性物质(安慰剂)的患者常常表现出令人瞩目的改善。尽管医生和心理学家仍在就安慰剂效应的精确机制进行争论,但清楚的是,患者的积极期望发挥了重要作用。患者好转仅仅是因为他们认为自己得到了有效的治疗。使问题更复杂的是,期望也会影响临床医生对患者治疗反应的观察。在检查过程中,如果相信患者得到了有效治疗,医生、护士和心理学家就会观察到病情的改善,尽管实际上可能什么也没发生。所有这些心理效应似乎都依赖于某种复杂的社会-心理加工机制,最终影响了人们对治疗效果的知觉判断。例如,虚假的注射可能看起来比服用假药丸更有利。[12]安慰剂效应似乎是让许多治疗方法具有效力的影响因素之一,例如有证据表明,即使是虚假的电休克疗法(ECT)(患者被麻醉,头上安放电极,但并不施加电击)也比不实施电休克疗法更有效。[13]而且,某些疾病似乎更容易受安慰剂效应的影响。如高血糖症(血糖升高)似乎很少受安慰剂治疗的影响,而精神病看起来就非常容易受到影响。[14]

为控制这些偏差来源,从1960年代开始,双盲法就成为一种惯用做法,即在试验中要确保,患者和评估病情的临床医生都不知道哪个患者接受哪种治疗。在最简单的双盲法随机对照试验中,患者被随机分派接受药物治疗或某种作为对照处理的治疗(如安慰剂治疗),后者要设计得尽可能类似于积极治疗。试验过程中,分发给患者的药片用患者编号来标识,且并不会说明是哪种药物——积极治疗药物抑或安慰剂。与严格的盲性研究相比,开放试验(其中,包括患者和临床医生在内的每个人都知道谁得到了什么治疗)几乎总是报告更多积极的结果;[15]除非测量结果确定无疑(生或死),否则这会严重误导人们对某种治疗之效果的印象。*

确定治疗效果是否持久是非常重要的,因此,设计良好的试验通常要在治疗结束后对患者进行相当长时间(至少1年)的随访(*follow up*)。由于在众多精神病药物试验中,研究者对参与试验的患者仅仅进行了几周的研究,所以研究结果几乎没有什么价值,且在其他的精神病医学治疗方法(如电休克疗法)试验中也存在同样的问题。因此,试验人员必须花大量心思来选择评估治疗效果的方法。在精神病学试验中,通常要评估患者的症状;但是站在患者的角度,对于生活质量进行整体评估可能会提供更有价值的信息(有些治疗可能会改善症状却不能提高生活质量,而另外一些治疗的效果则相反)。同样重要的是所用评估方法的敏感性(即能够测量出变化)和可靠性(即无论操作者是谁都能得到一致的结果)。最近一篇关于精神分裂症的药物和心理治疗试验的综述指出,与使用敏感性和可靠性已得到证实之评估方法的研究相比,使用尚未公开之评估方法的研究更有可能宣称得到了积极结果。[16]

只有到双盲研究结束后,才能公布记录患者分组信息的清单(在此之前被妥善封存),以便揭示哪种治疗更加有效。这时,试验者要在多种数据分析方法中选择所用的方法,因而可能出现新的偏差。在处理众多不同的评估数据时,有些可能得到阳性的结果,有些则相反,而报告的评估结果不同,读者对治疗效果形成的印象也会不同。不仅如此,为了将研究结果概要地呈现出来,并提供某些指标以使研究者确立对研究结果的信心(常常表述为研究结果属于偶然性事件的概率估计),分析数据时可以采用不同的统计技术。尽管不同的统计技术常常得到相似的结论,但偶尔也会给出不同的指示,从而影响到对患者改善程度的判断。

在开始分析数据之前,研究者可能面临一种强烈的诱惑,那就是只报告能够为治疗方法提供正面支持的评估数据和分析方法。为了防止这种现象发生,人们通常希望研究者采用一种在开始收集数据之前就计划好的分析方法。(顶尖的医学期刊常常拒绝发表某些试验结果,除非其试验设计,包括分析方法,在研究开始前已经完成"试验注册"。[17]这种做法为追踪试验研究打开了方便之门,从而使独立调查机构能够获知研

---

* 这里的一个复杂因素是,参加RCTs的患者有时能准确地猜到自己接受的是积极治疗,因为他们体验到了药物的副作用。为了防止发生这种情况,研究者有时使用活性安慰剂——一种能够产生与评估药物相似副作用的非治疗性化学制剂。例如,曾有过少量针对抗抑郁药物的此类试验。一般来说,如同我们即将关注的更为传统的研究,这些研究最多只为抗抑郁药物提供了很不充分的证据(参见:J. Moncrieff, S. Wessely and R. Hardy(1998),'Meta-analysis of trials comparing antidepressants with active placebos', *British Journal of Psychiatry*, 172:227-31)。

究者的所作所为。鉴于研究者有时并不情愿发表阴性的结果（negative results），这无疑是一个重要的进步。）

分析数据时可供选择的方法有两种，即走完全程分析（*per protocol analysis*）和意向性治疗分析（*intention-to-treat analysis*）。走完全程分析是指数据分析只涉及完成全部治疗的患者的评估数据。例如，在一项抗抑郁药物试验中，那些接受药物治疗但没有达到规定周数的患者，就被排除在分析范围之外。如果我们想要了解一种治疗的功效，这似乎是一种明智的做法，但它却没有得到卫生经济学家和政策制定者的普遍赞成。他们通常想要知道的是，如果将一种特定的治疗方法用于若干典型的患者（比如说 1000 人），而其中一些人出于各种原因（他们可能对治疗没有信心，或被治疗的副作用弄得心烦意乱）将拒绝或不能坚持治疗，这期间发生了什么（以及花费是多少）。而意向性治疗分析则将所有患者包括在分析范围内，即使他们在治疗开始之初立刻表示拒绝，也不会把他们排除在外——这已成为首选的分析方法。研究者花费很大的气力对拒绝或放弃治疗的患者进行随访，试图找到他们不接受治疗以致病情恶化的证据；如果找不到证据，研究者通常会做出保守的判断，即假定这些患者不会康复，并运用多种统计技术来评估结果。因而使用意向性治疗分析时，要想得到阳性的结果，比使用走完全程分析困难得多，对此无需感到奇怪。

196　　　实际上，公开试验数据的分组信息并进行分析之时，是整个试验过程中最难熬的时刻。（我曾经作为团队成员实施过一项对躁郁症患者的心理治疗试验。治疗师曾说，患者的病情得到了改善，故此我对治疗的效果充满信心。然而 5 年多的工作结束后，我们所有人却不得不面对一个残酷的事实。研究小组的统计学家发来的邮件中，一上来就不祥地说道："结果令人失望，但确定无疑的是……"[18]）

除了治疗师期待的积极治疗效果之外，许多药物还具有不良反应——副作用，这是无法回避的。因此，研究结束时系统地记录和报告这些不良反应是非常重要的。过去，因没有考虑到可能发生的不良反应曾造成若干悲剧，其中最著名的例子或许就是反应停（thalidomide，萨力多胺）了，它是一种有效的镇静剂，但孕妇服用后会给孩子造成严重的先天缺陷。[19]对副作用的统计漏报仍然是一些临床试验存在的问题。

许多随机对照试验要比前文所述的简单的两组设计（two-arm design*）复杂。研

---

* 译者注：two-arm design 即通常所说的两组设计，包括两个处理组——一个试验组和一个控制组。以图形说明该设计时，因全体受试者被随机分派到两个处理组，形似张开的双臂，故名。

究者有时也会采用多组设计,例如要比较不同剂量药物的疗效时。某些情况下,给予患者安慰剂治疗可能是不道德的,特别是当患者生命受到威胁时。(尽管与接受积极治疗的患者相比,初步数据分析表明,接受安慰剂治疗的患者很快就会死亡,但早期的艾滋病防护药 AZT——第一种用于防止艾滋病病毒感染者发展为艾滋病(AIDS)的抗病毒药物——安慰剂对照试验仍不得不继续进行。)如果有某种众所周知的有效治疗方法,试验中通常会把它和一种新的治疗方法进行比较。如果某种治疗方法具有缓和作用(也就是说,它不能治愈疾病但可以使症状得到控制),研究者有时也会采用交叉设计(cross-over design)——其中,部分患者被随机安排接受 A 疗法,其他患者接受 B疗法,过一段时间再将两种疗法交换。

显而易见的是,如今多数试验不仅相当困难和复杂,而且可能花费巨大。我所实施的随机对照试验多数得到了官方基金的资助,通常在 100 万英镑以上,由英国医学研究委员会拨付。然而,政府组织——如英国医学研究理事会(Medical Research Council,MRC)和美国国立健康研究所(the National Institutes of Health)——预算有限,越来越多的药物试验正在从那些期望得到生产许可的企业处获取资助。[20] 很显然,只有当药物被证明是有效的,药品公司才能够从中获利,因而药品公司常常试图左右试验的结果,由此导致企业资助的试验面临非常严重的利益冲突。这种利益冲突已经造成许多患者要么接受无效的治疗,要么忍受无法预测的不良反应。

药里藏金[21]

看待制药企业在精神病学研究中所发挥的作用时,必须认识到企业的主要目的是为股东赚钱。制药企业并不比生产汽车、罐头汤或其他家庭用品的企业更乐于做善事。当然,他们希望消费者因疗效好而购买他们的产品,也希望避免因所售产品对消费者有害而被控告(正如汽车和快餐生产者那样)。在此限度内,他们愿意使用各种方法向工业化国家的国民推销产品,毕竟在这些国家,碰到与疾病和健康相关的问题时,国民早已养成了(或被训练成了)向医学专家寻求解决之道的习惯。

作为世界上最赚钱的行业,制药业无疑是成功的。声望卓著的《新英格兰医学杂志》前任编辑马西亚·安吉尔(Marcia Angell)[22] 2001 年披露,仅美国公众每年花在处方药上的钱就超过 2000 亿美元,这还不包括在医院、疗养院和诊所使用药物的开支#。全世界当年的药品销售额更是达到这一数额的好几倍。随着 1980 年代产业保护立法(industry-friendly legislation)的推进,新药的专利保护期(在期限内只有专利拥有者才可以销售该药物,因而不会受到生产同一种药物的其他公司的竞争)得到延长,制药行业利润高涨,以致到 21 世纪初,10 家最大的制药公司年均销售利润达到 18.5%,而其他行业的平均回报率只有 3.3%。甚至连商业银行的利润率(13.5%)也无法达到这一水平。2002 年,财富 500 强(按照收入总额排序的 500 家美国上市公司名单)中,10 家制药公司的利润相加更是超过了其他 490 家公司的利润总和。[23]

业界领袖常常为如此巨额的利润进行辩解,借口无非就是产品开发的成本高昂,以及投资于研究的风险巨大——因为试验研究有可能得到药品无效的结论。然而,正如安吉尔(Angell)所说,这些借口是缺乏说服力的。首先,到目前为止大部分企业实施的研究并不是为了开发新药,而是为了开发:与竞争对手的现有产品尽可能相似、但又有足够区别以获得新专利的"仿造"药物。例如,1990 年代中期,美国礼来(Eli Lilly)公司推出了百忧解(Prozac)——一种新型的选择性 5-羟色胺再吸收抑制剂(a selective serotonin re-uptake inhibitor,SSRI),每年在美国的销售额超过 20 亿美元,由此成为明星产品。不出意料的是,其他公司很快就在市场上推出了与之非常相似的药物(例如,葛兰素史克(GlaxoSmithKline)公司制造的赛乐特(Seroxat)于 1997 年上市,辉瑞(Pfizer)公司制造的郁乐复(Zoloft)于 1999 年上市)。其次,真正具有创新性的治疗方法,其开发研究多数是由诸如英国医学研究委员会(MRC)和美国国立精神卫生研究所这样的公立机构资助的(千真万确,艾滋病防护药 AZT 就是一个例子)。最后,也是最重要的,根据安吉尔的估计,制药企业投入研究的资金只占其利润的大约 2%,而用于市场营销的开支却几乎占到了令人吃惊的 36%。

制药企业的市场营销方式多种多样,有些是一目了然的。如果没有药品公司支付的广告费,许多医学杂志将会陷入财务困境。杂志上的学术论文之间散布着精美的广告,不遗余力地告诉大家,精神病就是大脑化学失衡的结果[24]。乍一看,这些广告与普通家庭用品广告无异,但脚注中详细列出的科研信息分明指出,广告药物的疗效得到了科学研究的支持。最近,美国心理学家蒂莫西·斯科特(Timothy Scott)[25]试图对广告所宣传的证据进行检验,他选择惠氏公司(Wyeth)为其制造的抗抑郁药文拉法辛

译者注:美国制度规定,医院药房不得接受门诊处方,患者需凭处方到独立药店或连锁药店购买,故患者在医院救治过程中使用药物的开支与处方药开支分开计算。

(Effexor, venlafaxine)所做的多个插页的广告作为分析对象。广告的第一页呈现了一位美丽动人但显然不快乐的女士；接下来的一页，这位女士正在与一位魅力男士掰手腕，她笑容满面，为朋友所簇拥。在这些图片旁边印着宣传语，如"超过7000名患者参与的32项双盲对照试验证实（文拉法辛）可缓解症状"，"经证实可消除情绪和生理症状"，以及"已证实每日一次剂量的耐受性"。如果不仔细地查看这些说明文字的脚注，很容易让人认为其所参考的试验数据是发表在正规医学杂志上的。然而，斯科特发现第一句宣传语的脚注提到了公司的档案文件，以及一位精神科医师（也是公司付费的咨询顾问）在一次由公司赞助的研讨会上所做的药品介绍。斯科特询问惠氏公司是否可以查看档案，但公司律师以保护商业机密为由拒绝了。看来不闯入公司的办公室，就没有办法证实公司宣传的真伪。

制药企业还向医院和诊所派出代理人，通过赞助学术会议换取介绍产品的机会，以此推销其产品。例如，代理人可以为期刊俱乐部（临床医生们讨论最近发表的期刊论文的一种会议）或病例讨论（一种讨论会，受邀演讲者来自其他地方，需要为其报销旅行和食宿费用）提供免费午餐。会议结束前，衣着亮丽的年轻代理人就会上台播放一段幻灯片，通过与其他公司销售的相似产品进行比较来鼓吹他们生产的某种药品之功效。会议结束前，代理人还常常向参会者赠送一些带有公司标识的小玩意儿，如杯子或钢笔（可能大多数国民医疗保健系统的临床医生，喝早咖啡的杯子上印着广泛应用的药品名称，写报告所用的钢笔上带有药品公司的标识）。

即使在大型的精神病学会议上，小赠品也发挥着重要作用。下面这段文字记述的，是美国精神病学家福勒·托利（Fuller Torrey）最近在柏林生物精神医学国际大会上，与制药企业的经典会见场面。[26]

在前往餐厅的通道上，排列着15个主题展示，包括杨森－齐拉格公司（Janssen-Cilag）设计的人工花园，丹麦灵北公司（Lundbeck）设计的一条底部铺着石子的潺潺小溪和瑞士诺华公司（Novartis）设计的一座40英尺高的旋转塔。几乎所有公司都赠送免费的食物和饮品、T恤衫或其他诱人的物品，为的是让精神病学家们停下脚步，以便微笑恭候的销售代表们上前推销。礼来公司（Eli Lilly）的展示包括两座大型的可穿行隧道，像是游乐场……而我最喜欢荷兰欧加农公司（Organon）的展示，它宣传的是一种抗抑郁药物瑞美隆（Remeron）。该公司的展区设计成一个小型的多彩帐篷，有紫色的门和妖怪头像的彩绘。帐篷里面，一位穿红色长袍的年轻女士正在为精神病学家们依次讲解仪器拍摄的图片，这些医生已经耐心地排队等待了 20 多分钟。这不是普通的图片，按照欧加农公司小册子的说明，这种利用"先进的反馈设备"获得的快照包含着丰富的个人信息。该设备由两个小机器组成，可以手持操作。我的结果是一张头部图片，被红色、橙色和黄色的云状色彩覆盖。手册上说："代表预兆的云状色彩提供了有关你外表、性格、才能和未来发展潜力的信息。"看到我的结果，红袍女士陪我找到一位身着黄袍、发间点缀饰品的女士。"你好！我叫安布尔（Amber）。"她说，接着就为我解释了图片所预测的智慧和良好判断力，尽管还有那么一点不确定。

然而，与某些医生得到的馈赠相比，免费的午餐和小玩意就显得礼轻意薄了。几年前，我应邀赴芝加哥参加美国精神病学会的会议并发表演讲。当我乘坐经济舱到达后，惊讶地发现，我的一些精神病学家朋友（其中大多数甚至都没有提交论文），是由一家著名药品公司出资乘坐商务舱前来开会的，并且被安排住在一家豪华酒店。他们居住的楼层设有免费酒吧，在这里讨论最近的药物研究进展再好不过了。朋友们邀请我去参加晚间聚会，地点竟然在西尔斯大厦昂贵的顶层餐厅，随后一位制药公司代理陪着我们去串酒吧，并支付了所有的酒水费用。事实上，制药公司有时会以这种方式支付整个会议的费用。赞助这类活动时，制药公司既没有丧失理智也非慷慨无私：因为研究发现，参加了企业赞助的会议之后，医生们的处方习惯常常发生改变。[27]

在美国，只要医生开出某种药物的处方，就会不时收到制药公司支付的额外津贴。美国和英国的医生还可以通过为制药公司担任有偿顾问来增加收入。承担这种工作有多种形式，包括参加"培训会议"（educational meetings）（我就曾谢绝过一次可轻松赚得 1000 英镑的机会，而我要做的仅仅是在一次餐会上对某种治疗双相障碍的药物谈谈自己的看法）、在企业赞助的会议上发表支持某种药物的演讲、为药物试验提供建议和支持。在美国，通过这种活动，每年获取数十万美元报酬的精神病医生屡见不鲜。衣阿华州（Iowa）参议员查克·格莱斯利（Chuck Grassley）正在进行的调查发现，许多著名精神病学家未彻底披露的收入甚至高达数百万美元。[28]最近我还从一位企业内部人士那里听说，尽管英国精神病学家的收入不如美国专家丰厚，但一小部分人每年在大学薪水之外的收入也超过 10 万英镑。

除了直接从制药公司获取报酬，一些美国医生还建立私营的合同研究组织（contract research organizations），通过为企业实施临床试验来发大财。每招募到一位志愿参与试验的患者，研究组织就可获得高达 10000 美元的报酬，这种情况相当普遍。在如此巨额的收入面前，难免会出现各种不端行为。例如，美国调查记者罗伯特·惠特克（Robert Whitaker）[29]是一位致力于反对精神病治疗领域不正之风的社会活动家，他曾在一篇报道中指出，佐治亚医学院的精神病学家理查德·博瑞森（Richard Borison）经营的公司，曾在 1990 年代为礼来公司的精神病药物再普乐（奥兰扎平）实施了早期试验。他们选派富有魅力（但没有专业资质）的助理人员哄骗、收买大量患者参加试验，博瑞森和他的药理学家同事布鲁斯·戴蒙德（Bruce Diamond）借此获取了 400万美元的收入。实际上，这些试验所获得的数据根本无法让人放心，但却已被当作说明再普乐具有疗效的证据，用以向美国食品药品管理局（FDA）申请注册。讽刺的是，博瑞森和戴蒙德正在服长期监禁，不过并非因为他们在试验中的所作所为，而是因为他们在从佐治亚大学领取薪水的同时，刻意隐瞒了从上述渠道获取的额外收入。

202

在这种背景下，一些精神病学家开始发出抗议同行受到制药公司腐蚀的声音。在一本名为《待售的精神病学?》(Is Psychiatry for Sale?)的小册子的前言中，作者英国精神病学家乔安娜·蒙克利夫（Joanna Moncrieff）[30]和富勒·托利（Fuller Torrey）（上文曾引述了他对柏林会议的记录）评论道：

> 蒙克利夫博士的问题在美国已经得到了回答，很清楚，那里的精神病学已经被贩卖。买主是大型制药公司。售价尚未被披露，但是传言制药公司得了大便宜……但是没有必要责怪制药公司，它们只是做了自由社会中一家公司该做的事。应受到谴责的是我们的精神病学家同行，他们本应明白事理，但却放弃了自己的职业操守，与制药公司沆瀣一气。

2005 年，美国精神病学会时任主席斯蒂芬·沙夫斯泰因（Stephen Sharfstein）[31]对上述评论表达了同感，他悲叹道："随着精神病学的职业化，我们已经让（精神病治疗的）生物—心理—社会模式变成了生物—生物—生物模式。"他直截了当地指出，"药品公司代理人带着礼品频繁造访精神病学家的办公室和诊所"，而"这些礼品其实就是变相的回扣和贿赂，我们应该明智地予以拒绝"。

203

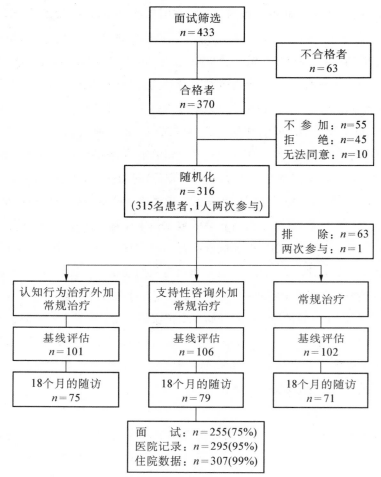

**图 4　一项对首发早期精神分裂症患者实施认知行为治疗的
随机对照试验的 18 个月随访 CONSORT 图示**

随机对照试验的战争

由于药品的研发和销售需要巨大的资金投入,制药公司一直在寻找随机对照试验方法的漏洞,尝试操纵试验数据,以便将药品的疗效描绘得比实际情况更好,对此并不令人感到奇怪。而为了确保数据的客观性、可靠性,独立科学家、监管机构也一直在致力于完善随机对照试验方法。由此,近几十年中,企业与独立科学家、监管机构之间围绕随机对照试验展开了一场持久战。

独立科学家和监管机构建立了一套报告试验结果的国际性认定标准,作为确保数据客观可靠的重要措施之一。该标准最初于 1996 年由一个以试验审查员组成的多国工作组提出,2001 年进行了修订,[32] 2008 年针对非药物研究进行了再次修订。[33] 随机对照试验报告统一标准(the Consolidated Standards for Reporting Trials,CONSORT)[34] 提出了一份研究过程中应有的良好行为清单(checklist of good practice),范围涉及从科学论文标题到数据的科学分析方法。其中最重要的建议是,所有的报告应包括一个随机对照试验报告统一标准图示,以便快速呈现患者在研究中的动态(有多少患者得到评估、各处理条件被分派了多少患者、有多少患者拒绝参与等)。随机对照试验报告统一标准已经被多数医学杂志和不少心理学杂志采纳。

独立科学家和监管机构的另一种主要措施是,通过系统综述(systematic review)将大量试验证据汇总起来,以形成关于特定治疗方法疗效的总体结论。综述常常采用一种名为元分析(meta-analysis)的统计技术,它将许多研究的结果汇总起来,犹如进行了一项拥有数千名患者的试验。这一技术可以追溯到 20 世纪早期,但现代元分析始于科罗拉多大学统计学家基恩·V·格拉斯(Gene V. Glass)的工作。格拉斯于 1970 年代提出了效应量(*effect size*)[*] 的概念,可将每个试验结果转换为标准量(standard measure)。利用单个效应量可计算众多研究的整体效应量。在与同事玛丽·李·史密斯(Mary Lee Smith)共同发表的论文中,[35] 格拉斯首次使用这种方法考察了心理治疗的有效性,由此引发的关于不同类型治疗方法相对有效性的争论,延续至今(这项研究的详细讨论见第 10 章)。

对效应量有多种不同的解释,[36] 其中最简单的是,效应量反映了试验组(给予患者积极治疗)的平均结果在多大程度上优于控制组(在安慰剂对照试验中给予患者安慰剂)。习惯上,效应量达到或低于 0.20 表示低效应,而达到或超过 0.80 表示高效应。[37]

在进行元分析之前,研究者要仔细检索科学文献,以确定没有漏掉相关的研究报告,并将存在重大缺陷(如没有采用双盲法)的研究剔除出去。最终保留下来的试验会获得相应的权重,结果最严谨的试验所得权重最高,从而对总体结论发挥最大的影响力。另外,元分析也会对试验的某些设计特征进行考察,以获得更丰富的信息,如,制药公司赞助的研究结果是否不同于政府机构赞助的研究结果,单盲试验是否比双盲试验

---

[*] 从统计学的角度,效应量 g 定义为不同治疗方法的平均结果的标准差异。在两组试验中:

$$g = \frac{(\text{试验组的平均数} - \text{控制组的平均数})}{\text{所有组数据的标准差}}$$

205

得到更多阳性结果。有些元分析还会用到档案统计（file drawer calculations），通过评估有多少因未发表而日渐不为人知的（隐藏在档案文件中）阴性结果来否定表面上的阳性结果。

表 1　解释效应量的简明指南

效应量	程度	控制组低于试验组平均数的比例（％）	未接受治疗者的康复率（％）	接受治疗者的康复率（％）
0.2	低	58	45	55
0.5	中	69	38	62
0.8	高	79	31	70
1		84	28	72

来源：B. E. Wampold(2001)，*The Great Psychotherapy Debate：Models，Methods and Findings*. Mahwah, NJ：Laurence Erlbaum Associates

　　有批评认为，独立科学家和监管机构有时对元分析过于倚重，甚至以需要进行元分析为借口而逃避独立思考。健康服务计划制定者依赖元分析，然而元分析实际上远非绝对可靠。错误结论的得出有时仅仅是因为缺少足够的证据。（2003 年，《英国医学杂志》（*British Medical Journal*）曾发表过一篇著名的恶搞论文，评估了降落伞在预防"挑战地球引力"所致伤害效果方面的有关研究，发现没有随机对照试验可供进行元分析，于是得出结论认为没有证据表明降落伞是起作用的。[38]）另外，基于相同证据进行的元分析可能结论不同，甚至相互矛盾，这通常是因为不同研究者对于哪些试验报告应当纳入元分析，以及应当赋予多大权重等有不同的观点。不可避免的，人们开始对元分析进行系统综述，我想可以称之为元-元分析（meta-meta-analyses）（元分析出现后不久，一篇匿名的打趣文章中曾预言会出现元-元-元分析（meta-meta-meta-analyses），并宣称，原始数据将会是最初发表试验报告的杂志封面照片[39]）。

　　考虑到元分析的重要性，为方便开展系统综述研究，英国国民医疗保健系统于1993 年建立了一个负责沟通协调各研究中心的网络组织，因阿奇·科克伦（Archie Cochrane）的贡献而命名为科克伦协作组织（Cochrane Collaboration）。其主要目的是收集各医学专业中有关治疗效果的最新证据，将其摘要公开发布在容易获取的站点。[40]协作组织成立以来得到不断发展，如今科克伦中心已遍布世界各地的许多大学。

　　遗憾的是，这些进步仍不足以对抗制药企业的操纵。比较企业资助和自筹经费的试验，前者总是更有可能报告积极的结果[41]。例如，最近对美国 5 家主要精神病学杂志进行的调查表明，2001 年到 2003 年共发表试验报告 397 项，[42]其中有 239 项（占 60％）

至少部分得到了制药企业的资助，有 187 项（占 47％）至少有一位作者宣称存在利益冲突（如作者拥有生产受调查药品的公司的股票）。这两类研究报告阳性结果的可能性是自筹经费研究的 4.9 倍。

在高度相似的药物之间进行直接比较时，这种趋势尤其明显，借此药品公司可以"证明"他们的产品比对手的更好。实际上，这类试验研究（常常在公司赞助的期刊俱乐部会议结束前，由公司代理人发表简短的演说进行鼓吹）没有任何意义。最近的一份精神病药物研究综述报告指出，提供资助的公司，其产品在 90％的比较中胜出。[43] 这意味着，无论何时有一个试验显示药物 A 优于药物 B，几乎总有另一个试验得出完全相反的结论。

5−羟色胺再吸收抑制剂（SSRIs）

在各医学专业领域中，都曾发现因药品公司操纵而未经证实的试验数据被公开使用、产生影响。接下来，我就以 5−羟色胺再吸收抑制剂为例，对这个现象进行讨论。众所周知，它是在 1980 年代后期开发成功的。这类药物的开发基于这样的理论，即抑郁症的发生与脑部 5−羟色胺获取量减少密切相关。当神经递质的再吸收受到抑制，受体的 5−羟色胺浓度会增加，所以理论上，脑内化学失衡会得到修正，从而减轻患者的抑郁症状。

百忧解是第一种上市销售的 5−羟色胺再吸收抑制剂，制药公司宣称该药相对于旧的三环类抗抑郁药物具有优越的疗效，并发动了强大的宣传攻势以促进销售。相对于业内惯例，这种做法显得有失节制。但他们的努力成功了，这可以从家庭医生开出抗抑郁药物的处方数量上得到印证。1991 至 2001 年，英国每年处方量增加 173％。[44] 美国 2004 年抗抑郁药物的处方量较 1995 年增加了三倍。[45]

宣传攻势的对象并不局限于医学专业人士，普通公众也被包括在内。其结果，百忧解获得了近乎标志性的地位，以致有关它的著作也十分畅销，如伊丽莎白·沃泽尔（Elizabeth Wurtzel）的《百忧解帝国》（*Prozac Nation*）、劳伦·斯莱特（Lauren Slater）的《百忧解日志》（*Prozac Diary*）等。1993 年，美国精神病学家彼得·克莱默（Peter Kramer）撰写的另一本畅销书《倾听百忧解》（*Listening to Prozac*）中提到，许多患者在服用 5−羟色胺再吸收抑制剂之后感觉相当好。[46] 尽管克莱默也主张对抑郁症施以心理治疗，但他还是期待看到精神药物能够像化妆品作用于皮肤那样，给精神健康的人带来人格上微妙却令人向往的改变。

通过仔细查验那些支持新药疗效的证据，一个结论逐渐清晰起来，即制药公司所宣称的新药的神奇效果完全没有得到验证。早在1993年，也就是克莱默著作出版和科克伦协作组织成立那一年，一项系统综述就发现，并没有证据表明新药的效果好于老药。[47]随后的元分析报告甚至认为，几乎所有抗抑郁药（包括老药和新药）的治疗反应均可用安慰剂效应来解释。[48]对此结果，抗抑郁药的拥趸们并未进行争辩，只怀疑其不符合日常的临床经验，认为试验中5-羟色胺再吸收抑制剂的糟糕表现可能是因为评估疗效时选择了不具代表性的患者，特别是抑郁程度并不严重的患者。[49]然而在日常实践中，对这类药物的表面效果有一种更为合理的解释，即普通临床医师低估了自身所发挥的安慰剂效力。

既然关于5-羟色胺再吸收抑制剂的疗效存在相互矛盾的证据，有些读者不免要问，它是如何获得上市许可的？这可能是因为，在审批一种新药时，美国食品药品管理局（FDA）的主要要求并不是它比已有的药物更好，而是新药在两轮关键性试验中显示出安全性和相对于安慰剂的有效性。可是，对什么才算是"关键性"试验却从未有过清晰的界定。曾任美国食品药品管理局领导人的保罗·莱伯（Paul Leber）承认："在某种意义上说，那可能意味着赞助商可以让研究一直进行下去，直到有两次试验偶然获得了具有统计显著性的结果，这时他们就可以停下来说新药已经达到标准了。"[50]

事实上，提交给美国食品药品管理局的、用于为5-羟色胺再吸收抑制剂申请许可而提供支持的、许多研究含有阴性的结果，[51]并且常常存在严重的方法缺陷。根据美国信息自由法案（US Freedom of Information Act）的规定，美国心理学家欧文·科什（Irving Kirsch）[52]获取到了有关6种最畅销抗抑郁药的47项试验的数据。结果发现，即便是其中最严格的研究，对患者的检查也仅仅持续了8周，没有对随后发生的变化进行追踪观察，试验中患者的退出率相当高，47项试验中患者退出率低于30%的仅有4项。在许多研究中，患者在服用抗抑郁药之外还被给予镇静剂（其中一个原因将在下文中说明），因此治疗效果应当归因于哪种药物并不清楚。有些情况下，如果患者未表现出抗抑郁药的早期反应，就会被剔除或被新的患者替换，这种违背意向性治疗原则＊

＊ 译者注：意向性治疗原则（Intention To Treat Principle）是指基于有治疗意向的受试者（即计划好的治疗），而不是实际给予治疗的受试者进行评价的处理策略。换言之，随机分派到每一个处理组的受试者始终作为该组的成员被随访、评价和分析，无论他们是否依从计划的治疗过程，以避免随机分组后剔除受试者产生的偏倚。这一原则虽然不是最理想的，但却是当前最严谨和最可靠的，是可以对结果做出评定的最好原则。

的做法非常恶劣,导致那些研究不仅毫无价值,而且具有欺骗性。对有关数据的元分析表明,尽管患者服用抗抑郁药后,抑郁症状出现了明确的改善(在广泛使用的汉密尔顿抑郁评定量表上平均得到 10 分),但安慰剂组患者同样如此(平均 8 分),两者的差异在临床上是无足轻重的。

临床医师可能并不清楚研究证据的质量竟是如此糟糕,因为制药公司对其数据是否公开,以及用何种方式公开享有最终的决定权。由此导致了遍及各学科科学文献的日益恶化的发表偏倚(publication bias)问题,即研究的阳性结果被发表而阴性结果被隐藏的倾向。即使制药公司允许公开试验数据,所发表的科学论文也是由公司员工或公司雇佣的医学写作代理捉刀完成的;发表在知名杂志上的论文,署名作者表面上是独立的精神病学家,实则为公司顾问(许多关于 5-羟色胺再吸收抑制剂治疗效果的论文就是通过这种方式发表的[53])。其结果,尽管论文作者名单可能很具迷惑性,但科学杂志所提供的信息却可能会日益远离真相。

例如,一篇来自瑞典的分析报告指出,提交给监管机构的 42 项 5-羟色胺再吸收抑制剂试验中,有半数显示试验药物相对于安慰剂具有显著的优势;21 项获得阳性结果的研究中,有 19 项最终发表在医学杂志上,而得到阴性结果的试验仅有 6 项发表。[54]最近,对提交给美国食品药品管理局的试验数据进行的类似分析也得到了相同的结果。更为恶劣的是,为了"证明"药物的疗效,部分人竟将曾遭到监管机构否定的试验数据改编后发表。[55]

然而,与某些公司处心积虑地隐瞒其产品的副作用相比,这些不实报道几乎是微不足道的。1989 年 9 月 14 日,肯塔基州路易斯威利的一名印刷工人约瑟芬·维斯贝克(Joseph Wesbecker),用自动步枪向车间里的 20 个人射击,杀死 8 人后自杀,这一事件戏剧性地点燃了关于 5-羟色胺再吸收抑制剂副作用的公开争论。维斯贝克仅仅在 事前一个月才开始服用百忧解,尽管一年前他首次尝试使用该药物时就已经变得非常烦躁了。[56]

维斯贝克案件并非唯一牵涉到百忧解的杀人事件,但却是首次进入法庭审判的案件。作为原告,死者的亲属认为,导致维斯贝克焦虑不安的药物要对他的行为负责。但药品生产商礼来公司的代理律师认为,维斯贝克的行为不是由百忧解引起的,而是一系列不利事件的结果,如离婚和难以忍受的工作环境,这种说法没有丝毫讽刺意味。原告方的专家证人则指出,礼来公司在临床试验中将镇静剂与百忧解配伍使用,导致患者的焦虑不安感觉变得模糊。这就是为什么礼来公司宣称,在他们的研究中未发现药物会导致攻击性行为的原因。

在案件审理过程中,原告请求法官允许向陪审团通报一个事实,即礼来公司此前未曾向美国食品药品管理局报告与其消炎药苯恶洛芬(Oraflex)[#]有关的致死事件(1985年,礼来公司在美国司法部对其提起的诉讼案中对此认罪)。因该证据涉及另一种药物,法官约翰·波特(John Potter)最初当庭驳回了这一请求,但鉴于礼来公司律师再三声明该公司一向重视报告药物的副作用,波特最终改变了主意。在随后的审理过程中,原告未能向陪审团提交有关苯恶洛芬的证据,其发现的证据反而对公司方面有利,使礼来公司更加坚称百忧解的安全性。心存困惑的波特通过庭后调查发现,礼来公司律师竟然已经与原告就赔偿金额签订了秘密协议。于是,波特将无罪裁定改为"因侵害消除而撤销",礼来公司就这一判决上诉至肯塔基州最高法院,但最高法院认为该案"可能存在欺骗、不诚实行为、滥用司法程序、甚至欺诈",宣布维持原判。[57]

212对上述维斯贝克案件需做一点补充。在审理过程中,爱尔兰精神病学家、精神药理学家戴维·希利(David Healy)曾被要求作证。希利最初对5-羟色胺再吸收抑制剂会导致冲动行为的说法感到怀疑,但在检查了从美国食品药品管理局获取的证据后,他改变了看法,确信许多杀人犯和自杀者是被药物所驱使的。由于公开表达了这种看法,希利遭到了同行们的排挤。2000年8月,希利在多伦多大学精神病学系(该系从制药公司获得大量资助)谋得一个职位,然而在了解到希利的观点后,该系随即撤销了合约。[58]针对该校的这一做法,最初,加拿大高校教师联合会(the Canadian Association of University Teachers)曾诉诸法律,试图维护希利的合法权益,结果也只是为希利争取到了一定的经济赔偿。

鉴于希利宣称5-羟色胺再吸收抑制剂会使脆弱者产生自杀企图,最近有些人开始对随机对照试验的数据进行重新检查。一项大型的系统综述发现,与接受安慰剂治疗的患者比较,接受5-羟色胺再吸收抑制剂治疗的患者自杀率更高。[59]但其他研究并不支持这个结论,因此,关于该主题还有必要开展更多的研究。[60]这场争论中最引人深思的是,没有人认为新型抗抑郁药能防止自杀,而这正是它曾经被寄予厚望的。

译者注:苯恶洛芬是美国礼来公司推出的一种防治关节炎的药物,但使用过程中发现该药存在过高的肝毒性,部分患者服药后发生内出血及肝、肾病变。1983年,礼来公司在一场由该药物致死引发的诉讼案中败诉。后退市。

精神病学试验数据值得相信吗？

本章中,我对迄今为止精神病治疗效果的相关研究进行了详细梳理,对相关证据的自相矛盾进行了揭示。可以认为,一些当前被广泛应用的精神病治疗方法并不像人们通常想象的那般有效,由于制药企业对临床试验数据的随意操纵,药物的疗效被有计划地夸大了。尤其是抗抑郁药,似乎根本没有任何特别的抗抑郁效果。但可以确定的是,这些药物能够引发强有力的安慰剂效应,一些人据此认为应该继续使用这种药物。当然,这样做定会带来许多伦理方面的忧虑,毕竟医生有责任诚实对待患者。如何取舍呢？我想还是留给读者去思考吧。

具有讽刺意味的是,对制药企业持批评意见的人中包括一些电休克疗法的支持 *213*
者,他们曾抱怨道:"几乎已经没有机会对精神活性药物(psychoactive drugs)的效果和安全性进行独立评估与公开对话,也没有机会对药物疗法与其他治疗方法(如电休克疗法)进行专门比较了。"[61] 然而,这种批评声却是因情形而定的,只针对制药企业,因为许多电休克疗法的研究者与生产电击设备的公司存在金钱关系,与药物试验一样,他们的研究也受到了企业的操纵。特别是那些报告电休克疗法有效的研究,绝大多数仅仅持续了几周时间。[62] 其原因在于,如果随访期较长,接受电休克疗法的患者复发率常常会上升到 80%,即便给予额外的药物治疗仍难以使其降低,这必然会令人对精神病治疗的价值心生疑虑。[63](为此,一些电休克疗法研究者曾建议患者接受六个月或更长时间的定期电击治疗,但即使采取了如此极端的措施,复发率仍然居高不下。[64])

愤世嫉俗者可能因此认为,精神病的药物治疗方面很少有可信的证据,但是这种看法有失严谨。实际上,以下说法可能更为公允,即要想作出准确的评估,只能本着质疑的精神对有关证据进行仔细的检查。在接下来的两章中,我将带着这样的态度对现代精神病治疗方法的有效性进行考察。

第9章　抗精神病药物的益处和代价:少用为好!

我们这个时代,已不懂得根据社会背景从整体上去理解人,而宁愿去重组患者的神经递质。但问题在于,没有人能够与神经递质建立有意义的关系,无论其结构是怎样的形态。

——洛伦·摩希尔《给美国精神病学会的辞职信》(1998)

自拉波希特(Laborit)发明的氯丙嗪进入市场后,应用抗精神病药物治疗精神病的观念已逐渐被患者广泛接受。如今,此类药物几乎在全球范围内得到使用,哪怕是在非洲的农村(我在一次赴乌干达的旅行中发现的),而那里负责分发药品的医护人员大多并不具备医学或护理学的正规资质。精神病治疗如此依赖药物,以至于欧洲和北美的研究者在进行研究时很难找到尚未用药的患者。1990年代中期,我曾着手开展一项此类研究,但很快就放弃了。

大约就是在这个时期,美英等国出现了一种新的学说,主张抗精神病治疗的实施应该越早越好。美国精神病学家理查德·怀亚特(Richard Wyatt)对该学说颇为推崇。[1]借助从首次发病的患者那里搜集到的证据,他发现精神病未治疗期(duration of untreated psychosis, DUP)(即从症状出现到开始治疗之间的时间)越长,患者遭受长期失能之苦的可能性越大。怀亚特据此认为,如不加以及时治疗,精神病对大脑的危害将无法补救。

后来进一步的研究支持了怀亚特的发现[2],精神病未治疗期和预后之间的关系逐渐被广泛接受,成为实施早期治疗的重要论据。在过去几年中,英国卫生部(the Department of Health)已在全国各地建立了若干早期干预机构,类似的服务也出现在美国的部分地区、加拿大、澳大利亚、新西兰和许多欧洲国家。不过,这些论据还需要从各个方面仔细加以审查。首先值得注意的是,长时间的精神病未治疗期相当罕见。在英国最近的研究中,精神病未治疗期的中值仅有12周(即半数患者的精神病未治疗期不到 12 周），而精神病未治疗期的平均值，38 周，也是在有少数患者长时间未能接受治疗（248 名患者中，有 16 人患病后经过了 2 到 12 年才得到治疗）的基础上所得的数据。[3] 此外，英国精神病学家理查德·沃纳（Richard Warner）[4] 曾指出，怀亚特等研究者用以证明早期干预重要性的证据可能会引起误解，因为突发幻觉和妄想症状的患者（他们常常很快就能得到治疗）往往预后较好（有些患者未经治疗即康复），且常有较好的治疗反应。而那些在不知不觉中发病并因此延误求治的患者，却常常预后不佳。[5] 因此在沃纳看来，早期干预的好处可能并不确定；无论得到什么样的治疗，那些及时向精神病医师求治的患者可能预后相对较好。

要证明沃纳对精神病未治疗期数据的解释是否正确，随机对照试验是唯一可靠的方法。一些患者被分派接受早期干预，另一些患者的治疗则延误若干星期。但是在早期干预的拥趸们看来，要求暂时推迟对对照组患者的治疗是不道德的（当然，这样说的前提是假定早期干预是有益的，而试验恰恰是为了证明这一点）。

最近实施的一项此类研究是斯堪的纳维亚精神病早期治疗与干预研究（Scandinavian Early Treatment and Intervention in Psychosis Study，TIPS）。这项由挪威和美国精神病学家小组设计的研究始于 1997 年，当时早期干预服务已在挪威部分地区出现。研究者对罗迦兰县（Rogaland County）新加入早期干预服务的患者，与挪威奥斯陆县（Oslo County）和丹麦罗斯基勒县（Roskilde County）接受传统治疗的相似患者（对照组）进行了比较。相较于对照组平均 16 周的精神病未治疗期，斯堪的纳维亚精神病早期治疗与干预服务成功地将精神病未治疗期减少至平均 5 周，[6] 这主要是因为大量公开的宣传教育活动使公众认识到了早期治疗的重要性和有效性（当宣传教育活动中止，精神病未治疗期重新回到了先前的水平[7]）。然而，治疗的最初两年中，在阳性症状、社会功能、生活质量或复发率等方面，斯堪的纳维亚精神病早期治疗与干预研究中的患者和对照组患者之间均没有差异，这似乎支持了沃纳的分析。[8] 斯堪的纳维亚精神病早期治疗与干预研究中的患者唯一明显的得益在于阴性症状（nagitive symptoms）方面。但这不太可能是早期服用药物的结果——正如我们将要看到的，阴性症状对这类治疗没有反应——更有可能是源自支持者小组的高水平情感支持这一新型服务的结果。澳大利亚研究者的发现支持了情感支持这一假设：与接受传统治疗的患者相比，加入早期干预服务的患者自杀可能性较低；但是三年后，当患者被转介到传统的精神病治疗小组后，这种差异就消失了。[9]

尽管如此，早期干预支持者的努力还是影响了不少人，一些研究者至今仍然认为，在患者精神病发作之前提供治疗是一种合乎逻辑的举措。这种观点或许有一定的现实可能性，因为最近有研究表明，在某些非常特殊的情况下，是有可能预测发病者的。

　　一段时期以来，人们已经知道首次发作前的一段时间内，患者会有轻微的情绪困扰和思维障碍。1990 年代后期，墨尔本大学的精神病学家艾莉森·杨（Alison Yung）和帕特里克·麦格瑞（Patrick McGorry）提出了一种鉴别晚期前驱症状（*late prodromal symptom*）的方法，存在这类症状的患者可能在几个月内发作精神病。他们通常存在瞬态幻觉（transient hallucinations）和妄想信念（delusional beliefs）（患者可能会被认为思维迟钝），只是其严重程度尚未达到 DSM 关于精神分裂症的诊断标准。不过，按照墨尔本标准（Melbourne criteria）进行鉴别的风险很大，因为潜在患者还必须存在日常适应功能减弱（如工作和维持人际关系的能力下降）的现象，实际上，这意味着其中多数人已经非常不快乐并正在寻求帮助。对按此方法鉴别出的一组患者进行了为期一年的随访后，研究者吃惊地发现，40％的患者在被评估后的几个月内发展为临床精神病患者。[10]

　　与此同时，德国科隆（Cologne）的研究者则致力于鉴别早期前驱症状（*early prodromal symptoms*）（用他们术语叫做基础症状（*basic symptoms*）），这类症状在精神病发作之前早已出现。根据以往的研究，他们认为早期前驱症状包括自觉的思维和语言困扰、特殊的躯体感觉、应对压力的能力受损、情绪困扰以及与他人的关系问题。在一项研究中，患者因具有难以诊断的非精神病性问题而被安排前往精神病专科治疗；随后研究者对这些患者进行了长期随访（平均超过 9.6 年）。结果发现，依据 DSM 标准，那些有基础症状的患者更有可能（70％）被诊断为患有精神分裂症，无此症状者被确诊的比例则低得多（1.6％）。[11] 在研究者所检查的症状中，思维和语言的轻微困扰对后来疾病的变化预测性最好。

　　最初，这些研究结果颇令人吃惊，如今再看，可能已不会如初次般那么令人印象深刻了。墨尔本和科隆的研究小组最初的研究对象都是已经发病的患者（多数有很严重的焦虑和抑郁），并且有效地剔除了具有早期症状、但在转化为精神病之前并未寻求治疗的人。 事实上，墨尔本研究小组曾报告，大部分首发精神病患者并不是按照他们的标准提前筛查出来的，[12] 而且也不确定有多少个案最终发病。科隆研究开始时，具有基础症状的患者中有三分之二以上在后来的随访中流失（或者联系不上、或者拒绝参与）。如果我们假定其中大多数没有发展成为精神病患者，实际的发病率就会下降将近四分之一。与较早的研究相比，在墨尔本进行的一项新近研究中报告的转化率

(transition rates)较低,6 个月的随访中大约为 10％,[13]而另一项在北美进行的近期研究中报告的转化率(conversion rate)则较高,两年半的随访期内达到 35％。*[14]我们在第五章中曾讨论过精神病分类的局限性问题,而在这些研究中也出现了令人感兴趣的结果——最终发作精神病的患者得到了多种不同的诊断,包括情感性精神分裂症(schizoaffective disorder)、躁郁症和重度抑郁症,而不仅仅是精神分裂症。[15]

尽管对于早期干预的重要性尚未达成一致意见,但寻找预测严重精神病发生因素的研究还是引起了人们的重视。例如,使用墨尔本标准的研究者曾报告,与未发作精神病的患者相比,后来发展为精神病的高风险患者在神经认知测验上表现更差,[16]而且大脑某些部分(右侧大脑半球[17])——而不是其他部分(海马体(the hippocampus)[18])——的灰质有所减少。对发病患者的进一步大脑扫描发现,他们在转化为精神病的过程中明显损失了更多的灰质,特别是在扣带回(cingulate cortex)和颞叶(temporal lobes)部分。[19]当然,基于第七章所阐述的原因,如果不了解导致患者症状恶化的环境,就强行解释上述研究结果无疑是相当困难的。如,大脑的变化也可能是由压力导致的。另一项研究也发现,垂体腺(pituitary gland)的体积可以预测高危患者向精神病的转化(垂体具有调节压力激素的作用)。[20]对临床医师来说,如果能够预测精神病的发生,就有可能开发出预防性的治疗策略。这一观点在世界部分地区受到热情追捧,但也面临重大的伦理挑战。危险之处在于,告知患者所处的高危状态,或通知患者无须再接受精神病治疗,或迫使患者接受弊大于利的治疗,如此等等,都会使高危个体受到伤害。既然许多被确认为高危状态的个体(按墨尔本标准有一半以上)实际上并未发病,那么上述风险必须被谨慎视之。[21]在决定让高危个体接受抗精神病药物治疗时,必须对疗法的利弊得失进行仔细分析,这正是下文将要讨论的。

219

抗精神病药物的短期治疗效应

第一种有效的抗精神病药物——氯丙嗪,是法国研究者于 1950 年代初开发成功

---

* 研究者还报告,他们能够辨认出用于识别高转化风险(最高 68％—80％)个体的筛选标准(如遗传风险、近期的功能缺损、偏执狂)。为寻找最佳的标准组合,研究者利用统计技术对可能的预测因素进行了检核,但这种做法带来了产生虚假结果的风险,因而有必要利用独立样本复核研究,以确认检核结果的可靠性。由此产生了新的问题,积极的预测性因素越明确,可确认的群体就越小,假阴性的可能性就越大(被错误地判断为没有风险的潜在精神病患者)。

的。继氯丙嗪之后,制药公司为了从重度精神病治疗这一新兴市场分得一杯羹,纷纷推出了其他类似的药物。这些药品有时被称为第一代或典型抗精神病药物,以区别于过去十年中推出的第二代或非典型抗精神病药物。为方便起见,表2列出在这两类药物中使用最为广泛的药品名,同时列出了它们在美国和英国的商品名。

表2 常规使用的抗精神病药物

药物名	英国商品名	美国商品名
第一代抗精神病药物:		
氯丙嗪(Chlorpromazine)	Largactil	Thorazine
氟哌噻吨(Flupenthixol)	Fluanxol/depixol	
珠氯噻醇(Zuclopenthixol)	Clopixol	
奋乃静/羟哌氯丙嗪(Perphenazine)	Fentazin	Trilafon
三氟拉嗪/甲哌氟丙嗪(Trifluoperazine)	Stelazine	Stelazine
哌氰嗪(Pericyazine)	Neulactil	Neulactil
普马嗪(Promazine)	Sparine	
洛沙平(Loxapine)	Loxitan/loxapac	Loxitane
舒必利(Sulpiride)	Sulpitil/dolmatil/sulparex	
氟哌啶醇(Haloperidol)	Serenace/haldol/dozic	Haldol
四苯喹嗪(Tetrabenazine)	Xenazine	
吗茚酮/吗啉吲酮(Molindone)		Moban/Lidone
第二代抗精神病药物:		
氯氮平/可致律(Clozapine)	Clozaril	Clozaril
利培酮(Risperidone)	Risperdal	Risperdal
奥氮平/再普乐(Olanzapine)	Zyprexa	Zyprexa
喹硫平/思乐康(Quetiapine)	Seroquel	Seroquel
齐拉西酮(Ziprasidone)		Geodon
氨磺必利(Amisulpride)	Solian	
阿立哌唑/安立复(Aripiprazole)	Abilify	Abilify
佐替平(zotepine)	Zoleptil	

引自:D. Healy(2005), *Psychiatric Drugs Explained*, 4th edition. London:Elsevier.

首先应该注意的是,与抗抑郁药相比,抗精神病药物治疗见效很快,这是毋庸置疑的。无论第一代或第二代药物,首次服用之后许多患者很快就体验到幻觉和妄想症状的减轻。事实上,无论患者的同事或爱人,都很容易对抗精神病药物治疗的快速效果

留下深刻印象。临床上,治疗必须持续若干周直到患者出现明显的改善。服药后大约一个小时内,D_2 受体(假定的作用机制)才被阻断,这一结果一度被认为与精神病的多巴胺理论不符,因为该理论认为治疗效果几乎是即时发生的。但现在研究者已经认识到,药物的有益影响看起来比先前设想的要慢得多。实际上,显著的改善通常出现在几天之内,并一直持续到大约一个月之后达到典型的平衡(typically levelling out)。[22]

值得注意的是,与近期由制药企业实施的药物试验不同,最早的一些抗精神病药物试验是自筹经费进行的,因而相当严格。例如,美国国家精神卫生研究所(US National Institute of Mental Health)资助的系列研究中,对抗精神病药物和巴比妥酸盐(barbiturate)进行了比较,之所以选择巴比妥酸盐是因为它具有与抗精神病药物同等的镇静作用;结果抗精神病药物对阳性症状有影响,巴比妥酸盐则没有。[23]因此,尽管抗精神病药物有时被描绘成"化学紧身衣"(chemical straitjackets),但认为它们的作用仅仅是将患者击昏及阻止患者抱怨的这种假设是错误的(就算具有这种作用——的确很常见——也得使用足够大的剂量才能实现)。

然而,假设药物能够直接改善症状发生的频率和严重程度也同样可能是错误的。最近一项研究中,在药物治疗开始前询问首发患者——通过抗精神病治疗希望消除症状还是使症状更容易忍受。尽管多数患者预测症状会消失,但8周后被再次询问时,患者只是报告,被症状困扰的程度轻多了。[24]当然,在患者看来,就像几乎消除了他们的幻觉和妄想一样,这样的效果已使他们获益良多。

剂量、副作用和第二代药物的开发

抗精神病药物真正的问题并不在于其效果,而在于其使用的方式。尽管许多患者体会到了药物带来的好处,但也有一些患者丝毫没有感受到任何症状的减轻。有充分证据表明,如果患者对一种抗精神病药物无反应,几乎可以肯定对其他药物也不会有反应;对此可能存在的异议将在下文中讨论。[25]实际上,对抗精神病药物无反应的患者所占比例很难估计,可能占服药患者的四分之一到三分之一之间。[26]这些患者都不应该使用抗精神病药物。

有时,药物在进入大脑之前,已被肝脏中的酶代谢掉了。[27]据此,如果有可能利用

基因检测鉴别出哪些患者具有高浓度相应酶,就可以不必让他们再使用抗精神病药物了。[28]然而,肝脏代谢无法解释所有缺乏药物反应的现象。神经影像学研究表明,与有反应者相比,缺乏药物反应的患者的中脑多巴胺神经元阻滞(blockade of dopamine neurones)更为广泛。[29]在有些患者身上,因尚不能完全理解的原因,药物似乎到达了他们大脑,但没有产生治疗作用。

尽管如此,英美等国的精神病治疗仍以药物治疗为首选的、甚至是唯一的治疗方法。如果最初用药无效,精神病医师通常会尝试一系列不同的药物,有时还合并使用多种药物,并且常常逐渐增大剂量。受到这种虐待的患者常常会持续出现严重的幻觉和妄想,但精神病医师不仅不会认为药物无效,反而认为需要给患者加大药物剂量。如果抗精神病药物是安全和易耐受的,这种做法还不那么令人担心。然而,所有的抗精神药物都具有令人忧虑的副作用,长期使用会对健康造成威胁,有时甚至导致早逝。

1970 年代后期,我第一次走进位于登比市(Denbigh)的北威尔士医院(North Wales Hospital)的精神科病房,眼前的景象令我十分震惊。许多患者走路时动作怪异而僵硬,不少人不停地颤抖,有些还面露怪相,张着嘴巴,吐着舌头,快速地摇动下颚。我幼稚地认为,这些患者正受到某些大脑疾病的困扰。事实上,这种直觉是正确的,但那时我还没有认识到,患者的神经症状正是由他们所接受的治疗引起的。

患者的症状是典型的锥体外系副作用(extrapyramidal side effect,EPS)的反映。患者的椎体外系统遭到了损伤,而该系统恰恰是负责身体协调与运动(coordination and movement)的神经元网络。第一代抗精神病药物都会导致这类副作用,第二代抗精神病药物副作用程度较轻。这类副作用包括帕金森氏病(僵硬和震颤)、肌张力障碍(不随意的肌肉运动)、静坐不能(一种极端痛苦的坐立不安,导致显著的心神烦躁)、迟发性运动障碍(不随意的运动,通常是下颚和舌头)等。[30]通过中断治疗或使用卡马特灵(普环啶)等抗胆碱药(当然,这种药物也会产生便秘、口干和短时记忆受损等副作用),前三种副作用可以消除。然而,迟发性运动障碍的消除要困难得多,停药后仍可持续多年。

令人吃惊的是,尽管现代精神药理学对这些副作用已有较深入的认识,但直到1990 年代初,关于抗精神病药物剂量及其利弊关系的第一项研究才发表,[31]比药物的首次使用几乎晚了 40 年。在此之前,多数精神病学家相信,抗精神病药物的治疗效应与其对椎体外系的影响有关。[32]因此,对于会引起帕金森氏病的药物,要审慎地控制使用剂量,以使治疗效果最优化。

然而,1990 年代初的研究结果表明,小剂量与大剂量用药的疗效是一样的,而将氯丙嗪每日服用剂量提高到约 350 毫克的唯一一后果就是副作用增强,这令许多精神病学家感到惊讶。[33] 尽管英国皇家精神科医学院(the Royal College of Psychiatrists)[34] 和美国国立精神卫生研究所(National Institute of Mental Health,NIMH)[35] 等专业组织据此提出了控制用药剂量的建议,但调查显示,精神病学家仍然继续使用大剂量药物对患者进行治疗。例如,最近对在英国西北部接受治疗的 200 多名患者的研究中,约半数患者每天服用氯丙嗪达 600 毫克甚至更多,有四分之一的患者每天服用氯丙嗪超过 1 克(约为最佳剂量的 3 倍)。[36] 许多使用最大剂量的患者很可能是抗精神病药物的无应答者,对他们来说,不使用药物治疗或许更好。

随着对药物剂量与治疗反应之间关系认识的日益深入,人们愈发关注药物的锥体外系反应,这导致了第二代药物的应用不断增加,因为这类药物被认为可以更好地控制药物的副作用。第二代药物中最早出现的是氯氮平(clozapine),于 1960 年代由德国研究人员成功合成。[37] 与已有抗精神病药物相比,其严重副作用似乎要少得多。然而,氯氮平很快就跌下神坛。原因有二:其一,那时很多精神病学家相信,抗精神病药物的治疗反应与药物对锥体外系的影响存在紧密联系,因而多数人难以相信氯氮平会产生效果;其二,氯氮平注册并在芬兰使用后不久,有 9 名患者死于粒性白细胞缺乏症——患者骨髓生成白细胞的能力减退——的继发感染(实际上,尽管其他地方也有使用氯氮平后发生粒性白细胞缺乏症的病例报告,但未达到芬兰的程度,且大多数病例从未得到正确的解释)。因此,业界很快就形成了一种认识,即氯氮平是一种仅有微小疗效却可能对患者产生致命影响的药物。毫不意外,再没有人对使用氯氮平抱有热情了。

但由于美国精神病学家对日益增多的迟发性运动障碍患者感到担忧,氯氮平于 1980 年代重获生机。为了确定使用氯氮平不会产生更糟的结果,研究者通过试验对其安全性进行了验证。研究很快发现,如果对患者进行常规血液检验(一开始每周一次,随后减低频率),并在发现白细胞数量异常时立即终止治疗,患者患粒性白细胞缺乏症的风险就可以下降到可以接受的范围。

这些进展最终引发了一项大型的随机对照试验,以那些对第一代药物没有反应的患者为对象,对氯氮平和氯丙嗪进行比较,研究结果发表于 1988 年。该试验得到氯氮平的生产商山度士(Sandoz)公司的资助,由美国精神病学家约翰·凯恩(John Kane)和赫伯特·梅尔泽(Herbert Meltzer)实施。[38] 在许多精神病学家看来,该研究的结果不啻于一个奇迹:接受氯氮平治疗的患者不仅只出现了很小的副作用,而且症状得到了相当大的改善。考虑到精神病患者中对第一代药物反应平平者占很大比例,以及此前还没有任何其他药物能够超越氯丙嗪,该研究发现似乎标志着重度精神病治疗取得了重要进步。

药理学研究发现,氯氮平在一些重要方面不同于第一代抗精神病药物,故称其为非典型性药物。与第一代药物相比,氯氮平对于 D_2 受体的亲和力较低。有研究者认为,这一发现危及到了精神病的多巴胺理论。但该理论的支持者坚持认为,虽然氯氮平的 D_2 受体亲和力低于其他药物,但还不足以推翻多巴胺理论。[39]同样,他们也认识到氯氮平并不比其他药物更特别,因为它同样能阻断肾上腺素能(adrenergic)、胆碱能(cholinergic)、组胺能(histaminergic)以及血清素(serotonergic)等受体。

为争夺市场,其他制药公司很快着手开发自己的非典型性药物,这不足为奇。由于没有公认的非典型性的定义,一些公司尝试去合成与氯氮平结构相似的化合物(如礼来公司的奥氮平),而另一些公司则寻求开发化学结构不同但对受体系统有广泛影响的化合物(如杨森公司的利司培酮)。* 精神药理学家和精神病史学家戴维·海利(David Healy)曾经指出:"商业和学术市场上各种思想的发生和存在常常取决于其口号价值……非典型性的概念是一个终极的营销梦想。如果不能开发出一种非典型性药物,那最好将现有的药物称为非典型的,这样才有助于它的销售。"[40]

制药公司围绕新药展开了大肆宣传,它们不仅在精神病学杂志上刊登精美的广告,为医学会议的研讨会提供赞助,而且下大力气去影响精神健康专家、患者及其家人等广泛的利益群体。在 1990 年代后期,对工作在这一领域的人们来说,谈论精神病治疗时几乎不可能回避新药正在产生的(或将要产生的)影响。甚至临床心理学家也被卷入其中。1997 年,我去威尼斯(Venice)参加一场认知行为治疗的国际会议,竟然发现会场上充斥着关于新药对心理治疗之影响的讨论。

20 年之后,我受邀出席英国心理学会(British Psychological Society)在伦敦举办的一次会议,并举行新书《精神分裂症的精神药理学初步》(*Psychopharmacology of Schizophrenia Initiative*)的首发式,却发现会场变成了制药公司联盟进行宣传的舞台。会议一开始,一位患者满含热泪向与会者讲述奥氮平是如何救了他的命。很显

---

* 事实上,典型性抗精神病药物与非典型性抗精神病药物之间的区别仍然不太清晰。例如,如果相对缺少锥体外症候群(EPS)是非典型性药物的本质特征,舒必利(sulpiride)是合乎此类药物标准的,尽管事实上它通常被认为属于第一代药物和比较纯粹的 D_2 兴奋剂。

然,组织者希望借此塑造一种主流舆论,以使国民医疗保健系统能欣然接受新的药物,而不顾其高昂的价格。事实上,这种企图过于露骨,以至于引起了许多听众的强烈反对,他们没有想到自己受邀参加的竟然是药品公司的营销盛会。

尽管偶尔会遇到这样的挫折,但在制药企业看来,他们的努力无疑是相当成功的。1990年代以来,第二代药物的处方量出现了令人瞩目的增长。这种成功体现在由精神病学界的领袖们拟定的官方指导方针——在美国,由国家精神卫生研究所精神分裂症患者预后研究团队(US National Institute for Mental Health Schizophrenia Patient Outcome Research Team)发布于1998年;[41]在英国,由全国临床质量研究院(National Institute of Clinical Excellence)发布于2002年。[42]所有研究报告的作者都称赞新药优于老药,并推荐将新药作为患者治疗的首选药物,尤其是对首发精神病患者和从未使用第一代药物的患者。由于新药的价格相比之下过于昂贵,所以新药的大量使用导致医保系统用于购买药品的资金支出大幅增加,[43]但这无疑使制药公司及其股东感觉甚为满意。

除僵直和颤抖以外的副作用

身处在由非典型性药物带来的狂热浪潮中,人们只注意到了其锥体外系副作用,它虽然很明显,但给患者造成的麻烦并不大,对健康的损害也比较轻;而两代药物都有的一些不太明显、但影响较大的不良反应,却很容易被忘记了。

例如,多数抗精神病药物会造成荷尔蒙催乳素(hormone prolactin)分泌增加,导致女性出现泌乳和男性乳腺增生。性功能的降低也很常见,约50%接受典型性或非典型性药物治疗的患者会受此影响。一些患者还会出现皮疹(特别是氯丙嗪,会造成严重的阳光过敏,甚至在阴天皮肤都会被灼伤)。体重快速增加同样很常见。多数第一代和第二代药物都会产生这种效应,奥氮平尤胜。尽管医生常常认为这种不良反应无关紧要,[44]但体重增加带给患者的烦恼有时堪比疾病症状所带来的痛苦。[45]对许多患者来说,他们还背负着沉重的压力(试想,一个刚17岁的年轻人,生活之路还未展开就被精神病活生生地砍断了,不得不眼睁睁看着朋友们走出家门、寻找伴侣、开始职业生涯,而他们却因治疗变得衰弱和肥胖)。

由抗精神病药物治疗导致的体重增长加大了患高血压、心脏病和中风的风险,一些患者还可能因此而早逝。[46]有些药物还会增加患糖尿病的风险(奥氮平对这方面的影响尤巨[47]）。暂且抛开一些尚不明确的发病率不谈，有许多罕见的、有证据证明的副作用会直接威胁生命，其中包括癫痫痉挛、心力衰竭（抗精神病药物导致因心脏病猝死的风险出现了微小但可计量的增加）、[48]粒细胞缺乏症（由氯氮平引起的特殊问题），以及抗精神病药物恶性症候群（最初会出现发烧、身体僵直，有时被误认为是病毒性感染，如治疗不及时将是致命的）。上述问题会因精神病患者惯有的生活方式（过度吸烟、缺乏有规律的锻炼等）而加重，不健康的生活方式已经成为某些精神病发生的重要风险因子。[49]

有证据表明，接受一种以上抗精神病药物治疗的患者预期寿命出现下降，这并不奇怪。[50]对非精神病患者的研究提供了关于药物毒性的进一步证据。例如，抗精神病药物常常用来帮助罹患痴呆或其他退行性神经系统疾病的老年患者减轻焦虑（顺便说一句，患者通常并没有资格去抱怨他们所接受的治疗方法）。其结果，接受抗精神病药物治疗的老年患者不得不承受预期寿命下降之苦。[51]

抗精神病药物之所以毁誉参半，除了对身体的影响之外，还因其对精神的影响危害最甚。使用第一代药物进行治疗的最初几个小时中，许多患者会出现深度抑郁，这有时被称为神经抑制性烦躁（*neuroleptic dysphoria*）。[52]由于这种感觉常常伴随着静坐不能，患者发现自己处于无法采取行动或做出决定的尴尬境地，同时还感到极其焦虑不安。所有第一代或第二代药物都会引起一个更为长期的问题，即伴随严重动机缺失的精神朦胧和镇静（mental clouding and sedation），而这种动机是使治疗持久进行的保证。这种动机损害效应（detrimental effect）在生理学层面上很容易被理解，因为被抗精神病药物阻断的大脑多巴胺通路，据说在预测和追求回报方面发挥重要作用。[53]一项临床试验对比了典型性抗精神病药物治疗和安慰剂治疗的效果，研究者运用不同寻常的程序对患者的症状和成就水平进行评估。结果发现，接受抗精神病药物治疗的患者在复发风险降低的同时，成就水平却低于接受安慰剂治疗的患者。[54]不幸的是，这些效果常常被误认为是阴性症状，因而被视为患者疾病的一部分而非治疗的结果。[55]即使那些准备承认这些症状是副作用的医生，也低估了它们的影响，且不愿就此与患者进行讨论。[56]看来，医生真正害怕的是，一旦患者明白了药物治疗对他们所起的真正作用，他们就不会继续服药了。

综上所述，抗精神病药物或许对某些患者——甚至可能是多数患者——有明显的好处，但服用药物所付出的代价却是不容忽视的。公允地说，这些代价在历史上被多数精神病学家低估了，甚至完全被忽视了。当然，对高危患者来说，副作用似乎是可以接受的代价,但,就算没有接受任何治疗,许多患者也不会变成精神病患者。而对多数普通人而言,让众多心理健康的人接受有害健康的治疗是违背伦理精神的。遗憾的是,仍有少数精神病学家和心理学家对此观点不予认同,他们坚称,不给高危患者开抗精神病药物与拒绝给糖尿病人提供胰岛素一样,是不道德的。[*][57]目前,抗精神病药物对有前驱症状患者的疗效仅得到了两项试验的评估,结果颇有启发性。其中在墨尔本(Melbourne)进行的一项小型研究中,对高危患者合并进行了深呼吸训练和心理治疗,结果在 6 个月的随访中发现存在短期疗效,但一年后患精神病的风险并未下降。[58]而在美国耶鲁大学[59]进行的另一项研究中,研究者试图给有前驱症状的患者随机提供奥氮平或安慰剂,但患者参加试验的意愿不强。[60]到研究结束时,已有大约三分之二的参与者退出,其中许多人是因为对奥氮平的治疗副作用感到难以忍受。尽管研究者观察到了某种预期中的变化,认为治疗推迟了疾病发作,却并未发现两种条件下患者转化为精神病的数量有显著差异。然而,患者的体重却出现了戏剧性的变化——接受奥氮平治疗的患者体重平均增加了 20 磅(9 公斤)。

没有人会靠在街头兜售抗精神病药物来赚钱,这不足为奇。以往调查发现,精神病患者对药物治疗的态度差异非常大。有些人认为药是救命的,服药的好处一定大于代价,但有些人却盼望着赶快停止用药。[61]尽管患者的理由可能是非常合理的(药物可能无效或副作用令人难以忍受),但拒绝药物治疗还是常常被精神病学家视做患者缺乏自知力(lack insight)的证据,并因此认为需要实施更加积极的治疗。[62]一旦认识到这种风险,许多患者就不再愿意与医生谈论自己对治疗方法的担忧,甚至不通知任何人突然中止服药,正如在彼得案例(见本书起始)中所说的那样。精神病学家和心理学家已注意到停药带来的高复发风险,因为停药后药物的抑制作用(suppressing effect)会逐渐消失,从而导致疾病重新发作。不过,对于停药后的复发,总是存在完全不同的解释。

---

[*] 这种逻辑的一个惊人例子出现在一位匿名的仲裁人对我的一份拨款申请进行的评论中,该申请涉及一项对高危患者实施心理治疗的试验(试验最终得到了资助)。因为我们不打算给我们的患者提供抗精神病药物,这位仲裁人将我们的研究与 1940 年代美国医生在塔斯基吉(Tuskegee)实施的一项试验进行了比拟,在该试验中,研究者故意不给感染梅毒的黑人患者提供抗生素治疗以便研究疾病的长期过程。我猜想,只要不是别有用心,任何人都应该清楚这两项研究在伦理上的差异,但无论如何,还是由我来说清楚吧:(1)我的研究并没有按照种族标准来选择患者(塔斯基吉试验中白人得到了治疗);(2)众所周知,塔斯基吉试验中,所有未得到治疗的黑人病情变得更加严重,这是延误治疗的结果,因此只有少数高危患者发展成为精神病;(3)抗生素有少量的副作用而抗精神病药物的副作用较大;(4)没有(且依旧没有)证据表明抗精神病药物可用于预防精神病。

抗精神病药物具有长期效果吗？

尽管长期承受着令人厌恶的副作用，多数精神病患者仍被告知要继续无限期地服用药物。对抗精神病药物长期效果进行的研究，几乎都认为长期坚持药物治疗是有益的，这些研究结论成为传统精神病学知识的重要组成部分。如，有研究曾对维持疗法（*maintenance treatment*）和间歇疗法（*intermittent therapy*）进行了比较，前者要求患者即使已经痊愈也继续服药，后者只在患者感到紧张和不舒服时才给予抗精神病药物。结果不容置疑地表明，使用间歇疗法的患者更可能出现复发。[63]

从这些研究中得出的一般结论认为，为了使抗精神病药物发挥最大作用，患者即使感觉良好，也必须坚持连续服药。这种要求不仅令患者感到紧张，而且面临许多实际的困难。患者必须记得在正确的时间服药，并把按医嘱服药变成生活常规的一部分。实际上这要比听上去困难得多：由个人经验可知，就算治疗是有益的，要坚持很长时间也非常困难（就像许多中年男性一样，我每天要吃药控制高血压，我知道这有多困难）。即便那些努力遵守医嘱的患者，偶尔也会忘记吃药，或形成自己特殊的用药方式。例如，多数患者被告知不要把药物与酒精同服，但如果泡酒吧是一个人为数不多的生活乐趣，要他完全戒酒可能会引起强烈抵制。我在一项研究中发现，有些患者试图在饮酒后服用超出处方要求的剂量，而另一些患者则干脆在酒后放弃服药。[64]

医生有时会通过开长效药设法避开这些困难，这种药可以从油性赋形剂中缓慢释放，且只须每隔几周臀部注射一次。有时这被认为是对待缺乏坚持力的患者的好办法。不过，去社区诊所（depot clinic）接受疼痛的注射也不是一件令人愉快的事，所以许多患者会在约定的时间跑去外地以躲避治疗，对此无需感到意外。

这种应对策略同样假定持续的治疗是有必要的，但是这种假定受到了许多因素的挑战。首先，正如我们已经讨论过的，相当多的精神病患者——可能占到三分之一以上——从抗精神病药物得到的好处很少，甚至完全无效。尽管已有大量的研究，但还是无法预测哪些患者对药物会有反应，哪些没有；可以肯定，诊断结论并不能预测谁会从药物受益。[65]实际上，所有第一代和第二代抗精神病药物现在都被广泛应用于双相情感障碍患者的治疗，这使得一些研究者怀疑，被诊断为精神病和情感障碍的两类病患存在共同的病理机制吗？否则怎么会使用同一种药物？[66]我们可以断定，抗精神病药物如果对某些患者无效，就不应该继续使用，因为这样做对患者有害而无益。

相对于抗精神病药物治疗宜尽早实施的传统观点,有证据表明,首发患者和有前驱症状的患者在药物治疗中的获益程度不如已发病一段时间的患者。到目前为止,已经开展的大部分抗精神病随机对照试验以长期患者为对象,有时会中止药物治疗而替换为安慰剂治疗,因而关于首次出现症状患者的数据出奇的少。供职于美国南加州大学的社会工作者约翰·博拉(John Bola)[67]最近试图整合所有相关试验的证据,在文献检索过程中,他要求试验满足以下标准:多数患者处于发病的第一阶段,部分患者不使用药物,且随访期至少达到一年。* 通过全面检索科学文献,他只找到 6 项符合所有筛选标准的研究,一共包括 632 名患者。其中有洛伦·莫希尔(Loren Mosher)的索特里亚(Soteria)研究项目[68]及其在瑞士的重复试验[69],以及在卡马里奥州立医院(Camarillo State Hospital)进行的、旨在比较精神动力学治疗和生物治疗的长期随访(见第 4 章)(长期随访的结果表明药物治疗价值不大[70])。对这些研究数据的元分析发现,并没有证据表明,对首发患者提供药物比不提供药物更好。这一研究结论或许有助于解释为何斯堪的纳维亚 TIPS 项目中向首发患者提供早期药物治疗却未获成效(在改善阳性症状方面),以及为何墨尔本和耶鲁的试验中,向有前驱症状的患者提供药物治疗却没有获得明显的改善。

乍一看,抗精神病药物治疗对精神病早期患者缺少长期疗效的证据与维持疗法和间歇疗法的对照试验结果并不一致。不过,至今只有两项研究在首发患者中比较了这些治疗方法,且研究结果相互矛盾。其中一项研究中未观察到维持疗法的优势,[71]而在另一项研究中,接受维持治疗的患者却恢复得相当好。[72]很难解释这些研究结果,因为两项研究都未设对照组(不接受抗精神病药物治疗)。因此,这种证据相互抵消的情形似乎说明,许多首发患者可能只需接受短期的抗精神病药物治疗后就会好转,也可能根本不需要药物治疗。

接受抗精神病药物治疗的患者将来更容易发作吗?

读者可能会感到奇怪,如果抗精神病药物对首发患者的作用如此有限,为什么它

---

* 博拉的论文遭到许多精神病学杂志退稿。多数杂志对其持批评态度,但并不是因为其研究方法,而是因为元分析只包含 6 项研究(博拉告诉我:"这才是关键!")。当然,他的研究结果与传统观点相抵触也是其中一个原因。为了能够在《精神分裂症通报》(Schizophrenia Bulletin)杂志上发表,博拉重写了论文以使论文看起来能回答以下问题,即为了研究目的而中止向首发精神病患者提供药物是否符合伦理要求(答案是肯定的,因为中止抗精神病药物治疗似乎是无害的)。

们似乎能防止已发病一段时间的患者复发？显然，到目前为止这方面的多数证据来自对停药——或者是患者自己的决定，或者是作为安慰剂对照组研究的一部分——后复发患者的研究。然而，在这些情况下所出现的症状可能反映了药物引起的大脑长期改变，而不仅仅是旧病复发。在长期药物治疗过程中，这似乎是一种普遍现象，也是大脑适应神经递质系统所受冲击的结果。

所有动物和人类研究[73]都表明，长期的抗精神病药物治疗会导致大脑 D_2 受体数量的增加。大脑通过更多地制造 D_2 受体导致多巴胺受体阻滞。按照多巴胺理论，精神病与多巴胺系统的过度敏感有关。由此可知，从长期的抗精神病药物治疗中退出可能会导致复发，不是因为原发疾病无法受控，而是药物治疗使大脑对应激过度敏感的缘故。

要通过科学试验来验证多巴胺过度敏感的假设（*dopamine super sensitivity hypothesis*）是困难的。然而该理论预测，快速中断药物的患者比逐步停止药物的患者更有可能复发，后者的大脑有机会适应多巴胺阻滞（dopamine blockade）的消除。事实的确如此，对快速停药患者（如第一章提到的约翰）和缓慢停药患者的比较研究通常会发现，前者有更大的复发风险。[74]不仅如此，患者在任何情况下停药，复发的最大风险都出现在最初几个月内。尽管没有定论，这些研究结果还是表明长期使用抗精神病药物可能事与愿违。研究结果还意味着，任何正在停药的患者，无论是否得到精神病医师的许可，最好小步进行。

在这一证据基础上，美国调查记者罗伯特·惠特克（Robert Whitaker）声称，正是抗精神病药物的广泛使用导致过去 50 多年中精神残疾（psychiatric disability）者不断增多。[75]在我看来，这种观点可能有些言过其实，至少尚未得到证实。然而，当我们想到抗精神病药物严重的副作用，想到许多首发患者似乎没有用药也恢复得不错，想到那些无论服用多少药物都无效的患者，想到那些因药物治疗而对应激变得过敏的患者，抗精神病药物所代表的现代精神病治疗的信条似乎就难以自圆其说了。

再次被愚弄？

许多精神病学家承认第一代抗精神病药物存在局限性，但是仍坚称第二代药物是不同的。如我们所见，第二代药物的主要卖点就是其锥体外系反应明显较少，但制药公司在推销过程中大肆宣扬的，却是其相对于第一代合成药物的优良效果，特别是在刚刚入市阶段。

北英格兰的一些精神病学家曾邀请我参加一场关于氯氮平功效的讨论会,那时我正在出席《精神分裂症的精神药理学初步》一书的首发式。接到邀请,我颇为吃惊,因为我并没有医学学位,通常是没有资格参加这类会议的(显然有人觉得我可以充当质疑者的角色)。为了准备这个讨论会,我开始收集有关的科学文献。在我看来,这方面的研究显然起始于凯恩(Kane)和梅尔泽(Meltzer)[76]的试验。该试验表明,面对第一代药物缺少疗效的患者,使用氯氮平比使用氯丙嗪的疗效和耐受性更好。当时,该试验已经成为精神病学引用最多的研究,甚至出现在一些心理学专业的入门教材中。认真研究该试验后,我第一次认识到,对于制药企业赞助的研究有必要像法医鉴定一样进行仔细的审核。

我首先注意到的是,这一试验中患者的随访期只有短短 6 个星期。参与试验的268 名患者在过去 5 年中至少有三次对大剂量的第一代药物没有反应。研究者随机安排一半患者服用氯氮平,另一半患者每天服用多达 1.8 克的氯丙嗪——依据任何标准这都是很大的剂量。6 周结束时,服用氯氮平的患者症状消退明显,而且副作用较小——或者说看上去较小。

考虑到对照组的患者服用了 6 倍于适宜剂量的氯丙嗪,如果在两组患者之间未发现药物副作用的差异,那是难以置信的。令人惊讶的是,试验中对副作用有两个评估结果,但仅采用了一个结果(锥体外系症状的测量),显示两组患者间存在差异。另一个是对多种不良反应的测量结果,甚至在剔除了多涎(氯氮平常见的副作用)这一症状之后,结果仍然对氯氮平不利。当然,氯丙嗪不恰当的对照剂量也可能使人们对两种药物的相对有效性产生歪曲的判断。至少有一项研究曾报告,对大剂量的第一代药物没有反应的患者(被挑选来参与试验的特殊患者)常常在减少用药后恢复得更好。[77]

在后来的第二代药物研究中,使用高剂量第一代药物作为对照条件成为常见特征。很难想象制药公司不知道这种做法将夸大其产品的优势,实际上这似乎是用于愚弄业内人士、患者和监管机构的精心设计好的策略。多数关于选择性 5 -羟色胺再吸收抑制剂(SSRIs)的研究持续时间短(4—6 周)且退出率高,因而要做出确切的结论几乎是不可能的。在 2000 年发表的一项元分析中,[78] 所涉及的试验被分成两类——对照剂量为平均每天小于 12 毫克氟哌啶醇(这个剂量仍然很高——氟哌啶醇是一种高效的第一代药物,其适宜剂量为每天约 5 毫克)的试验和对照剂量更高的试验。分析结果并没有发现第二代药物更加有效的证据,并且在那些使用低对照剂量的试验中,除了锥体外系反应之外，两类药物副作用的严重性没有差异。对此无需感到惊讶，在那些对照剂量大到荒谬程度的研究中，新药当然会显得更好了。

最近，有两项试验在实际临床条件下评估了药物的相对效果，确认了两代药物疗效的差异，其结果在心理健康领域引起了广泛的反思。[79]其中在英国进行的一项名为CUtLASS（精神分裂症研究中最新抗精神病药物的消费比研究）的试验中，[80]超过200名先前接受抗精神病治疗无效的患者被随机分派接受第一代或第二代药物治疗（除了氯氮平之外，由开处方的精神病医师负责在各类药物中进行选择）。治疗一年后，未发现第二代药物可以改善生活质量的证据，倒是那些持续服用第一代药物的患者出现了生活质量提高和症状改善的趋势。更值得一提的是，如果将治疗期间的所有开支都计算在内，使用第一代药物其实更加划算。[81]

另一项规模更大的研究名为临床抗精神病药物干预效果试验（Clinical Antipsychotic Trial of Intervention Effectiveness，CATIE）[82]，该研究得到美国国立精神卫生研究所的资助，约有1400名美国患者被随机分派服用奥氮平、利哌利酮、齐拉西酮和喹硫平等四种第二代药物中的一种，或服用第一代药物奋乃静。研究的主要目的在于，检验新药的耐受性是否比已有的典型性药物更好。然而，18个月的治疗结束后，放弃继续服药的患者所占比例达到了惊人的74%，主要原因是他们感到药物无效或存在难以忍受的副作用，这无疑表明许多患者并未感受到抗精神病治疗的好处大于代价。尽管放弃服用奥氮平的患者（64%）比放弃服用利哌利酮（74%）和喹硫平（82%）的患者少，但奥氮平和奋乃静（74%）之间的差异并不具有统计学的显著性。随后对试验中患者所经受的副作用进行了评估，结果并未发现服用第二代药物的患者出现的锥体外系副作用更少。[83]另外，尽管研究者寄望于新药比老药能使患者取得更好的认知测试成绩，但事实证明并非如此。[84]《纽约时报》（New York Times）[85]在评论该项研究时说："审批和推销药物的方式存在严重问题"。由于第二代药物的价格十倍于传统药物，疗效却与典型性药物相当，数十亿美元的资金被浪费在第二代药物的市场营销之中给药品公司股东带来的好处远远大于患者的获益。

CUtLASS试验和CATIE试验并未使用氯氮平，因而无法说明其疗效。现在，即使那些对第二代药物持怀疑态度的精神病学家也倾向于认为氯氮平可能是一个特例。这种认为氯氮平具有特殊性的流行观点，可能在一定程度上体现了凯恩和梅尔泽最初试验缺陷所造成的持久影响。是否能得到近期证据的支持尚存疑点。

在此我要指出，许多近期的随机对照试验常常未能复现早期研究所报告的氯氮平的非凡优势,英国精神病学家乔安娜·蒙克里夫(Joanna Moncrieff)[86]实施了一项元分析,以确认导致氯氮平在不同试验中效果良莠不齐的因素。她发现,氯氮平只是在那些随访期短的、被企业资助的和患者开始时病情严重的试验中表现优异。这表明,尽管氯氮平可能对病情严重的患者特别有帮助,但这种表面优势中的很大一部分可由某种方法论缺陷来解释;过去几十年中,这种缺陷同样困扰着其他药物治疗研究。

CUtLASS 和 CATIE 研究团队最近进行的一些小型研究中,将患者随机分派服用氯氮平或其他第二代药物。其中英国的研究指出,氯氮平在改善症状方面具有一定的优势,但在减少副作用或提高生活质量方面没有优势可言。[87]在美国的研究中,一些患者服用氯氮平的时间长于其他抗精神病药物,但并未观察到症状改善有何不同。[88]尽管这些研究结果表明氯氮平可能是一种独特的治疗方法,但所有研究都是单盲研究而非双盲研究(患者和处方者都知道治疗所用何种药物,但试验分组只有进行跟踪评估的精神病医师才知道),因此氯氮平的安慰剂效应无法完全排除。

氯氮平的拥趸们有时认为,氯氮平在预防患者自杀方面具有独特的效果。不过,这方面的证据并不完全一致。迄今为止,报告氯氮平具有这种效果的最大规模研究是由凯恩-梅尔泽团队实施的,并且得到了企业的资助。[* 89]而且据估计,就算氯氮平的确能降低自杀风险,其对死亡率的影响也因相对于其他抗精神病药物增加的健康风险而被完全抵消掉了。[90]对氯氮平来说,唯一现实的结论就是还没有结论;无论氯氮平的实际效果如何,可以肯定的是,它绝非什么精神病治疗的重大突破。

第一原则:勿伤害!

从古希腊时代开始,希波克拉底誓言(Hippocratic Oath)就被视为医学伦理学的基石,其中指出,医生从业的首要原则就是保证不对人造成伤害(*primum non nocere*),这一原则也包含在现代医学伦理学的规范之中。[91]据此,在使用细胞毒素药无效的情况下,肿瘤科医师会仔细考虑继续用药是否明智;但有些不可思议的是,精神科医师却

---

* 在此研究中,490 名接受氯氮平治疗的患者中有 5 名在 2 年的随访期内自杀,而接受奥氮平治疗的 490 名患者中有 3 人自杀。乍一看,这并不是氯氮平优越性的令人信服的证据。不过,总的自杀人数还是比预期要少,作者还强调,参加试验——其结果患者得到了更多的关注——对降低自杀风险可能具有积极的影响。在所有其他测量指标上——自杀企图、预防自杀的住院检查、患者报告的自杀意念,氯氮平的效果都优于奥氮平。

不太愿意考虑药物副作用对患者的影响。别看总有人在不断强调"精神病与其他疾病一样",但至少在这方面,精神病患者得到的待遇仍然不同于其他医学分支的患者。

实际上,精神科医师不仅没有将抗精神病药物的使用限制在能明确从中受益的患者中,而且还在制药企业支持下扩大其使用范围。不仅是高危患者,甚至连儿童都被一些精神科医师视为抗精神病药物的目标人群,这种做法在美国似乎已被广泛接受,[92]在英国也正变得日益普遍。[93]有时候,仅仅因为怀疑儿童出现了精神病早期征兆,医生就会开出处方;但更常见的是,药物被当作行为控制的手段用于那些被诊断为患有自闭症、智力障碍、注意缺损障碍或"破坏性行为障碍"的儿童。[94]在我看来,除了开处方,很少有精神科医师愿意去理解和改变患儿糟糕的社会生活环境。我们已经知道,药物对大脑奖赏系统具有深远的影响,毫无疑问,接受药物治疗的孩子将失去曾经有过的快乐。对发育尚不成熟的大脑,药物可能产生的长期影响——目前仍然所知甚少——并没有让医生感到苦恼。美国心理学家亚布拉罕·马斯洛(Abraham Maslow)曾评论道:"如果你拥有的唯一工具是锤子,那么把所有东西都当作钉子来对待是一个诱人的想法。"[95]

当然,这并不意味着抗精神病药物在治疗成年精神病患者时毫无用武之地。对那些存在严重幻听和妄想性恐惧的患者,或者因急性躁狂发作而迷失在危险的亢奋情绪之中的患者,抗精神病药物无疑是有用的,至少在短期内是这样。但这些药物是有缺陷的,绝非人们想象中的精神病万能药。对有些患者来说,服用这类药物弊大于利,应当慎用。尽管有如此严重的局限性,使用抗精神病药物还是几乎被视为精神病治疗的同义语。要使精神病治疗摆脱这一危险的嗜好,需要我们全面反思精神病治疗的价值和目标。

第10章 仁心的价值:心理治疗对重度精神病有效吗?

> 所有临床经验都说明,掌握全面的精神病学和心理学知识,以及运用这些知识的杰出智能,并不能保证一个人具有治疗的实际能力。
>
> ——卡尔·罗杰斯《问题儿童的临床治疗》

真不想知道我工作生涯中有多少时间是花在电脑前面的,但无疑是相当多的。填写一份研究经费申请书得花上数小时,完成令人愉快而又有些孤独的项目数据分析任务也需要许多时间,把研究结果写成论文需要的时间更多。平时,主要是我的研究生和助手直接与研究对象打交道,他们会时不时地来办公室述说他们遇到的问题,并征询我的建议。至今,解答他们的问题仍会让我信心鼓舞,对此我也感到惊讶。有时我感到自己似乎已经爬到了象牙塔顶端,以至于几乎看不到地面。当然,我也不是凭空过上这种生活的。许多年一路走来,是我选择了这种生活,尽管我也不知道是什么力量引领了我。有时候对我来说,进行理论研究、处理观察资料和分析数据要比和人打交道更让我感到舒适。

然而,我并没有变成一个单纯的理论工作者,而是一直坚持参与常规临床工作,并从中获得了丰厚的回报。倾听患者讲述他们与疾病的斗争是一种特别的恩惠,正是他们的讲述为我的许多研究提供了灵感。然而与国民医疗保健服务系统的同行们相比,我能投入到与患者一起工作的时间实在是微不足道。这是因为我还有许多其他的事情要做(这当然是真的),不过也是因为我发现心理治疗极其困难。或许是成长背景和所受教育的缘故,与那些身处病痛中的人长期保持密切的关系对我来说总是很难。这需要把自己的感受完全置于一旁,而我尚未完全掌握这种能力。要知道,心理治疗关系与其他人际关系(如朋友关系)有相当的不同,虽然表面上相似,但后者能够更加均衡和平等地满足双方的需求。

1980年代初,当我刚刚获得临床心理学家资质的时候,对于自己的助人能力我曾充满乐观。我非常想成为一名优秀的治疗师,也被那些遭受重度精神病之苦的人们深深吸引。其部分原因在于,我对他们奇异经验背后的人类心灵感到好奇,同时也是因为他们的痛苦看起来与我所经历的那么不同。那时候,多数心理健康专业人士相信,心理治疗对精神病患者是完全无效的,但我仍心怀希望,希望能够发现一些技术(或者说治疗的窍门)能够治愈那些被幻听或奇异观念困扰的患者。很久之后我才发现,在助人方面,其实并不存在什么捷径。

正在此时,奥谢罗夫诉切斯纳特-洛奇医院的案件宣判了。我很幸运,因为它在英国产生的直接影响很小,我所任职的法医小组的精神病学家们仍然支持我的工作。不过,正如我们在第4章中所读到的,在美国就完全不同了。杰拉尔德·克勒曼(Gerald Klerman)[1] 评论指出,该案件是循证医学运动的反映,并宣称随机对照试验能够为不同治疗方法的有效性提供最好的证据。根据克勒曼的观点,大量此类研究已证明了抗抑郁药物和抗精神病药物的价值。尽管他并没有质疑近期出现的心理治疗方法(如认知行为治疗)对焦虑症和抑郁症等非精神病性障碍的价值,但还是指出,临床试验尚未说明心理治疗对精神病患者有任何益处。

或许是因为奥谢罗夫案件在美国造成的影响,精神病心理治疗的进一步发展不得不转战他处。以英国为中心的近期研究,已经为心理治疗的功能描绘出了更加乐观的图景。然而,在关注这些进展之前,我们必须对广为接受的克勒曼假设(Klerman's assumption)进行检验。为什么说随机对照试验是研究谈话治疗(心理治疗)效果的最好方法?

如何证明心理治疗的有效性?

在面对多到令人眼花缭乱的心理治疗流派时(在写作本书时,维基在线百科全书列出了144种不同的心理治疗方法,当然,这些方法可以纳入到少数几个主要的类别,如心理动力学取向的、个人中心取向的和认知行为取向的),人们往往感到这一领域比药物治疗更加令人困惑。对于如何开展心理治疗是最好的,无疑很少有一致的看法,众多的流派有时看起来不像是科学事业,而更像是林立的教派。

为了解答人们的困惑,研究者致力于通过随机对照试验来辨明何种心理治疗方法最为有效。由此获得了大量的证据,并形成了一些相当明确的结论。在讨论这些结论之前,首先需要考虑的是,心理治疗是否真的可以运用安慰剂-对照组双盲试验方法来进行评估,尽管这种方法已经成为检验药物疗效的不二法则(gold standard)。

美国临床心理学家马丁·塞里格曼(Martin Seligman)[2] 有一个著名的忠告,"任何时候你听到有人要开展心理治疗的双盲研究,就要看紧你的钱包"。塞里格曼在此婉转地指出,心理治疗的效果不能借助双盲方法来检验,因为心理治疗师和患者都不可避免地了解正在进行的是何种治疗。实际上,能够做到的最好结果也不过单盲设计,245即只让研究者而不是治疗师或患者来进行结果的评估,同时不让研究者知道每个患者所接受的治疗(当然,这意味着必须告知患者在与研究者交谈时不得泄露秘密,这是一条难以遵守的禁令,因为患者往往对治疗感到困惑或有兴趣)。

然而,这仅仅是药物试验和心理治疗试验之差别最明显的方面。温暖、仁心和渐进的希望,这些特征通常出现在临床医师与患者之间积极的关系情境中,是心理治疗而非药物治疗的内在要素。因此,在药物试验中,这些要素被认为是混淆因素而必须加以控制并消除其影响,以便确认药物是否具有预期的效应(desired effect)。相比而言,在心理治疗研究中,温暖、仁心和渐进的希望都是其中必要的成分,没有这些要素就不能期待治疗有任何效果。故此,安慰剂概念对心理治疗研究的意义远小于精神药理学研究。实际上,很难想象会有一种使用非治疗性安慰剂的心理治疗,不论它看上去多么合理。(近些年存在一种趋势,即用罗杰斯的个人中心治疗作为试验中其他更复杂治疗方法[3] 的对照条件,但是毫无疑问地,个人中心治疗原本就是一种有效的治疗方式。)

由于治疗师与患者之间的关系是心理治疗得以实现的媒介,心理治疗研究者已经认识到对这种关系的质量进行评估是很重要的;而在药物试验中,这一点几乎总是被忽略。治疗关系的研究始于弗洛伊德及早期的精神分析学家,他们相信移情(患者对治疗师情绪性幻想的创造物)是心理治疗的关键机制并且能够在治疗中加以利用。然而,倡导对治疗关系如何影响患者病情变化进行实证研究的却是卡尔·罗杰斯(Carl Rogers)。尽管罗杰斯强调治疗师的共情理解、对患者的无条件积极关注以及真诚一246致的重要性——这就是他所谓的必要且充分条件,[4] 但他后来的大量研究关注的却是治疗联盟(therapeutic alliance,有时也被称为工作联盟)。对治疗联盟的界定,通常是从患者和治疗师之间的情感性联结和向着彼此认同的目标[5] 共同工作的能力等方面进行的。近年来,研究者已经开发出多种用于评估治疗联盟质量的问卷,问卷可以由患者、治疗师或听过治疗会谈录音的独立观察者来完成。[6]

在设计随机对照试验时,心理治疗研究者通常不仅会考虑治疗联盟,而且也会考虑治疗师具有的可能影响治疗效果的其他特点，如他们的人格特征和专业训练情况。为了平衡治疗师个人特点的影响而采用的试验方法之一就是所谓交叉设计（cross-over design），即试验中每位治疗师都要运用所有的治疗方法（治疗师从一种治疗方法横跨到另一种治疗方法）。例如，在个人中心治疗与认知行为治疗的比较中，每位治疗师都要被训练向不同的患者提供所有类型的治疗。这种设计背后的假设就是：治疗师的个人特征将会平均地影响到每种治疗方法。然而，此种做法的问题在于，治疗师可能会偏爱某种类型的治疗方法，从而影响到其提供治疗的积极性。事实上也的确有充足的证据表明，治疗师在使用他们所偏爱的治疗方法时效果最好。交叉设计的另一个困难在于，治疗师可能由于某种原因混淆不同的治疗方法，从而导致各组患者接受的是两种治疗方法的混合体。[7] 有一种替代方法就是所谓嵌套设计（nested design），其中治疗师只需要实行他们最熟悉的治疗方法。然而其问题在于，难以保证被分派运用不同治疗方法的治疗师有相同的熟练程度。

治疗师的技能水平和经验造成的混淆作用（confounding effects）能否被彻底消除尚存疑虑，故此在评估"纯净"的心理治疗效应（psychotherapy effects）时，可以借用与评估真实药物效果的试验相同的方式。不过，为了把上述混淆作用的影响最小化，试验中允许治疗师采用的技术通常被写在治疗手册上，并经常会对医生是否遵守要求进行检查（一般由独立的研究者听取治疗会谈的录音），为此不惜花费代价。很不幸，这些限制措施有时会导致治疗失去灵活性、创造性和现场解决问题的变通性，而这些特点正是心理治疗中必不可少的。

尽管心理治疗试验存在一些药物研究者所知不多的特殊限制条件，[8] 但只要能被认识到，试验的质量常常还是很好的，相对于典型的药物试验，其随访期较长，退出率也较低。对此并不需要感到意外。因为心理治疗研究的经费主要来自政府部门，很少从企业获得资助，故较少受到机构利益的左右，研究数据被恶意利用的情况比较少见。而且，心理治疗研究者还进行了日益精细的元分析研究，从而能够利用大量试验数据分别考察患者、治疗师和治疗方法对疗效的影响。[9] 当然，这种研究最重要的目标之一，是确定哪种治疗方法对哪种问题的效果最好。为了概括这些工作的主要成果，我将首先介绍关于轻度的、普通非精神病性的精神障碍的研究，这将有助于我们理解对精神病患者的研究结果。

在此要重点说明，心理治疗是否有用的问题已经得到了部分回答。1977年，玛丽·史密斯（Mary Smith）和基尼·格拉斯（Gene Glass）[10] 发表的首个元分析报告指出,心理治疗具有显著的效果。从那以后的多个元分析都复现了这一研究结果。[11]根据第八章所讨论的标准,观察到的效应量与未接受心理治疗相比平均达到 0.80,可以说是一个很大的数值。换个说法,未接受心理治疗的患者中,约有 80％比接受心理治疗患者的平均情况要糟。

然而,史密斯和格拉斯还得出了一个更令人吃惊的结论。他们找不到一种心理疗法比其他心理疗法更有效的证据。从那时起,所有关于心理治疗效果相同的假设均被命名为"渡渡鸟猜想"(dodo bird conjecture)(来自路易斯·卡罗尔的《爱丽丝梦游幻境》中的一个人物,他组织了一场混乱的比赛,没有明确的起点和终点,而且面对爱丽丝关于结果的质疑,竟然宣称"每个人都是赢家,都应当得到奖励")*。在后来的大型元分析中,史密斯和格拉斯对治疗师的忠诚效应(allegiance effects)进行了评估,发现它是治疗效果的潜在预测因素。[12]因此,如果某一疗法看起来比其他疗法更有效,常常是因为这种疗法从一开始就为治疗师所信赖。

在史密斯和格拉斯开创性的研究报告发表后的 30 年中,渡渡鸟猜想一直令心理治疗研究者们备受嘲弄,对它的争论至今仍在继续。[13]例如,来自英国国家临床质量研究院(National Institute for Clinical Excellence)的官方指南,在大部分情况下,倾向于推荐认知行为治疗作为中度和重度抑郁症的首选治疗方法;但是批评者坚持认为,尽管认知行为治疗无疑是一种有效的治疗方法,但它相对于其他治疗方法的有效性其实反映了一个事实,即证明其有效性的试验多数是由忠实于该疗法的治疗师实施的。[14]

极端的怀疑论者有时认为,支持渡渡鸟猜想的证据会让我们置疑当前提供给患者的多种治疗方法是否真的有价值,[15]但这显然太离谱了(我们终究不应该忘记,心理治疗实际上还是发挥着积极作用的)。另外一些人则赞同情境模型(a contextual model),该模型假设治疗成功的必要条件是患者和治疗师都坚信特定治疗方法的有效性(根据这种观点,一种治疗方法所依托的理论是否如神话般不可靠也就无关紧要了)。[16]这些人还认为,支持渡渡鸟猜想的研究结果表明,深入认识那些影响所有心理治疗的共同因素(如治疗联盟)是必要的。

这些共同因素的重要性是毋庸置疑的。有研究者使用复杂统计方法考察是否有

---

* 实际上,这一猜想以及用以描述它的名词,是由美国精神分析学家斯坦利·罗森维格(Stanley Rosenweig)在早些时候首先提出的(多样化心理治疗方法中的一些内隐的共同因素:"最后渡渡鸟说道,'每个人都是赢家,每个人都应当得到奖励'",美国行为精神病学杂志,6:412—15,1936)。然而,直到史密斯和格拉斯的元分析发表前,这一猜想被多数心理治疗研究者忽视了。

一部分治疗师总是比其他人做得好,结果表明的确如此。使用相同心理治疗方法的治疗师之间在治疗效果上的差异,似乎常常超出使用不同心理治疗方法的治疗师之间的差异。[17]为什么会出现这样的情况?尽管我们尚不能完全解释清楚,但是构建强有力治疗联盟的能力无疑可能会影响任何治疗方法的效果。实际上,对治疗联盟进行评估的试验元分析一致认为,治疗联盟是治疗效果有力的预测因素;且有证据表明,与治疗师的评价相比,患者对联盟质量的评价具有更好的预测价值(这可能是因为治疗师几乎总是乐于认为,他们与患者建立了良好的关系)。在试图理解心理治疗是否有助于重度精神障碍患者时,我们将会体验到这一结果的重要意义。[18]

心理治疗对精神病患者有益吗?

在克勒曼对奥谢罗夫案件进行评论时,精神分析还是唯一的心理治疗方法,被期待可以有助于重度精神病患者。但如我们所知,这种治疗方法的创立者弗洛伊德认为,精神分析无助于精神病患者。[19]精神分析法通常需要患者在数年内每周与治疗师会晤几次,故费用昂贵。在治疗期内,治疗师鼓励患者进行自由联想,或讲述内心出现的任何念头;治疗师的注意主要集中于患者奇异的生活经历,以及与他人关系中充满情感的方面,而不是症状或实际生活问题。治疗师并不提供直接的建议,故治疗可以称为"探索性的"而不是"指导性的";实际上,治疗师除了偶尔对患者的所说做些解释外,大多数时候都保持沉默。对精神分析疗效的证据,克勒曼颇不以为然;他用以吸引读者注意的一个试验表明,精神分析并不比作为对照条件的"现实适应支持治疗"(reality-adaptive supportive therapy, RAS)——试验中没有详细说明其做法,但似乎涉及鼓励患者讨论平时生活中遇到的困难[20]——更有帮助。后来一些评论家甚至认为,该试验结果表明精神分析治疗对某些患者是有害的。[21]

然而,自克勒曼时代起(他逝世于 1992 年),对心理治疗的研究就一直在进行,且近期关于心理治疗用于精神病治疗效果的研究,已在很多重要方面有别于先前的研究。首先,尽管存在前文提到的研究限制条件,但多数近期的随机对照试验仍采用了更为严格的方法,相比选择性 5 - 羟色胺再吸收抑制剂和非典型性抗精神病药物的试验有明显改进。例如,研究者通常会在治疗结束后对患者进行至少 6 个月的随访,实际上时间会更长(与药物试验中典型的 4—6 周随访期相比),而患者的退出率往往非常低。其次,如今心理治疗研究者几乎总是使用保守的意向性分析方法(将拒绝参与或中途退出的患者都包含在内)分析数据,这方面已领先于药理学研究者。最后,被评估的心理治疗方法通常明显有别于精神分析,且试验中会对两种治疗方法进行非常仔细的检查。

家庭行为治疗是 1980 年代出现的治疗方法,主要由伦敦精神病学研究所的心理学家和精神病学家提出。[22]正如其名,该方法的理论依据来自行为治疗,同时强调借助实用技术减少不良行为。

家庭行为治疗的理论基于如下观察经验,即批评、敌意和/或爱人的过度保护等会增加患者复发的可能性。(即使父母和配偶这样做了,也不应该认为他们须对患者的痛苦承担责任,因为他们这种行为反应常常源自内心的愤怒和自责体验,而这种体验是由患者古怪而令人痛苦的行为所引起的,记住这一点很重要。)家庭行为治疗实施过程中,要对心理健康的家庭成员进行训练,使他们能以更好的方式处理应激,从而达到减少"高情感表达"行为的治疗目标。实际上,无论患者在场与否,这种治疗均可实施。治疗包含若干要素,通常要让家庭成员了解精神病的应激-易感性模型(stress-vulnerability model),以便让他们认识到患者仍然能对自己的困境实施有限的控制(以此减轻愤怒),他们也无须为已发生的事情承担责任(以此减轻自责);同时也会教给家庭成员一些简单的问题解决技能,以避免与患者进行激烈的争论,进而伤害患者。治疗通常持续约一年,期间家庭成员每两周与治疗师会晤一次。家庭成员在治疗之初常常充满忧虑,这并不难理解;但随着治疗的进行,他们通常会表示非常满意,并认为对自身困难进行讨论以及与精神病治疗师保持密切联系的确很重要。[23]

家庭行为治疗的效果已得到大量试验研究的检验。结果普遍认为家庭行为治疗在减少患者复发和反复住院方面具有长期作用。[24]不过,这种治疗方法有两个重要的缺点。其一,它耗时比较多,且只适合与准备好参与治疗的照顾者一起生活的患者;然而多数患者的情况是,要么独自生活,要么照顾者尚未准备好承担治疗责任。其二,已经证明这种治疗方法很难推广,所以其应用极为平淡。在英国,尽管已经制定了相关培训计划,向国民医疗保健服务机构的心理学家和精神科护士传授这种治疗方法,但受训的治疗师们常常发现,这项工作与自己承担的其他职责难以相容。[25]

认知行为治疗(CBT)是一种较新的、至少在同等程度上不受这些困难影响的治疗方法。它同样出自行为治疗,是由美国精神病学家和前精神分析学家艾伦·T·贝克(Aron T. Beck)[26]首先提出的,其核心在于帮助患者质疑和评估自己的信念。贝克最初假设,抑郁情绪的直接原因是关于自我、世界或未来的消极思维方式。抑郁症患者之所以会这样思考,原因在于其悲观主义的推理方式、对世界的不合理假设以及回忆消极事件而非积极事件的倾向。因此,治疗过程中将训练患者重新认识其情感背后的悲观思维方式,对事件做出替代性的解释。也就是说,一旦患者学会了用较少灾难性的方式解释事件,其情绪就会得到改善。

与精神分析不同,认知行为治疗常常要求患者执行特定的任务,每次会谈结束时都会布置家庭作业。例如,治疗师会要求患者每天记录自己的想法、执行简单的冒险任务或进行"行为实验",以检验其对事件的悲观预期。不过,认为治疗师是在威吓患者做"正确的思考"的想法是错误的。要使认知行为治疗发挥作用,就必须遵循合作的经验主义精神(a spirit of collaborative empiricism),即患者和治疗师要同意共同努力,寻求不带偏见地对事件做出最有助益的解释。即使偶尔碰到极为棘手的情况,治疗师也不会回避事实,而是力图对患者的痛苦表达共情。以这种方式与患者合作是相当紧张的,也是具有较高要求的。

认知行为疗法已被用于多种疾病的治疗,如我们所见,也得到了比其他心理治疗方法更为深入的研究。与精神分析不同,认知行为治疗通常有时间限制,抑郁症或焦虑症的一个疗程通常持续 6 个月左右,期间患者和治疗师每周会谈一次。随机对照试验结果普遍显示,在抑郁症和焦虑症的治疗方面,认知行为治疗比药物治疗更有效;而且与药物治疗不同,认知行为治疗能增强患者应对疾病发作的自我保护能力。[27] 不过,认知行为治疗是否比其他治疗方法更有效仍然是一个有争议的问题。尽管如此,经济学家理查德·莱亚德(Richard Layard)爵士近期进行的一项综述研究表明,在精神病治疗中更多地运用认知行为治疗对英国经济能产生积极的影响,因为它能够让存在情绪困扰的患者更快返回工作岗位。[28] 作为对这一研究报告结果的积极反馈,英国卫生事务大臣帕特里夏·休伊特(Patricia Hewitt)制订了拓宽心理治疗覆盖面的计划(Increasing Access to Psychological Therapies initiative,IAPT),宣称政府将投资建立全国性的治疗中心网络,以向抑郁症和焦虑症患者提供认知行为治疗。[29] 在美国,尽管没有这样的计划,但美国健康保险计划(health insurance schemes)常常愿为这种有时间限制的认知行为治疗埋单。

1990 年代,许多临床心理学家和精神病学家——主要来自伦敦——开始将认知行为治疗用于精神病患者的治疗,发表了一些个案研究。多数研究关注的是如何帮助有妄想信念或幻听症状的患者。以妄想症状为例,许多先前用于抑郁症患者的治疗策略被证明同样适用,当然也发现对这类患者而言,应高度重视其所持有的顽固信念,且协作性的、温暖的人际关系对治疗过程必不可少。无论多么难以置信，尝试这类治疗方法的治疗师竭尽全力医治患者的信念，似乎这些观念是真实的，这多少有点自相矛盾。无需感到奇怪（相关证据见第 6 章），即使最偏执的信念系统也蕴含着某种真理，这一点在治疗过程中会渐渐清晰起来。

就幻觉症状而言，认知行为治疗常常着力于处理患者对声音的恐惧。患者常常相信他们听到的声音是无所不能的，发声者是无所不知的。[30] 这些观念常常带给患者严重的忧虑。治疗师通常对患者摆脱情绪困扰抱有希望，因此会鼓励患者对声音幻觉持不那么灾难性的态度。

254

对精神病实施认知行为治疗有一个非常重要的技术，有时被称为正常化（*normalization*），[31] 它有助于减轻患者对其不寻常经验的灾难性反应。治疗师鼓励患者把自己看作是与其他人并没有太多不同的人，而不是把自己看作身处疯狂边缘的人。为做到这一点，有时要让患者了解精神病的一般症状到底是怎样的（有些治疗师甚至把相关的科学论文拿给患者阅读），有时也会要求患者去思考他们的症状与日常经验之间的相似性（例如，可将偏执与走进满是陌生人的房间时通常产生的不舒服感觉进行比较）。

最近十年中，针对精神病的规模适当的认知行为治疗试验开始出现。多数试验的对象是接受多年抗精神病药物治疗但无效的患者。[32] 不过，在我帮助设计和实施的两项研究中分别使用了具有精神病首发症状的患者[33]（关于该试验的 CONSORT 计划见第 8 章表 3），以及具有符合墨尔本标准界定的前驱症状的患者。[34] 第一项有超过 300 名患者参与，称为早期精神分裂症的认知重整疗法试验研究（SoCRATES），结果发现，接受 5 周认知行为治疗的患者在为期 18 周的随访结束时，其阳性症状较常规治疗组的患者少，尽管观察到的差异并不太大。第二项只有 58 名患者参与，其中接受认知行为治疗的患者与同期内受到密切监测的患者相比，在为期 12 个月的随访期内，其发展为精神病的可能性较低。

最近一项元分析共确认了 34 项使用认知行为治疗精神病的随机对照试验，这些研究的质量参差不齐，试验中患者的数量也差别很大。[35] 元分析主要发现，与常规治疗相比，认知行为治疗对阳性症状具有中等水平的效应量（0.40）；如果只选用那些最严格的试验研究时，这一数据就下降为 0.22 了。同时也有证据表明，认知行为治疗有助于减少阴性症状和改善患者情绪。

255

与此同时，少量将认知行为治疗用于双相障碍患者的试验也开始出现了，[36] 其中多数、但不是所有研究（很遗憾，其中就有我自己的研究[37]）报告了积极的结果。最近发表的一项元分析涉及 8 项双相障碍研究，结果表明患者复发率总体下降了 40%。[38]

上述这类研究结果重新点燃了人们将心理治疗用于重度精神病患者的热情。如今，英国国立临床质量研究院认为，与传统的药物治疗一样，认知行为治疗也应当用于精神分裂症的治疗。[39]这不可避免地引起了一些生物学取向精神病学家的强烈反对，正是他们质疑心理治疗对重度精神病的治疗价值。

新胰岛素休克疗法？

或许，对认知行为治疗最尖锐的批评之声出自英国精神病学家彼得·麦肯纳（Peter McKenna），一位格拉斯哥大学的神经影像学研究人员。2001 年，麦肯纳在《英国精神病学杂志》（*British Journal of Psychiatry*）上发表了一封信，宣称认知行为治疗"难逃早期未经严谨评估就加以鼓吹的精神分裂症疗法——胰岛素休克疗法——同样的命运"。[40]这种比拟显然有悖常理，原因在于胰岛素治疗有时会致人死命，而对临床心理学家来说，最严厉的指责不过是没有效果，但心理治疗通常是不会毒害患者的。不过，我想暂且不理会这一反对意见，显然很重要的是，在认真思考麦肯纳的论点之前不应随意加以否定。

麦肯纳论点的一个主要关切在于，众多临床试验中存在相对次要、但为数众多的方法学局限，应加以识别（借此提出认知行为治疗研究者应当设法开展双盲的、安慰剂控制的研究，如我们所见，这其实是不可能的）。例如，他批评伦敦精神病研究所（Institute of Psychiatry in London）[41]实施的一项研究，理由是他们进行了开放试验，并认为患者会不可避免地把他们所接受的治疗透露给评估人员（如前讨论，要阻止患者这样做可能是困难的）。麦肯纳据此拒绝采纳一些认知行为治疗试验的失控数据，但这样做有些冒险，因为许多心理治疗试验实际上比他所赞成的药物疗效试验更加严格。

麦肯纳论点的第二个、也是更重要的关切在于，许多研究并未证实认知行为治疗比其他用作对照的心理治疗方法更优越。为了证明这一观点，他有时带着极其怀疑的态度去解释有关证据。例如，在纽卡斯尔和伦敦[42]进行的试验中，他提到，治疗结束时认知行为治疗并没有表现出相对于一般友好对待（对照条件）的优越性，却忘了仅受到友好对待的患者在治疗结束后病情更加恶化，而认知行为治疗带给患者的改善普遍得以保持。

　　无疑,即使麦肯纳的论点是正确的,也不能证明心理治疗是无效的;至于认知行为治疗与其他需要较少技巧的心理治疗方法相比缺少明显优越性一说,就更谈不上了。换句话说,麦克纳似乎支持渡渡鸟猜想。事实上,有关认知行为治疗的文献中最出人意料的发现之一是,接受个人中心治疗和友好对待等对照处理的患者,比接受常规治疗(即药物治疗)的患者改善情况更好。例如,早期精神分裂症的认知重整疗法试验研究的结果就是这样(上文中曾对该试验做过简要描述)。当然也可以认为,这一结果未能完整地体现常规治疗的特点,毕竟我们没有充分的理由认为友好对待不应该是常规精神病治疗的日常组成部分。

　　麦肯纳论点中更为关键的一点在于:即使认知行为治疗能改善幻觉和妄想等症状,也不影响复发率。这一批评似乎指出了认知行为治疗与家庭行为治疗的重要区别,即后者能够降低复发率却不能改善症状,值得重视。[43]事实是,如果像临床研究那样考虑到患者重新入院的可能性,大多数认知行为治疗试验的结果乏善可陈,这种令人失望的结果需要进一步的详细审查。

257

　　首先,并非所有认知行为治疗师都意图降低复发率甚或改善症状,了解这一点是重要的。实际上,一些认知行为治疗研究者,如伯明翰大学著名的心理学家马克斯·博斯伍德(Max Birchwood)曾指出,期望认知行为治疗具有和抗精神病药物治疗同样的效果是愚蠢的。[44]最近的试验中,博斯伍德和他的同事们转而尝试去减轻听到幻觉指令(hallucinatory commands)的患者遵循指令行事的程度,取得了显著的成功。[45]曼彻斯特大学的基尔·海德克(Gill Haddock)和克莉丝汀·巴洛克拉夫(Christine Barrowclough)进行的另一项研究也表明,认知行为治疗可帮助精神病患者摆脱可能导致病情恶化[46]的市售药品,或帮助有暴力史的患者控制其愤怒。[47]即使认知行为治疗没有降低复发风险,上述好处也足以说明其价值。

　　其次,有两项认知行为治疗试验对为降低复发率而专门设计的新治疗方法进行了检验,结果显然成功了。其中一项是由格拉斯哥大学临床心理学家安德鲁·加姆雷(Andrew Gumley)实施的试验,采用了一种新的治疗方式,使患者可以在最需要的时候获得心理治疗。[48]在治疗初期的 5 次会谈中,治疗师会询问患者先前的复发率,并试着选定一系列预警信号,以便在下一次复发即将来临时获得提示。护士对患者的改善情况进行了 12 个月的监控。如果检测到患者处于复发危险中的信号(例如,高水平的抑郁和焦虑),他们就会提醒治疗师,治疗师会为患者安排若干次会谈,并运用各种认知行为策略去减少患者的灾难性想法,增强患者的应对技能,提高患者对批评的承受力,劝诫酗酒或吸毒等等自我挫败行为(self defeating behavior)。在 12 个月结束时,有 18％接受认知行为治疗的患者复发,而接受常规治疗的患者复发率达到 34％。

258　　第二项设法影响复发率的研究是由内华达大学的巴赫·帕特里夏(Patricia Bach)和斯蒂芬·海耶斯(Steven Hayes)实施的,[49]这也是为数不多的以生活在美国的精神病患者为对象的认知行为治疗试验之一。该研究使用了海耶斯[50]开发的认知行为治疗新变式,名为接纳与承诺疗法(Acceptance and Commitment Therapy,ACT),一个非常加利福尼亚式的名称。这种方法假设,为了避免不愉快的想法和感觉,患者会采取自我挫败的行为,焦虑不安和烦恼常常由此引发。因此,与鼓励患者质疑消极观念的传统认知行为治疗师不同,接纳与承诺疗法治疗师鼓励患者面对消极观念淡然处之。他们运用一整套隐喻(metaphors)强化患者的这种超然态度(例如,鼓励患者把自己的心灵世界设想为巨大的棋盘,有无数或黑或白的棋子在进行着永无止境的决斗),运用冥想(meditation)技术帮助患者把注意力聚焦于外部世界而不是自己的心理活动上。许多简单的练习也派上了用场,例如,在名为"带心灵去散步"的练习中,患者散步时,治疗师会在其耳边窃窃私语以模仿患者的消极观念,患者要努力忽略它。最后,一旦患者学会对消极的观念和感受保持敬而远之的态度,他就会致力于去追求那些自己最重视的目标(治疗方法由此而得名)。

　　海耶斯研究小组已经发表了一些引人注目的小规模试验的结果,研究对象包括多种不同疾病的患者,但评论家们声称,这些研究存在方法学的局限,尚无法确定其效果是否优于传统的认知行为治疗。[51]研究中,仅接受了四次接纳与承诺疗法会谈的急性精神病患者,与未接受会谈的患者比较,在随后四个月的治疗过程中再次住院的几率几乎低一半,这一结果颇为惊人。当然,无论加姆雷的研究还是巴赫、海耶斯进行的试验都不是没有缺陷,都需要反复的验证。尽管如此,这些研究还是展示了研究者为满足重度精神病患者的特殊需要,是如何推动认知行为治疗策略不断创新发展的。

治疗关系:一种具有普适性的治疗要素?

259　　在这一章中,我对精神病心理治疗的发展进行了实事求是的描述。对这一领域迄今所取得的成就与精神药理学的进展进行比较时,我并没有忘记这方面的工作仍处于起步阶段(除了早期的精神分析研究,过去十年中只进行了几十项心理治疗试验,而过去半个世纪完成抗精神病药物治疗试验多达数千项)。在当前阶段,心理治疗的爱好者们(包括我在内),不应就特定心理学技术所能达到的目标提出夸大的主张。毕竟心理治疗的效果,即使是真实的,也只有中等水平,更何况我们至今还无法推翻渡渡鸟猜想。不过,根据现已获得的证据做出心理治疗能够治愈重度精神病的结论同样是轻率的。正如精神药理学家持续不断地进行创新,心理治疗师也必须付出更多的努力。

支持渡渡鸟猜想的证据表明,非特异性因素,特别是患者与治疗师之间关系的质量,对结果有显著的影响。我之所以注意到这种因素的重要性,源自我对早期精神分裂症的认知重整疗法试验研究数据的深入检查。记得该试验中,有超过 300 名首发或复发的精神病患者在服用药物的同时接受了认知行为治疗、个人中心治疗或不接受任何心理治疗。研究进行过程中,我们要求治疗师和患者在第三次和第九次治疗会谈后对治疗联盟进行评估。

常规统计分析发现,正如预期的那样,患者对联盟质量的评估能够预测治疗开始后 18 个月时阳性症状和情绪症状的改善。然而,就其本身而言,这一发现并不能证明治疗联盟就是治疗效果的来源——在任何情况下,那些容易建立良好联盟关系的患者会恢复得更好,这种可能性总是存在的。幸运的是,由曼彻斯特大学统计学家格拉汉姆·邓恩(Graham Dunn)所开发的新统计方法使我们能够排除这种可能性。使用这种方法,我们发现处理组之间的差异,即三种不同治疗方法起作用程度的差异,完全可以由第三次会谈后患者对治疗联盟的评估来解释。治疗师与患者建立有效关系的程度,与特定的心理治疗技术相比,似乎能完全解释治疗的积极效果。[52]

这一研究与其他研究取得了一致的结论,表明治疗联盟的质量对重度精神病患者的福祉具有显著的影响,能够影响患者对一系列治疗方法的反应。例如,1990 年代后期,我和药剂师詹妮·迪(Jenny Day)在利物浦大学共事,期间我们所做的一项试验发现,患者与医生关系的质量能有力地预测患者对其治疗方法的态度(他们越是感到自己与精神病医师具有良好的关系,就越是能够坚持药物治疗),[53]其他研究者也报告过同样的观察结果。[54]

最近,伦敦大学学院(University College London)的精神病学家斯蒂芬·普里布(Stephan Priebe)和心理学家罗斯·麦克凯布(Rose McCabe)对日益增多的研究进行了详细回顾,[55]结果表明,有证据表明治疗联盟的质量不仅能够预测治疗方法对患者症状和态度的影响,而且能够预测一系列其他治疗结果,包括患者的生活质量、住院时间、社交能力以及参与精神病治疗的意愿。同时,也有反向的证据表明,糟糕的关系预示着糟糕的结果；住在旅社或与高情感表达人士（即爱挑剔的、控制欲过强的人）同住一间病房的患者，其治疗效果要比生活在良性环境中的患者差。[56]

由此看来，良好的关系是一种具有普适性的治疗要素，也可能是有效精神病治疗中唯一最重要的要素。因此，努力改善治疗关系可能会给有关各方带来显著的好处。在新克雷佩林时代的末期，临床医生忽视治疗的个人维度，并将生物医学奉为医治生命之痛苦的信条已历数十载，在这种背景下，将良好治疗关系视为具有普适性之治疗要素的观点几乎是革命性的。

第11章　我们想要什么样的精神病学？

假如我是为天堂把门的圣彼得，按照人们在世间的成就来评判是否接受他们进天堂，我会根据身份证明接受处理事故伤害的外科医生，还有牙医；至于产科医生，我有点拿不定主意；总之一句话，他们都主要面对健康人提供服务。至于其他的医生，我会对他们的身份进行严格审查，然后全都放逐到艾利斯荒岛上去，如果天上也有那种地方。

——托马斯·麦考恩《医学的作用：梦想、幻景抑或惩罚？》

傍晚时分，我还在曼彻斯特大学的办公室里。我即将前往威尔士开始新的工作，所以这天的大部分时间，我都在忙着处理临行前的收尾工作。我把看上去数不尽的文件分类装入资料盒，每一份文件都会勾起一丝回忆，渐渐地竟生发出了浓浓的忧伤，不知不觉地就到了黄昏。我想搭乘下一班火车回家，希望还来得及。我赶忙关掉电脑，抓起提包，随手关上办公室的灯便冲向出口。外面下着濛濛细雨，牛津街被渲染成一片灰色。人行道上满是行人，他们把自己裹在雨衣里面，面带沮丧看着路面，费力地向前走着。人们在公共汽车站排起了长长的队伍，没有人说话，任由自己慢慢被雨水打湿。我沿着街道回头望去，与往常不同，竟然没有看到一辆巴士。

突然，我看到一辆出租车驶来，于是疯狂地招手，把它拦了下来。

"去哪儿，老兄？"一上车司机就问。趁他回头看的当儿，我扫了一眼，司机是个中 年男人，闪着明亮的眼睛和动人的微笑。仪表板上别着一张衣着暴露的女人的黑白照片，像是从小报上剪下来的。不知怎么的，我就觉得他可能是那种喜欢喋喋不休的人。

"请到牛津街站。"

"等火车，是吗？"他一边问话，一边把车慢慢挤进缓慢移动的车流之中。平时，这段路程只需要不到5分钟，可今天似乎要长得多。

"是啊。"

"什么时间发车？"

"5点40分。"

"应该能赶得上。"

仅仅沉默了不到30秒钟，他又问："在大学工作？"

"是的。"

"哪个系？"

我有点犹豫。承认自己是一名临床心理学家会招来各种各样的反应，但并不总是积极的。人们常常期待从你那里听到一些特别复杂的生命故事，可我现在实在没有心情。不过，想到我只是坐几分钟的出租车，还是松了口气，照实回答了。

"呃，临床心理学！"他会意地说，"那是关于精神病那类事情的。"

"是的。"

"你给精神患者治疗吗？"

"我主要是做研究。"

"那你研究什么？"

"精神分裂症……双相障碍……"这可不是对诊断标签进行怀疑的时候。

他沉吟片刻，接着说道："有一次我的车上曾经载过一个精神分裂症患者。"

"真的？你怎么知道？"

"他告诉我的。是一个年轻的小伙子。他跳上后座，就像你那样，然后告诉我他有精神分裂症。"

"真奇怪！"这激起了我的兴趣，或许这位司机也对精神病存在偏见，一会儿少不了我得给他纠正一番，"那你是怎么说的？"

"我问他精神分裂症是什么样的。他说，无论走到哪，他都看到身后有只很大的兔子。"

"大兔子？这倒不是很典型。"

"我问他兔子是不是粉红色的。"

"他怎么说？"

"他说：'不是。你可真傻。谁都知道兔子是灰色的！'"我们都笑了起来。

"说真的，"司机继续道，"精神病一点都不可笑。"

我同意。

"我也曾得过精神病。"

听到这话,想必其中一定有一段复杂的故事。"什么时候?"我问。

"那是……呃……20多年前了。我妻子死了,是癌症。留下两个年幼的孩子,一个男孩一个女孩。我很努力地讨生活。那段日子真的很难熬。我不得不靠抗抑郁药来让自己好受一点。"

"有用吗?"

"或许吧。我也不知道。"

精神病学的两种愿景

精神病学的主流观点认为,精神病是大脑病变的结果。对此我认为,无论按照哪一种理性的标准进行衡量,主流观点下的精神病学都是极其失败的。除了带来庞大的医药费用,它给予各种严重精神障碍患者的助益微乎其微;对社会整体的福祉,它亦没有做出应有的、可以考量的贡献。

可能有人会说,精神病学与医学专业是不可分割的。托马斯·麦考恩(Thomas McKeown)[1]曾指出,20世纪前半期人们预期寿命的增加很大程度上可归因于营养和卫生的改善;尽管不情愿,许多健康专家还是不得不承认,医学科学对社会的影响并没有通常认为的那么显著。不过几乎没有人会怀疑,自二战以来诸如癌症和心脏病等疾病的治疗确已取得了切实的进步。精神病学的失败则有所不同。主要原因在于精神病学家顽固坚持对于精神病实质的错误的理论假设,这体现了一种理性的短视(intellectual myopia),它让精神病学家忽视了这样一个事实,即人们的痛苦往往源于不满意的人际关系。精神病学的失败恰是因为它忽视了热情和仁心在心理治疗过程中的重要性,尽管这对多数普通人而言是明摆着的事。

我信仰科学的世界观,期望凭借智慧和努力最终揭示精神病的奥秘。我也希望通过研究最终发现真正有效的治疗方法。但是我认为,单凭技术进步不可能解决困扰当前精神病治疗的问题。我们需要一种更富有同情心的工作方式,在其中,治疗关系处于临床实践的中心地位。近年来,在美国心理学家库特尼·哈丁(Courtenay Harding)和精神病学家约翰·施特劳斯(John Strauss)[2]等研究者的推动下,此种工作方式已初步成形,其对重度精神病的治疗效果常常比传统的克雷佩林式临床工作要好得多。

更重要的是,该研究表明,康复是一个多层面的现象。[3]例如,有些患者虽借助药物治疗摆脱了症状,但仍旧在与严重的社会失能抗争;而另外一些人除了存在持续的幻听和奇异的观念外,其他功能都非常好。因此,要提出一个能被普遍接受的康复定义是很困难的,仅仅就症状进行界定——符合 DSM 或 ICD 诊断标准——似乎过于狭隘了。[4] 通常而言,患者更为看重的是生活质量的改善、[5] 重获建设性人际关系和职业生涯的能力、自尊的提高以及对未来的希望等等。[6]

　　因此,我们应当把康复视为一个逐步推进的、必然发生的主观过程。擅长对长期伤残患者进行康复治疗的心理学家威廉·安东尼(William Anthony)[7],曾把康复描述为"改变人的态度、价值观、感觉、目标、技能和/或角色的、非常个人化的、独特的过程。它是即使患者受困于疾病,仍能经其通往令人满意的、充满希望的和有所贡献的生活的必由之路。随着一个人克服精神病所带来的灾难性影响,康复意味着新的生活意义和目标的形成。"安东尼认为,强调运用随机对照试验对症状进行评估的循证医学运动对精神病学的确切影响其实很小,因为它未能寻找到对患者而言颇具意义的证据。较之传统的试验方法,安东尼认为[8] 研究应当:关注患者自认为的最重要的功能领域(如生活质量),使用能够对主观效果(subjective outcomes)进行评估的方法(如访谈法),并且尽可能在真实情境中进行试验。他还认为,研究者应当下更大的力气去研究治疗关系的作用。

　　近年来,欧洲和北美的一些治疗机构已经明确采用了康复取向(recovery approach)的工作方式。尽管康复取向的含义尚不明确,但这些治疗机构通常会鼓励患者保持乐观的期望,努力帮助他们定义自己的治疗目标;并将培育临床医师与患者之间紧密的、合作的关系置于优先考虑。康复方式的护理工作是支持性的和建立在对患者需求的详细评估基础上的,而不是侵入性的和由诊断驱动的。它强调,在任何时候,都会给予患者选择治疗方法的机会。自 2003 年美国总统心理健康新自由委员会(乔治·W·布什总统建立)发表其研究报告——《兑现承诺:改变美国的精神卫生保健》(Achieving the Promise: Transforming Mental Health Care in America)后,[9] 该工作方式已经成为美国部分地区的官方准则。*

---

* 不过,委员会的一些建议还是引发了争议。为响应制药企业的游说,他们鼓吹使用更新、更贵的药物和进行精神病性障碍的普查(J·伦泽(2004),布什计划对全体美国人进行精神病筛查,英国医学杂志,328:1458)。出于应对,医生兼喜剧演员帕奇·亚当斯(Patch Adams)——他因作为罗宾·威廉姆斯(Robin Williams)所饰演的故事片原型而名声大噪——主动表示愿为布什总统进行现场检测,并说:"他需要更多的帮助。我可以免费为他看病。"

公正地说,背负着传统思想的精神病学家的确因为康复方式的发展而有些焦躁不安,他们眼睁睁地看着自己的专业声望和药物治疗优先的观点渐渐掉落圣坛。2008年夏天,《英国精神病学杂志》刊登了一篇文章,其自述为行业的"警钟"。[10]作者几乎都是精神病遗传学、神经科学或流行病学的研究者,他们抱怨道:

> 英国精神病学面临着一种认同危机。一个主要的起因是,最近出现的贬低医疗保健核心部分重要性的倾向。这将会导致,在诸多情况下,医疗服务更适于提供非特异性的心理社会支持,而不能进行全面的、广泛的诊断评估——简要陈述病因、诊断结果以及旨在恢复功能的特定治疗方法的预后等。

作者的许多抱怨并非属实。例如,他们认为,"包括身体检查和调查研究在内的全面诊断评估的缺失,可能导致疾病发作后对患者做出不恰当的、不理想的和无效的处置,最终导致预防复发的失败"。(精神病诊断几乎没有科学的或预测的价值,而且我从未见过精神病医师为患者进行身体检查,因而对他们多数人能否胜任该工作我深表怀疑。)荒谬的是,他们还焦躁地说道:"用'心理健康'这一名词去描述为精神病患者提供的治疗服务,是对治疗的实际重要性及疗效的诋毁。"(按照这样的逻辑,他们可能愿意看到国民医疗保健制度更名为国民疾病服务制度(*National Illness Service*)。)他们天真地回忆着医学从业者主导医疗保健制度的时代,强调只有医学从业者了解各种可供选择的治疗方法,也只有靠他们才能选择出治疗特定疾病的最好方法,但却遗憾地忘掉了患者被施以额叶脑白质切除术和胰岛素休克治疗的可怕日子。他们拿不出证据(因为在我们看来,根本就没有这样的证据)证明医学取向治疗方法的效果优于"非特异性的心理社会支持"。他们很文雅地提出了以下问题供人思考:"如果家庭中的一位成员患有精神病,你会选择一种分布式责任模式(按照这种模式,医生并非必然就是管理者)的治疗方法吗?"可悲的是,他们似乎并没有意识到,对这一问题,许多抑或大多数患者和护理人员对此持肯定答案。

比较守旧人士(如"警钟"的作者)和康复方式倡导者的观点之后,大略能看到未来的精神病学存在两种对比鲜明的愿景。当然,许多心理健康专业人士或许会认为自己处于下表所说明的两极之间,但这并不意味着其中的差别是不真实的和不重要的。对这两极,人们有诸多不同的命名,我的命名是"威权-医学"模式(paternalistic-medical)和"促进自主"模式(autonomy-promoting)。无论称呼有多繁杂,却均指明了一个事实,即康复方式的倡导者与支持传统治疗方式的心理健康专业人士之间最重要的差别在于，前者愿意相信所助之人的判断。

表 3 未来精神病学的两种愿景

	威权-医学模式	促进自主模式
原理倡导者	生物精神病学家；神经科学和精神病性障碍遗传学的研究者	临床心理学家；许多精神科护士；认知行为治疗师；一些精神病学家；康复方式的提倡者
关于精神病的信念	重度精神病是由遗传基因决定的。环境因素只是已存在生物缺陷者发病的触发因素	重度精神病是对生活苦难的可以理解的反应；遗传基因可能使人更脆弱，但只具有相对次要的作用
对诊断的态度	诊断是实施治疗前必不可少的第一步	传统精神病诊断通常是无用的，可能是污名化的和有害的；对导致患者发病和使康复变得困难的事件做出清楚的理解（"简要阐述"）非常重要
治疗目标	精神病的处置旨在减少症状	患者想要得到的结果是最重要的，特别是自尊、自我效能、与他人的关系和生活质量的改善
对患者判断的态度	患者对治疗方法的偏好是不可信的，因为他们常常有认知功能的损害，且缺乏洞察力	应当主动地让患者参与到治疗方法的选择过程中来；患者作为医疗服务的用户，有必要参与到服务体系的设计和管理中去
对治疗的态度	药物对调节神经递质失衡是必不可少的；通过给患者提供支持，心理治疗有时是有用的	心理治疗是非常重要的，但并不比处理社会的和职业的困难更重要；药物对有些患者是有用的，但非全部
对治疗联盟的态度	精神病学家应当努力与患者友好相处，以便说服他们吃药	治疗联盟是护理中必不可少的要素，离开它其他要素也无法发挥作用
对风险和强制的态度	精神病性患者常常是危险的，除非得到适当的控制；在精神病护理中，强制措施是必要的	精神病对他人的风险很小，且最好通过创设患者愿意使用的治疗环境来控制风险；强制措施只能在万不得已的时候使用
对医疗技能的态度	医生是唯一拥有各种治疗技能的专业人士，应当由医生领导精神病康复综合小组	多数医生是精神病康复综合小组中宝贵的成员，但他们只具有少数独特的技能（如，其他心理健康专业人士也能学会开药物处方）；如果有更多的精神病学家去开发心理治疗的技术，更少依赖药物治疗，那就更好了

照吩咐去做

如要帮助患者找到自我的康复之路，就必须尊重他们的治疗意见。实际上，传统治疗常常是威权式的，它假定临床医生（尤其是精神科医师）知晓患者的最大利益为何。

与住在家里、庇护所或医院病房的患者共同协作的治疗服务，常常以确保患者遵守医师推荐的治疗为主要任务。有人将其称为专断的治疗服务（*assertive treatment services*），并认为其全部工作就是对生活在社会中的患者进行密切监督。通常，患有重度精神病的患者强烈希望能得到有关自身疾病的讯息，[11]不幸的是，很少有人理会他们，[12]且很多患者对要服用药物的疗效及可能的副作用知之甚少。研究表明，强制措施在传统治疗中可谓司空见惯。为了说服患者谨遵医嘱，精神病医师不仅越来越乐于运用手中强制隔离的权力[13]（尽管这类措施的使用存在很大地区差异①[14]），而且常常间接利用其影响力。[15]在这种情况下，精神病学面谈常常蜕变为一次客套的会见，要求患者遵守处方疗程成为会谈议程上的重要项目，只要患者答应遵守，面谈即告结束。[16]医生会告知患者，除非遵守指示，否则他们所获得的福利或住所，甚至抚养自己孩子的权利都会被取消。[17]在许多引入了社区治疗指令（community treatment orders，CTOs）的国家中，这种威胁手段（让我们实话实说）不断升级，达到顶峰，它要求患者出院后继续治疗（几乎总是药物治疗），否则将面临某种惩罚（通常是被送回加锁的病房）。无需奇怪，患者常常反对这样的管理，不时抱怨这种威权式治疗方式让他们追求正常生活的努力付之东流。

当我们这些有精神障碍的人渐渐相信自己所有的努力都无用的时候，当我们体验到无法控制我们的环境的时候，当我们怎么做都不起作用或不能使情况变好的时候，当我们追随治疗小组的指示并达到其治疗目标但社会仍然拒绝接纳我们的时候，当我们尝试一个又一个的药物但均没有任何帮助的时候，当我们发现工作人员擅自替我们做出了大部分决定的时候，当工作人员决定我们住在哪、和谁

---

① 例如，在芬兰，患者被强制隔离的风险是在意大利的 20 倍。这里也存在国内地区间差异——在伦敦，患者被强制隔离的风险大约两倍于英国其他地区。

一起住、遵守什么规矩、如何花自己的钱（如果我们被允许花自己的钱的话）、何时必须离开集体之家以及什么时间允许返回那里等等的时候，一种深切的无助感和绝望感就会涌上心头。[18]

尽管如此，强制措施还是得到了心理健康专业人士的普遍认可，以至于许多人不再认为这样做是有违伦理的。例如，最近一次会议上，英国最富盛名的一所医学院校的一位著名的精神病学教授，在数百名听众面前发表评论道，他看不出使用威胁和影响力等手段让患者听从安排存在什么问题。这种态度公然违背了最重要的医学伦理原则之一——尊重自主权。所谓自主权，可以粗略地定义为"思考和决策的能力，以及基于自由的、独立的和不受阻碍的思考和决策所采取的行动"。[19]

当代人对尊重自主权的关切源于第二次世界大战末期的纽伦堡试验（Nuremberg trials），该试验证实了纳粹医生对关押在集中营里的囚犯和战俘实施的残暴罪行。从那时起，这项原则就载入了国际公约并成为管理临床实践和医学研究的行为守则（例如，世界医学学会 1964 年发表的《赫尔辛基宣言》(*Declaration of Helsinke*)论及有关人类被试的研究伦理规范，[20]世界医学会 1981 年发表的《患者权利宣言》(*Declaration on the Rights of Patients*)，[21]欧洲理事会 1996 年发表的《人类权利与生物医学公约》(*Convention on Human Rights and Biomedicine*)[22]）。关于该原则，两大不同取向的西方道德哲学家们有不同的说明。[23]追随伦理学传统(旨在探寻普遍的道德法则)的哲学家认为，人应该被待之以目的而非手段。据此，尊重个体的目的和意愿是一种道义责任。相比之下，功利主义者则认为，我们应当寻求增进尽可能多数人们的幸福和福祉，尊重自主权是达成这一目标的必要条件。人们纷纷写书立著，阐述对其中一种哲学解释的支持，但我们发现，在说明一种特定的生活经验——当人们可以决定什么符合自己的利益并且对自己的生活做主的时候，生活就会更加美好（更富有、更愉快、充满希望）——时，这两种哲学解释却是符合一致，毫无分歧的。

若详加考察，就会发现，自主权原则的实施并非一帆风顺，有时还会遭到反对。[24]问题之一是，不同的哲学家对自主权有不同的界定，因而难以鉴别是否患者进行选择就是在行使自主权。问题之二是，一些自主权概念看似呼吁自由意志，实则难以符合对人类行为进行自然主义的（科学的）解释的要求。（如果人们所有的决定都是必然的、基于某种确定性的原因的，那么很难理解为什么有些人——这些人是被"随意的、自由的"选择出来的——应该被尊重，而其他人不该被尊重。）然而，如果我们用"没有强制"来界定自主权(这是一个非常广义的界定),这些问题都能得到回避。对于为什么在精神病治疗中应该避免强制,至少有四个引人关注的(不过很少被提及的)原因。

第一,按照定义,只有在医生和其他心理健康专业人士确切知晓什么是患者的最大利益时,才能证明威权主义和强制措施的合理性。然而,这方面的历史记录相当难看(反面例证不仅涉及胰岛素休克疗法和额叶脑白质切除术,而且还有大量患者仍在继续接受高剂量的抗精神病药物治疗)。更重要的是,正如本书已充分证明的,心理健康专业人士对如何最好地描述精神病,很少能达成一致意见,更不必说统一精神病的原因了。对这类基本问题,如果连临床医生都无法形成一致观点,那为何不允许患者 274
发表自己的意见?毕竟承受我们决定后果的是患者呀!

第二,如果治疗无效,那么强迫患者接受治疗显然就是错误的。本书所回顾的证据对某些使用最广泛的精神病治疗方法的价值提出了严肃的质疑,例如,抗抑郁药物、电休克疗法和抗精神病药物。实际上,几乎可以确定的是,按照强迫性治疗指令的要求,许多对药物没有反应的患者会被强制服用更高剂量的药物,并因而遭受到严重副作用的侵害。

第三,强制措施在本质上会损害心理健康。被告知应该如何生活并不仅仅是令人不快的,强制措施还会削弱患者的自我效能感和自我赋权感,从而损害维护健康的心理功能。实际上,不恰当地运用威胁和影响力会使患者反复体验到特定病状,如力量感丧失和被害体验[25],从而导致抑郁[25]、妄想[26]等初期症状的恶化。

最后一点,强制措施通常会破坏治疗关系。我们已经知道,治疗关系的质量不仅影响疾病症状和患者的治疗态度,而且影响患者的生活质量、在医院花费的时间、患者的社交能力以及参与治疗的意愿。[27]危机时刻,患者会躲避那些被其视为控制者的临床医生,而不是向他们进行咨询。被副作用困扰的患者可能会不顾突然停药带来的严重后果而偷偷中止吃药,而不是就如何安全地退出药物治疗向医生寻求建议。试图哄骗患者遵守精神病医生的指示可能激起逆反(主动对抗),或使患者决定另寻他途。[28]在强迫性的气氛中,患者和治疗师之间相互猜忌,破坏了双方的判断力。

这些观点并不仅仅是一种哲学态度,也是很实用的和讲求实效的。* 对照试验(controlled trials of CTOs)已经揭示,强制措施对住院、住院时间、遵守药物治疗或与

---

* 因此,我的方法多少有点不同于托马斯·萨斯,他对强制措施的反对似乎是基于人类权利的义务论思想(deontological conception)的。

门诊服务机构保持联系等方面没有影响或影响很小。[29] 即使出现了某些支持专断治疗方式的有力证据(其中当然包括一些有利于治疗关系的因素,例如较高的医患比例),其显示患者的主要获益——住院时间的减少——也仅仅出现在大力加强住院治疗的情况下。[30] 简言之,没有理由认为强制方法能够有效地实现精神病治疗的目标(哪怕是短期目标);而所有的理由都使我们相信,长期看来,强制方法会产生相反的效果。

尽管如此,强制措施仍在继续使用,其部分原因在于强大的金融和政治力量的支持。制药企业花费巨额资金说服心理健康专业人士、普通公众以及政治家们相信,患者的大脑化学失衡只能借助药物才能治愈。同时,由于对精神病患者危险性的不切实际的想法(大众媒体对此难辞其咎),以及对精神病学家有能力防止公众受到患者随意暴力行为侵害的不切实际的期待,治疗机构规避风险的倾向日益增强。任何一位精神病医师,如果早晨上班后发现他的一个患者昨晚实施了暴力攻击,他就要面对令人痛苦的调查,甚至会遭到新闻媒体的诽谤。冷战结束以来,发达国家的政治家们越来越多地利用我们对公共秩序的焦虑做文章,许诺保护我们远离危险;而在过去,他们常常许诺给予我们更好的生活。[31] 政治家们知道,改善精神病治疗服务能给他们带来的选票很少,而承诺保护普通人免受危险的疯子侵害所能带来的选票就多多了。

精神病与暴力

尽管政策制定者有时试图为精神病治疗中的强制措施辩护,理由是精神病患者很危险,但学术研究并没有发现精神病与暴力行为之间存在密切关系。这一观念和事实之间的鸿沟很大程度上来自大众媒体的创造。如,英国报纸的一项调查发现,46%有关精神病的新闻报道涉及暴力犯罪。[32] 人脑是根据特定威胁性信息进行风险评估的,提取这类信息的难度对评估结果具有重要影响,[33] 因而反复提及暴力行为与精神病的关联,必然使公众对精神病患者所造成的危险做出夸大化的评估。

只有很少一部分杀人案是由重度精神病患者所犯。(在英国,大约 5% 的杀人犯在其一生中的某个时候会被诊断为患有精神分裂症。[34])此外,考虑到精神病的诊断常常涉及一些犯罪相关因素,如贫困、受害史以及吸毒,所以与精神病关联的暴力风险的小幅度增加是否可以归因于患者的疾病还不能确定。[35] 有研究表明,引起夸大化威胁感觉的症状,特别是妄想,的确有时会引发暴力行为[36],但也有研究者对此表示怀疑。[37]若以简单的统计学术语进行解释:偶然被一个精神病患者杀死的风险只有大约一千万分之一，几乎与被闪电击中的风险大致相等。[38]

精神病患者实施的暴力行为总是能在临床医生中引起深刻反思（常常是事后诸葛亮式的），然而，医生若期望借助更多强制措施来降低患者对普通公众的威胁，至少是不对公民自由造成无法接受的影响，这其实是不现实的。预测患者危险行为的因素同样能够预测普通人的暴力行为（尤其是以往的暴力史）。精神病学家和心理学家有时会利用他们的临床判断去评估哪些患者会对他人造成危害，且结果好于随机水平，但最准确的预测方法还是利用精算数据（根据实证的导出规则对来自患者生活史的数据进行整理概括，需要借助计算机程序来实施）进行详细的检核。[39]鉴于暴力行为比较少见，即使广泛使用最好的预测方法，遭到强制禁闭的无暴力患者数也将远多于暴力患者数。据估计，如果100名患者中有20人存在攻击行为倾向，使用最好的预测方法能够将其中的14人（70％）禁闭起来，但代价是有24名（30％）无暴力行为的患者也遭到禁闭。而对于可能发生率仅为1％的非常严重的暴力行为，如使用上述评估方法，97％的概率会产生错误的结果。[40]总而言之，采取更强有力的措施以控制"不识抬举"的精神病患者的做法或许能带给我们内心的安宁，却无法带给世界真正的安全。

自知和精神病

既然患者的思维能力明显受到减弱，因而关于对其实施强制治疗的争论，人们就未投以过多关注。通常，这种争论是由反对康复取向和阻碍个人自主治疗的人挑起的。例如，某些精神病学家曾提出，精神病会破坏患者的思维过程以致"自我被疾病所控制"，[41]所以此时讨论患者赋权毫无意义。还有一些人，如心理学家和前精神病患者佛瑞德·弗里斯（Fred Frese）[42]也曾提出，康复方式可能适用于中度受损的患者，但并不适用于病情严重的患者。对此番观点，两位前精神病患者黛比·费舍尔（Debbie Fisher）和劳拉·埃亨（Laura Ahern）反驳道：

> 身陷沉重痛苦之中的人们无不感到丧失信心、孤立无援、绝望、失控。在这艰难时光，他们需要希望，需要与社会保持联系，需要获得能再度掌控生活的信念，这正是循证康复模式（evidence-based recovery model）的基本原理。无论在开始阶段还是整个过程中，使用基于康复模式的方法都是至关重要的。我们知道——我们从精神分裂症中康复了。在此之前，只有当我们感到自己能够与他人保持联

系并从他人的希望中获得力量时,康复才能真正开始。[43]

虽然精神病患者在神经认知测验上常常表现不佳,但只有很小一部分患者的损伤达到了智力障碍的程度。[44]患者思维能力的欠缺通常被归因于精神病的发展,使得患者无法认识到自身的疾病。该种情况下,医生通常判定患者缺乏自知(insight),所谓自知就是"对自身的病态改变抱有正确的态度,能够认识到疾病是精神性的"。[45]注意,根据这种观点,认为自己没有心理疾病反被认为是心理疾病的症状之一。因而,患者针对治疗所提出的反对意见,往往被临床医生看作其需要接受更为专断治疗的证据,这真是令人窘迫的事情。

仔细考察后便可知,对于自身的疾病,患者的观点(theory)不可谓不复杂,而区分出有自知力者和无自知力者不可谓不难。有时患者信奉心理疾病的常规医学解释,但更为常见的是,他们认为问题源于自己的生活经历。无论如何,相信自己患有大脑功能紊乱的患者可能不会承认药物是令人不快的和无效的,而那些自视为压力性环境受害者的患者则会请求得到药物以渡过难关。无需意外,自知力的正式评估与预测结果之间的关系非常复杂。很少有证据表明自知力的评估能预测患者的服药意愿物[46],及其精神症状或社会功能的持久性;但近来有研究发现,被确认缺乏自知力的患者的复发(即再次住院)风险似乎在增大。[47]对这些发现的一种合理解释是,精神病医师常常因为患者看似缺少自知力而安排他们入院治疗(这正是发生在安德鲁身上的事,见第5章)。

279　　　　无疑,我们都在力求理解自己的经验,在这方面精神病患者似乎不可能异于他人。由于多种原因,患者对自己经验的理解可能有不同于精神病医师的观点,分歧在所难免,倘若期待只存在一种解释观点,未免过于天真了,因为即便是最信任医生的患者,对那些不涉及自身不切实际的信念的事物,也能够作出理性的思考。[48]很少有证据表明,神经认知损伤与对自知力的正式评估[49]有关,而这种评估通常假设心理疾病的传统理论模型是正确的。(例如,医生在使用一种广泛普及的量表施测时,如果患者不同意如下陈述,如:"我的医生给我开药是正确的"和"我留在医院是必要的",就会评定其缺少自知力[50])。若能清楚说明其预后指标,人们便可理解为何要抵制这一模型。一些患者无法接受精神分裂症属于遗传性大脑功能紊乱的标准假设,也无法忍受无限期的药物治疗,因而选择了其他的理论去解释自己的疾病。这种从自身出发考虑问题的做法具有积极意义,是十分健康的,绝不应该被视为病态心灵的一种症状。当同样的做法出现在普通人身上时,会被认为是一种适应性的应对策略,可使人在厄运面前保持乐观。[51] 照此观点,信奉心理疾病的医学模型可能是有害的,实际上大量研究已经表明,正在康复的患者获得"自知力"(就是说,他们最终接受了自己患有遗传决定的大脑功能紊乱的观点)时,情绪常常变得极度低落。[52] 而有些患者将诊断视为对自己的玷污,一旦被迫接受医学模型,很可能会感到无助和低人一等。[53]

在临床治疗过程中,患者总是试图理解是什么让自己变得如此衰弱,并为此付出巨大的努力,若不尊重患者的努力,就会导致不必要的冲突和混乱。我曾见过一位年轻患者,存在幻觉,并且相信自己的大脑受到了先前沉重压力的影响。只是因为他拒绝相信自己患有"精神分裂症",医生就认为他缺乏自知力;后来,随着所在的一家雄心勃勃的企业走向衰败,他最终变成了典型的偏执狂。尽管他坚信精神病医生的诊断是错误的,但仍寄希望医生能提供药物以帮助自己克服困难。他们的冲突显得毫无来由。

患者的暴力行为或思维能力减退无疑是精神病治疗中时有所见的问题,对此我无意否认;而与通常的料想不同,这些问题实际上很少见,也很少需要针对性的治疗。上文中,我已表达了对强制治疗的反对意见。如果以患者存在危险行为或认知损害为由对其实施控制措施,那就应该遵循更严格的标准。在促进个人自主的治疗框架中,这些问题常常无需借助恐吓就能够得到解决。面对危险的、威胁到他人安危的行为,精神病治疗小组首先应该建立有力的治疗联盟,进而提供能使患者感觉有用的治疗。面对缺乏"自知力"的患者,临床医生的任务不是怀疑他们对症状的解释,而是理解他们为何会如此解释,并对患者为理解自身经验所做出的切实努力表示尊重。经由共情性理解和巧妙的会谈,通常有可能找到前进的道路,使患者可以朝着自己的生活目标努力,而不会对他人造成伤害。

药物在精神病学中的地位

要在心理健康服务中采用更少强制性、更多鼓励个人自主的方法,就需要重新评价各种治疗方法,特别是精神病药物的作用。过去 20 年里,药物使用的日益增多印证了这样一个事实,即对许多精神病医生来说,药物似乎是唯一可用的治疗工具。在传统精神病学家苦心孤诣的推动下,无数患者接受了大剂量药物治疗或合并用药治疗,却没有临床试验证明这种做法的合理性。给患者开出两三种不同的抗精神病药物,或者一种抗精神病药物合并一种抗抑郁药物和苯二氮卓类药物(benzodiazapine),这种做法毫无疑问证明了临床医生根本就没有什么主意。

当然,药物在现代精神卫生保健中的作用是不可否认的,但其使用方式必须得到根本改变。首先,享有处方权的专业人士要摒弃那种把药物视为治疗精神病的特殊方法的谬见。事实上,正如英国精神病学家乔安娜·蒙克里夫所说,[54]我们应当设法弄清楚药物的特殊心理效应,以便在使用药物时能够确定其心理效应是有益的。

蒙克里夫曾经试图按照主观效应对药物进行分类,认为所有抗精神病药物和抗抑郁药物都会导致智力活动减少、情感淡漠和情绪不安,某些情况下还会导致过度镇静。但这种分类方法并不十分令人信服,因为对药物作用的主观评价受环境的影响很大,并不准确。(1960 年代初,美国心理学家斯坦利·沙赫特(Stanley Schachter)和杰罗姆·辛格(Jerome Singer)进行了一项著名实验,结果面对身边小丑演员的表演,被注射了肾上腺素的学生被试反应迥异——有的高兴、有的害怕。[55]更好的做法是根据药物对认知和情绪功能的作用——这种作用可以在仔细控制的实验条件下进行测量——来进行药物分类。如,根据上文所列举的证据,可以将抗精神病药物分为奖赏反应型(*reward responsivity*)和回避抑制型(*avoidance inhibitors*)(在此不作详述)。

随着我们对幻听和妄想等症状背后心理过程的了解逐渐加深,以及精神药理学在理解大脑生化功能的改变是如何影响心理功能方面不断取得进展,或许我们可以期待将来药物的使用会更加合理。在此之前,不管我们乐意不乐意,药物的使用合理与否只有试试才知道;与那种把药物视为针对特定疾病的特殊治疗方法的神话式论调相比,承认这一点要好得多。由于有证据表明推迟使用药物并没有什么害处,因而从一

开始就应该考虑药物治疗的替代方法。在使用药物的时候,应当明确告知患者,如果服药一个阶段后没有效果或感到难以忍受,需停止用药。这就要求精神病医师在用药期间非常仔细地对患者进行监控。所以,开发一些容易操作的评估症状和药物副作用的工具对精神病医师是很有帮助的。(我曾经开发了一份用于评估抗精神病药物副作用的问卷,[56]在这方面也算有所贡献吧,但还有更多的评估工具有待开发。)

无论从伦理的还是实用的角度,都应当将药物的准确信息告知患者。美国精神病学家格蕾丝·杰克逊(Grace Jackson)曾指出,关于药物作用的错误信息在四处随意传播,这对患者的知情同意权构成了严重威胁。(杰克逊、戴维·海利和乔安娜·蒙克利夫[57]最近出版的著作在向患者提供必要信息方面做出了有益的尝试。为使患者切实了解什么药物适用于他们,精神病学药剂师同样发挥着重要的作用,尽管这一点常常

得不到认可。)患者做出终止服药的决定理应得到尊重。要想知道到底有多少精神病患者并未服药即好转的确很难,但据我估计,这个比例可能高达50%。

综合现实情形后,可以判定,限制使用精神病药物的意义已远远超出了临床范畴。到目前为止,医学界和监管部门为确保患者得到安全、高效的药物所做的工作乏善可陈。有观察家——如医药新闻记者杰基·劳(Jacky Law)[58]曾指出,随着因特网上医药信息的日益丰富,医药消费者必然会希望由自己来判断哪种治疗方法最适合于自己。正是由于预见到这种变化趋势,制药企业在操纵消费者的选择以达成其商业目标方面,变得越来越得心应手。在美国,制药公司被获准直接面向普通公众进行药品广告以来,广告药品的销售量已大幅上升;而为得到同样许可面向欧盟进行的游说活动也已经进行了一段时间。[59]不仅如此,许多消费者团体还从企业得到了大量资助(如美国精神病患者全国联盟于1996—1999年间就从制药公司获得了1.2亿美元资助),有的甚至超过了企业游说组织。[60]在这样的阴郁气氛中,抬头望去满眼不幸,难见希望。如果制药企业意图继续维持其高额利润,可能我们从摇篮直到坟墓的一生将全部被精神病药物所控制。如果我们能够忍受这种疯狂的做法,制药企业就有理由期待获得更多实际的回报。虽然我不是经济学家,但是我能够想象这将是怎样痛苦的结局。

面向大众的心理治疗?

如果药物不是最终的解决方案,那么心理治疗呢?我们会更加依赖它吗?当然,对于不那么严重的精神病,即使我们接受渡渡鸟猜想,情况依然不容乐观。

在英国,心理治疗正得到越来越多的使用,全国临床质量研究院认为,需要把认知行为治疗应用于更多的精神病患者,[61]政府也宣布拨出巨款为抑郁症和焦虑症患者的心理治疗提供资助。[62]然而,心理治疗的推广并非未遇障碍。首先,最明显的困难在于心理治疗师的招聘和培训。在接受重度精神病治疗的培训时,治疗师不仅需要掌握认知行为治疗等个体化治疗方法,而且需要学习家庭行为治疗等基于经验的方法(evidence-based approaches)。此外,还要在培训中获得实践治疗技术的机会。尤其在家庭干预培训中,频繁接受培训后返岗的治疗师们往往无法发觉,累积的大量案例和其他一些制度障碍阻碍了他们使用该技术。[63]接受认知行为治疗培训的从业人员有时也面临同样情况。[64]

在《精神药理学杂志》(*Journal of Psychopharmacology*)近期刊登的一篇社论中,

284 精神病学家戴维·纳特(David Nutt)和迈克尔·夏普(Michael Sharpe)表达了对广泛使用心理治疗的深切忧虑。[65]考虑到这篇社论的出处,文中关于心理治疗风险的不公正说明也就不那么令人费解了。纳特和夏普所列举的许多问题是虚假不实的——如他们批评心理治疗研究没有采用双盲试验(这无疑会让马丁·塞里格曼牢牢看紧他的钱包),令人难以置信地暗示众多治疗师对患者实施性虐待(当然他们忘记了医学从业者的医疗事故),并声称许多治疗师阻止患者接受药物治疗(30 年前的奥谢罗夫案件成为了唯一的证据)。尽管如此,在心理治疗的质量控制问题上,他们提及的一些建议十分中肯。例如,他们认为有必要系统记录患者对心理治疗的不良反应(尽管我觉得很难找到有效的记录方法)。在此,我想进一步指出,区分出高效能的治疗师(无论他们的专业背景如何)和缺乏必要才能者也很重要。要做到这一点,最好的办法就是收集来自患者的评估数据,并对其进行常规分析。英国国民医疗保健系统已逐步对接受心理治疗的轻度精神障碍患者使用此类评估。[66]

在重度精神病治疗方面,尽管有证据表明,认知行为治疗和家庭行为治疗的疗效要优于其他种类的心理治疗,但我们必须谨记:在当前,这种类型的心理治疗效果最多只能达到中等水平。更何况,一种类型的治疗方法不可能解决所有患者的困扰。最近,许多小型试验研究报告,行为治疗之外的其他心理治疗方法亦对精神病拥有积极的疗效,例如身体心理治疗(body psychotherapy,包含多种身体练习)[67]和音乐治疗[68]。(这些研究都只是小规模的试点研究,其随访期只有区区数月,但研究结果明显支持渡渡鸟猜想。)

无论一种治疗方法多么有效、应用多么广泛,总会有一些患者不愿意接受这种治疗。由于多方面原因,有的患者无法从治疗中获益,有的患者则需要刺激性较低的干285 预方法。例如,工作对于促进重度精神病患者康复的作用尚未得到有关部门的充分认识。调查显示,大多数处于失业状态(有的长达几十年)的重症患者希望重返工作岗位,并且感到脱离工作妨碍了自己的康复。[69]对开始工作的患者进行的随访表明,上述观点所言不虚,那些通过竞争获得就业机会的患者不仅社会功能得到改善,而且症状也减轻了。[70]这大概就是经济繁荣时期(这时更容易找到工作)比经济衰退时期患者更有可能康复的原因吧。[71]

不过,在促进患者就业方面仍存在不少困难。虽然有足够的证据表明,支持性就业计划(旨在帮助患者找到符合其能力和特长的工作,并且为患者提供持续的支持,促使雇主与心理健康服务部门保持合作)能有效地帮助一部分患者(尽管不是全部)重返工作岗位，[72]但该计划似乎并未得到足够重视（至少在英国是这样）。依据欧洲国家的福利制度，患者工作后反而面临失去收入的风险，这进一步降低了患者寻找工作的意愿。在美国（已有大量关于治疗性就业效果的研究），有关部门会运用专门的心理干预帮助患者应对工作中的压力，以提高支持性就业计划的吸引力，这种经验可资借鉴。[73]

心理健康领域的派别纷争

1970 年代初，英国社会心理学家亨利·泰弗尔（Henri Tajfel）与其同事开展了一系列令人瞩目的实验研究。[74]他们按照某种随意制订的标准——比如对不同艺术形式的偏好或猜硬币的正反——将志愿者分配到不同的小组，要求他们将一些奖赏（金钱或评价量表上的评分）发放到各小组（志愿者不得相互交流或把奖赏留给自己）。虽然这些小组（*minimal groups*）是临时拼凑而成的，各小组的志愿者还是设法将更多的奖赏分给了同组成员，而不顾及这种做法会导致所有人都得到较少的奖赏。目前尚不完全清楚这种非理性群体内偏见的内在机制，但研究者认为，一旦个人被贴上某特定群体的标签，那么支持该群体将有助于维护个体的力量感和自尊。[75]也有人认为，宗教原教旨主义的产生依存于同样的内在机制，当个体感到其自我认同受到威胁时，将做出极具危害性的反应。[76]这一内在机制也能够解释不同派别心理健康专业人士之间的相互对抗行为。

本书中，我多次提到精神病学和临床心理学之间的专业竞争现象。作为人类的一员，我遵循着同样的心理法则行事，因而可能无法完全公正地描述这种现象。可以肯定的是，随着心理治疗在精神病治疗中的地位日益提高，我的一些临床心理学家同行渴望获得该专业领域的领导权，取代医学当前拥有的地位。然而，与其费尽心力地争辩谁来领导谁，还不如把精力放在为患者提供更好的服务上。要解决精神病学无法回答的问题，仅仅把另一批心理健康专业人士推上前台是无济于事的；关键是要认识到，根据各自理论所提供的心理健康服务，在什么情况下会产生破坏性的、与目标背离的作用。

我们生活在一个行业技术垄断的时代。只要乐意，任何智力正常的人都可以通过培训掌握各种临床技术。精神病学家和精神科护士可以像最好的临床心理学家那样，以心理治疗专家的身份开展工作；而在有些地方，经过培训的临床心理学家和护士也享有精神病药物的处方权。我们要学会利用这些人的天赋和才干，把他们组织成为共同决策的治疗团队,而不是让一位专业人员独自确定治疗方案。或许过去一个世纪里对心理健康专业人员最重要的教训就是:我们必须丢弃自己的傲慢,更加谦卑地面对心灵失常现象。

康复取向的和促进个人自主的治疗方法要求我们让渡某些权力,以便让患者得到更多的自主权。很难相信,若可以允许患者就治疗发表自己的意见,过往施加给患者的种种"暴行"能够发生。即使在现代,面对令人痛苦的、无效的治疗时,患者也惯常被威胁保持沉默。或许现代心理保健中最强大的正面推动力量正是来自有组织的、声音日益响亮的消费者运动。[77]幻听者互助网[78]这类组织不仅支持患者自行选择康复的路线,而且在心理健康专业人士不能满足其成员需要的时候,越来越多地发挥抗衡作用。

精神病治疗正处于瞬息万变的时代。据我了解,有些治疗机构已经开始聘用康复患者参加精神病治疗小组,而且要求精神病学研究者证明在寻求研究资助之前已经咨询过消费者的做法也越来越普遍。其实,我们可以从患者那里学到更多。在安排精神病医生、心理学家和护士的时候,没有任何理由不听取患者的意见。许多大学要求学生对教师进行正规评价,不良的评价会减少教师晋升的机会。如果把这种做法用于心理健康专业人士的管理,岂不是很好吗? 或许有一天,这种为患者所殷切期待的治疗服务会成为现实。

旅程的终点

我乘坐的出租车就要到目的地了。车站就在前面。"后来怎么样了?"我问司机。

"很艰难,真的很艰难。不过我还是熬过来了。有时候觉得自己快撑不住了,但最终还是坚持下来了。"

该下车了,可我想知道他现在过得怎么样。

"我过得很好。"他说。

"你的孩子们呢?"

"孩子们都很出色。老大,我的儿子,是律师,他能力出众。我女儿是非常成功的模特。"

他停下车,轻轻敲着仪表板上的美女照片。这时我才注意到,照片上模特的笑容和司机的笑脸看上去很像。

"祝你好运,老兄。"他收钱,并祝福我。

有时候，一个战胜不幸经历的平凡故事往往具有鼓舞人心的巨大力量。这些平凡的故事提醒我们，希望是引导我们走过黑暗的火把。精神病学最大的罪过在于：它曾经宣称要去照料患者，可是它亲手打碎了他们的希望。心中没有希望，为了生存而付出的一切努力就失去了意义。心中有希望，一切才有可能。

注释

前言

1. T.L. Beauchamp and J.F. Childress (2001), *Principles of Biomedical Ethics*, 5th edition. Oxford: Oxford University Press.

2. T.S. Szasz (1960), 'The myth of mental illness', *American Psychologist*, 15:564 - 80.

3. R.D. Laing (1960), *The Divided Self*. London: Tavistock Press.

R.D. Laing (1967), *The Politics of Experience and the Bird of Paradise*. London: Penguin Press.

R.D. Laing and A. Esterson (1964), *Sanity, Madness and the Family: Families of Schizophrenics*. London: Tavistock.

4. R. Whitaker (2002), *Mad in America: Bad Science, Bad Medicine and the Enduring Mistreatment of the Mentally Ill*. New York: Perseus Books.

5. M.H. Stone (1997), *Healing the Mind: A History of Psychiatry from Antiquity to the Present*. New York: Norton.

6. E. Shorter (1997), *A History of Psychiatry*. New York: Wiley.

7. N. Lester (2003), review of *Madness Explained: Psychosis and Human Nature by Richard Bentall*. *British Medical Journal*, 327:1055.

第1章

1. 这个领域的研究在过去10年快速发展。我本人出版过一些有关认知行为疗法的书,例如:R. P. Bentall, G. Haddock and P.D. Slade (1994), 'Cognitive behaviour therapy for persistent auditory hallucinations: From theory to therapy', *Behavior Therapy*, 25:51 - 66; P. Kinderman and R.P. Bentall (1997), 'Attributional therapy for paranoid delusions: A case study', *Behavioural and Cognitive Psychotherapy*, 25:269 - 80; N. Tarrier et al. (2004), '18-month follow-up of a randomized controlled trial of cognitive-behaviour therapy in first episode and early schizophrenia', *British Journal of Psychiatry*, 184:231 - 9; A.P. Morrison et al. (2004), 'A randomized controlled trial of cognitive therapy for the prevention

of psychosis in people at ultra-high risk', *British Journal of Psychiatry*, 185:281 – 7; A. P. Morrison et al. (2003), *Cognitive Therapy for Psychosis: A Formulation-based Approach*. Hove: Brunner-Routledge.

2. P. Chadwick and M. Birchwood (1994), 'The omnipotence of voices: A cognitive approach to auditory hallucinations', *British Journal of Psychiatry*, 164:190 – 201.

3. Z. V. Segal, J. M. G. Williams and J. D. Teasdale (2002), *Mindfulness-based Cognitive Therapy for Depression*. London: Guilford.

4. J. J. McGrath (2005), 'Myths and plain truths about schizophrenia epidemiology', *Acta Psychiatrica Scandinavica*, 111:4 – 11.

5. T. Lloyd et al. (2005), 'Incidence of bipolar affective disorder in three UK cities: Results from the AeSOP study', *British Journal of Psychiatry*, 186:126 – 31.

6. A. Jablensky (1995), 'Schizophrenia: The epidemiological horizon', in S. R. Hirsch and D. R. Weinberger (eds.), *Schizophrenia*. Oxford: Blackwell, pp. 206 – 52.

7. F. K. Goodwin and K. R. Jamison (1990), *Manic-depressive Illness*. Oxford: Oxford University Press.

8. J. Perala et al. (2007), 'Lifetime prevalence of psychotic and bipolar I disorders in a general population', *Archives of General Psychiatry*, 64:19 – 28.

9. B. A. Palmer, V. S. Pankratz and J. M. Bostwick (2005), 'The lifetime risk of suicide in schizophrenia: A reexamination', *Archives of General Psychiatry*, 62:247 – 53.

10. G. S. Leverich et al. (2003), 'Factors associated with suicide attempts in 648 patients with bipolar disorder in the Stanley Foundation Bipolar Net-work', *Journal of Clinical Psychiatry*, 64:506 – 15; L. B. Marangell et al. (2006), 'Prospective predictors of suicide and suicide attempts in 1, 556 patients with bipolar disorders followed for up to 2 years', *Bipolar Disorders*, 8:566 – 75.

11. D. Wiersma et al. (2000), 'Social disability in schizophrenia: Its development and prediction over 15 years in incidence cohorts in six European centres', *Psychological Medicine*, 30: 1155 – 67.

12. R. F. Prien and W. Z. Potter (1990), 'NIMH workshop report on treatment of bipolar disorder', *Psychopharmacology Bulletin*, 26:409 – 27.

13. I. Leudar and P. Thomas (2000), *Voices of Reason, Voices of Insanity: Studies of Verbal Hallucinations*. London: Routledge.

14. Department of Health (1998), *In-patients Formally Detained in Hospitals under the Mental Health Act 1983 and Other Legislation: NHS Trusts, High Security Hospital and Private Facilities: 1996 – 97*. London: The Stationery Office; J. Bindman et al. (2005), 'Perceived coercion at admission to psychiatric hospital and engagement with follow-up', *Social Psychiatry and Psychiatric Epidemiology*, 40: 160 – 66; H. Dressing and H. J. Salize

(2004), 'Compulsory admission of mentally ill patients in European Union Member States', *Social Psychiatry and Psychiatric Epidemiology*, 39:797 – 803; M. Hotopf et al. (2000), 'Changing patterns in the use of the Mental Health Act 1983 in England, 1984 – 1996', *British Journal of Psychiatry*, 176:479 – 84. C. W. Lidz et al. (2000), 'Sources of coercive behaviours in psychiatric admissions', *Acta Psychiatrica Scandinavica*, 101:73 – 9.

15. E. Q. Wu et al. (2005), 'The economic burden of schizophrenia in the United States in 2002', *Journal of Clinical Psychiatry*, 66:1122 – 9.

16. P. McCrone et al. (2008), *Paying the Price: The Cost of Mental Health Care in England to 2026*. London: The King's Fund.

17. C. Dowrick (2004), *Beyond Depression: A New Approach to Understanding and Management*. Oxford: Oxford University Press.

18. Any attempt to characterize the everyday realities of psychiatric care must inevitably be impressionistic, and important exceptions exist to the picture I am painting here (for example, within the NHS there are a few units that prioritize social and psychological approaches to helping people with psychosis). Nonetheless, I think this description of psychiatric care for people with severe mental illness gives a reasonably fair account of what is typical. For a more detailed critical account of everyday psychiatric practice in Britain, see J. Laurence (2003), *Pure Madness: How Fear Drives the Mental Health System*. London: Routledge. For a critical account of psychiatric practice in the United States, see R. Muller (2007), *Doing Psychiatry Wrong: A Critical and Prescriptive Look at a Faltering Profession*. New York: Analytic Press.

19. National Institute for Clinical Excellence (2002), *Schizophrenia: Core Interventions in the Treatment and Management of Schizophrenia in Primary and Secondary Care*. London: National Institute for Clinical Excellence.

20. A. F. Lehman et al. (2004), 'The Schizophrenia Patient Outcomes Research Team (PORT): Updated treatment recommendations 2003', *Schizophrenia Bulletin*, 30: 193 – 217.

21. S. Lewis and J. A. Lieberman (2008), 'CATIE and CUtLASS: Can we handle the truth?', *British Journal of Psychiatry*, 192:161 – 3.

22. J. Moncrieff (2008), *The Myth of the Chemical Cure: A Critique of Psychiatric Drug Treatment*. London: Palgrave.

23. J. A. Kaye, B. D. Bradbury and H. Jick (2003), 'Changes in antipsychotic drug prescribing by general practitioners in the United Kingdom from 1991 to 2000: A population-based observational study', *British Journal of Clinical Pharmacology*, 56:569 – 75.

24. Moncrieff (2008), op. cit. See also Chapter 9 of this book.

25. R. J. Wyatt (1995), 'Early intervention in schizophrenia: Can the course of illness be

altered?', *Biological Psychiatry*, 38:1 – 3; R. J. Wyatt, M. F. Green and A. H. Tuma (1997), 'Long-term morbidity associated with delayed treatment of first-admission schizophrenic patients', *Psychological Medicine*, 27:261 – 8. The scientific evidence relating to this change in practice is discussed in detail in Chapter 9.

26. T. Miller and T. McGlashan (2003), 'The risks of not intervening in pre-onset psychotic illness', *Journal of Mental Health*, 12:345 – 9.

27. See for example: C. D. Frith and E. C. Johnstone (2003), *Schizophrenia: A Very Short Introduction.* Oxford: Oxford University Press; M. F. Green (2001), *Schizophrenia Revealed: From Neurones to Social Interactions.* New York: Norton; P. Williamson (2006), *Mind, Brain and Schizophrenia.* Oxford: Oxford University Press. Each of these books, written for the intelligent lay reader, starts from the assumption that schizophrenia is a meaningful diagnosis, and is caused by brain disease. None gives substantial space to the role of social factors in causing psychosis.

28. J. Read (2008), 'Schizophrenia, drug companies and the internet', *Social Science and Medicine*, 66:98 – 109.

29. Quoted from the website of the National Alliance for the Mentally Ill, www. nami. org, accessed 30 October 2007.

30. R. McCabe et al. (2004), 'Engagement of patients with psychosis in the consultation: Conversation analytic study', *British Medical Journal*, 325:1148 – 51.

31. A. Lewis (1934), 'The psychopathology of insight', *British Journal of Medical Psychology*, 14:332 – 48.

32. A. S. David (1990), 'Insight and psychosis', *British Journal of Psychiatry*, 156:798 – 808.

33. J. Le Fanu (1999), *The Rise and Fall of Modern Medicine.* London: Little, Brown and Co.

34. E. M. Brown (2000), 'Why Wagner-Jauregg won the Nobel Prize for discovering malarial therapy for general paresis of the insane', *History of Psychiatry*, 11:371 – 82.

35. J. Rowland et al. (2004), 'Cancer survivorship — United States, 1971 – 2001', *Morbidity and Mortality Weekly Report*, 53:526 – 9.

36. M. P. Coleman et al. (1999), 'Cancer survival trends in England and Wales, 1971 – 1995: Deprivation and NHS region', *Studies in Medical and Population Subjects*, no 61. London: The Stationery Office.

37. J. A. Volminik et al. (1998), 'Coronary heart event and case fatality rates in an English population: Results from the Oxford myocardial infarction incidence study', *Heart*, 80:40 – 44; H. Tunstall-Pedoe et al. (1999), 'Contribution of trends in survival and coronary-event rates in coronary heart disease mortality: 10-year results from 37 MONICA Project

populations', *Lancet,* 353:1547 – 57.

38. R. Warner (1985). *Recovery from Schizophrenia: Psychiatry and Political Economy.* New York: Routledge &. Kegan Paul.

39. Hegarty et al. (1994), 'One hundred years of schizophrenia: A meta-analysis of the outcome literature', *American Journal of Psychiatry,* 151:409 – 16.

40. R. Whitaker (2005), 'Anatomy of an epidemic: Psychiatric drugs and the astonishing rise of mental illness in America', *Ethical Human Psychology and Psychiatry,* 7:23 – 35.

41. D. Healy et al. (2005), 'Service utilization in 1896 and 1996: Morbidity and mortality data from North Wales', *History of Psychiatry,* 16:27 – 41; D. Healy et al. (2006), 'Lifetime suicide rates in treated schizophrenia: 1875 – 1924 and 1994 – 1998 cohorts compared', *British Journal of Psychiatry,* 188:223 – 8.

42. E. F. Torrey (2001), *The Invisible Plague: The Rise of Mental Illness from 1750 to the Present.* New Brunswick, NJ: Rutgers University Press.

43. D. M. Parkin et al. (2005), 'Global cancer statistics, 2002', *CA: A Cancer Journal for Clinicians,* 55:74 – 108. The proportion of patients in the developed world suffering from stomach cancer expected to survive for five years was estimated to be 35 per cent in the case of males and 31 per cent in the case of females, but the comparable rates in the developing world were 21 per cent for males and 20 per cent for females. The respective figures for cancer of the colon, to take another example, were 56 per cent for males and 54 per cent for females in the industrialized nations and 39 per cent for both sexes in the developing world.

44. World Health Organization (1973), *International Pilot Study of Schizophrenia.* Geneva: World Health Organization.

45. W. Reich (1984), 'Psychiatric diagnosis as an ethical problem', in S. Bloch and P. Chodoff (eds.), *Psychiatric Ethics.* Oxford: Oxford University Press, pp. 61 – 88. See also R. P. Bentall (2003), *Madness Explained: Psychosis and Human Nature.* London: Penguin, Ch. 3.

46. World Health Organization (1979), *Schizophrenia: An International Follow-up Study.* New York: Wiley.

47. A. Jablensky et al. (1992), 'Schizophrenia: Manifestations, incidence and course in different cultures', *Psychological Medicine,* supp. 20:1 – 97. The participating sites were Aarhus in Denmark, Agra and Chandigarh in India, Cali in Colombia, Dublin in Ireland, Honolulu and Rochester in the USA, Ibadan in Nigeria, Moscow in Russia, Nagasaki in Japan, Nottingham in the UK and Prague in the former Czechoslovakia.

48. D. Bhugra (2006), 'Severe mental illness across cultures', *Acta Psychiatrica Scandinavica,* 113, suppl. 429:17 – 23.

49. C. J. L. Murray and A. Lopez (1996), *Global Health Statistics: A Compendium of*

Evidence. Prevalence and Mortality Estimates for over 2000 Conditions. Cambridge, Mass. Harvard School of Public Health.

50. For publications that make this argument in detail, see: D. Pilgrim and R. P. Bentall (1999), 'The medicalisation of misery: A critical realist analysis of the concept of depression', *Journal of Mental Health* 8:261 – 74; A. V. Horwitz and J. C. Wakefield (2007), *The Loss of Sadness: How Psychiatry Transformed Normal Sorrow into Depressive Illness.* New York: Oxford University Press; D. Summerfield (2006), 'Depression: Epidemic or pseudoepidemic?', *Journal of the Royal Society of Medicine,* 99: 161 – 2.

51. T. B. Ustrun et al. (2004), 'Global burden of depressive disorders in the year 2000', *British Journal of Psychiatry,* 184:386 – 92.

52. The letter can be seen in full at www. moshersoteria. com (accessed 1 December 2007).

53. This account of Mosher's life is largely based on a magazine article that drew on an interview with Mosher: J. De Wyze (2003) 'Still crazy after all these years', *San Diego Weekly Reader,* 32 (9 January). The article can be found at www. moshersoteria. com (accessed 1 December 2007).

54. See, for example, R. D. Laing (1967), *The Politics of Experience and the Bird of Paradise.* London: Penguin Press.

55. J. Bola and L. Mosher (2003), 'Treatment of acute psychosis without neuroleptics: Two-year outcomes from the Soteria project', *Journal of Nervous and Mental Disease,* 191:219 – 29; L. R. Mosher (1999), 'Soteria and other alternatives to acute psychiatric hospitalization', *Journal of Nervous and Mental Disease,* 187: 142 – 9; L. R. Mosher (2004), 'Non-hospital, non-drug intervention with first episode psychosis', in J. Read, L. R. Mosher and R. P. Bentall (eds.), *Models of Madness: Psychological, Social and Biological Approaches to Schizophrenia.* London: Routledge, pp. 349 – 64; L. R. Mosher and A. Z. Menn (1978), 'Community residential treatment for schizophrenia: Two-year follow-up', *Hospital and Community Psychiatry,* 29:715 – 23. L. R. Mosher, R. Vallone and A. Menn (1995), 'The treatment of acute psychosis without neuroleptics: Six-week psychopathology outcome data from the Soteria project', *International Journal of Social Psychiatry,* 41:157 –73.

56. L. Ciompi, H. P. Dauwalder and C. Maier (1992), 'The pilot project "Soteria Berne". Clinical experiences and results', *British Journal of Psychiatry,* 161:145 – 53; L. Ciompi and H. Hoffmann (2004), 'Soteria Berne: An innovative milieu therapeutic approach to acute schizophrenia based on the concept of affect-logic', *World Psychiatry,* 3:140 – 46. For a comprehensive review of the literature on Soteria and related projects, see T. Calton et al. (2008), 'A systematic review of the Soteria paradigm for the treatment of people diagnosed

with schizophrenia', *Schizophrenia Bulletin*, 34:181 – 92.

第 2 章

1. E. Shorter (1997), *A History of Psychiatry*. New York: Wiley.

2. A. Meyer (1898/2003), 'Remarks on Hecker's address', *History of Psychiatry*, 14: 493 – 6.

3. C. A. Logan (1999), 'The altered rationale for the choice of a standard animal in experimental psychology: Henry H. Donaldson, Adolf Meyer, and "the" albino rat', *History of Psychology*, 2:3 – 24.

4. O. Marx (1993), 'Conversation piece: Adolf Meyer and psychiatric training at the Phipps Clinic: An interview with Theodore Lidz', *History of Psychiatry*, 4:245 – 69.

5. E. J. Engstrom and M. Weber (2007), 'Making Kraepelin history: A great instauration?', *History of Psychiatry*, 18:267 – 73.

6. E. Kraepelin (1904/1974), 'Comparative psychiatry', in S. R. Hirsch and M. Shepherd (eds.), *Themes and Variations in European Psychiatry*. Bristol: Wright, pp. 3 – 6.

7. E. Kraepelin (1887/2005), 'The directions of psychiatric research', *History of Psychiatry*, 16:350 – 64. See also: E. J. Engstrom and M. Weber (2005), *'The Directions of Psychiatric Research* by Emil Kraepelin', *History of Psychiatry*, 16:345 – 9; A. Jablensky (2007), 'Living in a Kraepelinian world: Kraepelin's impact on modern psychiatry', *History of Psychiatry*, 18:381 – 8.

8. E. J. Engstrom (1991), 'Emil Kraepelin: Psychiatry and public affairs in Wilhelmine Germany', *History of Psychiatry*, 2:111 – 32.

9. E. Bleuler (1911/1950), *Dementia praecox or the Group of Schizophrenias*, trans. E. Zinkin. New York: International Universities Press.

10. R. Noll (2007), 'Kraepelin's "lost biological psychiatry"? Autointoxication, organotherapy and surgery for dementia praecox', *History of Psychiatry*, 18:301 – 20.

11. R. E. Kendell (1975), *The Role of Diagnosis in Psychiatry*. Oxford: Blackwell.

12. R. M. Ion and M. D. Beer (2002), 'The British reaction to dementia praecox 1893 – 1913', part 1, *History of Psychiatry*, 13:285 – 304; part 2, *History of Psychiatry*, 13:419 – 31.

13. R. Noll (2004), 'The American reaction to dementia praecox, 1900', *History of Psychiatry*, 15:127 – 8.

14. These case studies can be found in E. Kraepelin (1904), *Lectures in Clinical Psychiatry, revised 2nd edition*. London: Bailliere, Tindal and Cox.

15. For an account of Dix's influence in the USA and also the UK (where shetravelled in 1854), see M. H. Stone (1997), *Healing the Mind: A History of Psychiatry from Antiquity to the Present*. New York: Norton. The quotation from her *Memorial* to the Legislature of the

State of Massachusetts is taken from Wikipedia (http://en. wikipedia. org/wiki/ DorotheaDix, retrieved 4 November 2007).

16. R. Porter (2002), *Madness: A Brief History.* Oxford: Oxford University Press.

17. A. W. Beveridge (1998), 'Life in the asylum: Patients' letters from Morningside, 1873 – 1908', *History of Psychiatry*, 9:431 – 69.

18. I visited Pilgrim State Psychiatric Hospital in the early 1900s, when it still had about 3,000 patients. The historical information given here was obtained from a number of websites, including that of the New York Office of Mental Health (www. omh. state. ny. us, retrieved 4 November 2007) and the Opacity website, which is dedicated to striking photographs of abandoned psychiatric hospital buildings (www. opacity. us/site23pilgrimstatehospital. htm, retrieved 4 November 2007).

19. A. Scull (2005). *Madhouse: A Tragic Tale of Megalomania and Modern Medicine.* London: Yale University Press. See also H. Freeman (2005), 'Infectious lunacy', *Times Literary Supplement* (11 September).

20. My account of the development of ECT is based on the following sources: U. Cerletti (1956), 'Electroshock therapy', in A. M. Sackler et al. (eds.), *The Great Physiodynamic Therapies in Psychiatry: An Historical Reappraisal.* New York: Hoeber-Harper, pp. 91 – 120; M. Fink (1999), *Electroshock: Healing Mental Illness.* Oxford: Oxford University Press; Shorter (1997), op. cit.; E. Shorter and D. Healy (2007), *Shock Therapy: A History of Electroconvulsive Treatment in Mental Illness.* New Brunswick, NJ: Rutgers University Press; Stone (1997), op. cit.

21. Cerletti (1956), op. cit.

22. This account of the prefrontal leucotomy operation is taken from various sources, principally: R. Whitaker (2002), *Mad in America: Bad Science, Bad Medicine and the Enduring Mistreatment of the Mentally Ill.* New York: Perseus Books; J. El-Hai (2005), *The Lobotomist: A Maverick Medical Genius and his Tragic Quest to Rid the World of Mental Illness.* New York: Wiley.

23. Howard Dully's amazing story is told by him in a National Public Radio programme, 'My lobotomy: Howard Dully's journey', first broadcast on 6 November 2005. For details, see www. npr. org (accessed 11 December 2007).

24. H. Dully and C. Fleming (2007), *My Lobotomy: A Memoir.* New York: Random House.

25. Quoted in Whitaker (2002), op. cit.

26. D. B. Doroshow (2006), 'Performing a cure for schizophrenia: Insulin coma therapy on the wards', *Journal of the History of Medicine and Allied Sciences*, 62:213 – 43. See also www. pbs. org/wgbh/amex/nash/index. html, a PBS website linked to a documentary film *A Brilliant Madness*, describing the life and treatment of John Forbes Nash, a Nobel Prize-

winning mathematician who was diagnosed as suffering from schizophrenia, and who received the treatment (accessed 27 November 2007).

27. H. Bourne (1958), 'Insulin coma in decline', *American Journal of Psychiatry,* 114:1015 – 17.

28. M. Tansella (2002), 'The scientific evaluation of mental health treatments: A historical perspective', *Evidence Based Mental Health,* 5:4 – 5.

29. Freud, S. (1915), 'Introductory lectures on psychoanalysis', trans. J. Strachey, in *Collected Works,* London: Hogarth Press.

30. R. Leys (1981), 'Meyer's dealing with Jones: A chapter in the history of the American response to psychoanalysis', *Journal of the History of the Behavioural Sciences,* 17: 445 – 85.

31. See, for example, S. Freud (1933), *New Introductory Lectures in Psycho-analysis,* trans. J. Strachey, in *Collected Works.* London: Hogarth Press.

32. See S. Freud (1926/1959), *The Question of Lay Analysis: Conversations with an Impartial Person,* trans. J. Strachey, in *Collected Works*. London: Hogarth Press.

33. Shorter and Healy (2007), op. cit.

34. L. Johnson (2000), *Users and Abusers of Psychiatry.* Hove: Brunner-Routledge.

第 3 章

1. T. Turner (2004), 'The history of deinstitutionalization and reinstitutionalization', *Psychiatry,* 3(9):1 – 4.

2. J. Geller (2000), 'The last half century of psychiatric services as reflected in *Psychiatric Services*', *Psychiatric Services,* 51:41 – 67.

3. 'Insane hospital policies', *Guardian,* 22 May 1972; 'How many lost lives?', *Guardian,* 23 May 1972.

4. For discussion of some of these issues, see: A. Rogers and D. Pilgrim (2001), *Mental Health Policy in Britain.* Basingstoke: Palgrave; N. Crossley (2006), *Contesting Psychiatry: Social Movements in Mental Health.* London: Routledge.

5. A. Scull (1984), *Decarceration.* Englewood Cliffs, NJ: Prentice Hall.

6. Corporation for Public Broadcasting, 'The good war and those who refused to fight it', http://www.pbs.org/itvs/thegoodwar (retrieved 10 January 2008).

7. E. Shorter (1997), *A History of Psychiatry.* New York: Wiley.

8. My account of the discovery of chlorpromazine is largely based on two sources: J. P. Swazey (1974), *Chlorpromazine in Psychiatry: A Study of Therapeutic Innovation.* Cambridge, Mass.: MIT Press; and D. Healy (2004), *The Creation of Psychopharmacology.* Boston, Mass.: Harvard University Press.

9. A. D. Smith (1995), 'Henri Laborit: In humanity's laboratory' (obituary), *Guardian* (14 June).

10. J. Moncrieff (2008), *The Myth of the Chemical Cure: A Critique of Psychiatric Drug Treatment*. London: Palgrave.

11. Healy (2004), op. cit.

12. H. Lehmann and D. Healy (1996), 'Psychopharmacotherapy' (interview), in D. Healy (ed.), *The Psychopharmacologists*. London: Chapman and Hall, pp. 159 – 86.

13. J. F. Casey et al. (1960), 'Drug therapy in schizophrenia: A controlled study of the relative effectiveness of chlorpromazine, promazine, phenobarbital, and placebo', *Archives of General Psychiatry*, 2:210 – 20.

14. J. P. Leff and J. K. Wing (1971), 'Trial of maintenance therapy in schizophrenia' *British Medical Journal*, 3:599 – 604.

15. D. J. Greenblatt and R. J. Shader (1971), 'Meprobamate: A study of irrational drug use', *American Journal of Psychiatry*, 127:1297 – 1303.

16. The story of Kuhn's discovery is told in many places including: Healy (2004), op. cit.; S. H. Barondes (2003), *Better than Prozac: Creating the Next Generation of Psychiatric Drugs*. Oxford: Oxford University Press.

17. D. Healy (1997), *The Anti-depressant Era*. Cambridge, Mass.: Harvard University Press.

18. E. Shorter (1997), op. cit.

19. D. K. Routh (2000), 'Clinical psychology training: A history of ideas and practices before 1946', *American Psychologist*, 55:236 – 41.

20. C. Hilton (2006), 'Mill Hill Emergency Hospital: 1939 – 1945', *Psychiatric Bulletin*, 30: 106 – 8.

21. M. Derksen (2001), 'Clinical psychology at the Maudsley', in G. C. Bunn, G. Richards and A. D. Lovie (eds.), *Psychology in Britain: Historical Essays and Personal Reflections*. Leicester: British Psychological Society, pp. 267 – 89.

22. L. T. Benjamine (2005), 'A history of clinical psychology in America', *Annual Review of Clinical Psychology*, 1:1 – 30.

23. D. B. Baker and T. B. Ludy (2000), 'The affirmation of the scientist-practitioner: A look back at Boulder', *American Psychologist*, 55:241 – 7.

24. Benjamine (2005), op. cit.

25. B. L. Hopkins (1970), 'The first twenty years are the hardest', in R. Ulrich, T. Stachnik and J. Mabry (eds.), *The Control of Human Behaviour*, volume 2: *From Cure to Prevention*. Glenview, Ill: Scott, Foresman &. Co., pp. 358 – 65.

26. This was a position he developed throughout his life. See, for example, H. J. Eysenck and G. D. Wilson (eds.) (1973), *The Experimental Study of Freudian Theories*. London:

Methuen; and also H. J. Eysenck (1985), *The Decline and Fall of the Freudian Empire*. Harmondsworth: Penguin.

27. H. J. Eysenck (1952), 'The effects of psychotherapy: An evaluation', *Journal of Consulting Psychology*, 16:319 – 24.

28. J. B. Watson (1924), *Behaviorism*. New York: Norton.

29. P. Salkovskis (1998), 'Changing the face of psychotherapy and common sense: Joseph Wolpe, 20 April 1915-December 1997', *Behavioural and Cognitive Psychotherapy*, 26: 189 – 91.

30. J. Wolpe (1958), *Psychotherapy by Reciprocal Inhibition*. Stanford, Calif.: Stanford University Press.

31. B. F. Skinner (1948), *Walden Two*. New York: McMillan.

32. W. Isaacs, J. Thomas and I. Goldiamond (1960), 'Application of operant conditioning to reinstate verbal behaviour in psychotics', *Journal of Speech and Language Disorders*, 25: 8 – 12.

33. T. Ayllon and J. Michael (1959), 'The psychiatric nurse as behavioral engineer', *Journal of the Experimental Analysis of Behavior*, 2:323 – 34.

34. For a recent case study which is remarkably similar to the report by Ayllon and Michael, see D. A. Wilder et al. (2001), 'Brief functional analysis and treatment of bizarre vocalizations in an adult with schizophrenia', *Journal of Applied Behavior Analysis*, 34:65 – 8.

35. T. Ayllon and N. H. Azrin (1965), 'The measurement and reinforcement of behavior of psychotics', *Journal of the Experimental Analysis of Behavior*, 8:365 – 85; T. Ayllon and N. H. Azrin (1968), *The Token Economy: A Motivational System for Therapy and Rehabilitation*. New York: Appleton-Century-Crofts.

36. A. E. Kazdin (1976), *The Token Economy: A Review and Evaluation*. New York: Plenum Press.

37. For a recent, up-beat assessment of this literature, see: S. Wong (2006), 'Behavior analysis of psychotic disorders: Scientific dead end or casualty of the mental health political economy?', *Behavior and Social Issues*, 15: 152 – 77. For a highly critical response to Wong, see J. C. Wakefield (2006), 'Is behaviorism becoming a pseudo-science? Power versus scientific rationality in the eclipse of token economies by biological psychiatry in the treatment of schizophrenia', *Behavior and Social Issues*, 15:202 – 21.

38. G. L. Paul and R. J. Lenz (1977), *Psychosocial Treatment of Chronic Mental Patients: Milieu vs Social-learning Programs*. Cambridge, Mass.: Harvard University Press. For a comprehensive and fairly positive review of controlled trials of token economy systems, see F. B. Dickerson, W. N. Tenhula and L. D. Green-Paden (2005), 'The token economy for schizophrenia: review of the literature and recommendations for future research',

Schizophrenia Research, 75:405 – 16.

39. My account of Rogers' life and work is largely taken from H. Kirschenbaum (2007), *The Life and Work of Carl Rogers*. Ross-on-Wye: PCCS Books.

40. J. Weizenbam (1966), 'ELIZA: A computer program for the study of natural language communication between man and machine', *Communications of the Association for Computing Machinery*, 9:36 – 45.

41. A whole issue of the *Journal of Consulting Psychology* (volume 13, 1949) was devoted to papers describing research with these patients. Further studies were published in C. R. Rogers and R. Dymond (eds.) (1954), *Psychotherapy and Personality Change*. Chicago: University of Chicago Press.

42. C. R. Rogers (1956), 'Client centered therapy: A current view', in F. Fromm-Reichmann and J. Moreno (eds.), *Progress in Psychotherapy*. New York: Grune & Stratton, pp. 199 – 209.

43. C. R. Rogers (1957), 'The necessary and sufficient conditions of therapeutic personality change', *Journal of Consulting Psychology*, 21:95 – 103.

44. C. R. Rogers et al. (eds.) (1967), *The Therapeutic Relationship and its Impact: A Study of Psychotherapy with Schizophrenics*. Madison: University of Wisconsin Press.

45. C. B. Traux (1966), 'Reinforcement and nonreinforcement in Rogerian psychotherapy', *Journal of Abnormal Psychology*, 71:1 – 9.

46. R. D. Baker et al. (1977), 'Symptom changes in chronic schizophrenic patients on a token economy: A controlled experiment', *British Journal of Psychiatry*, 131:381 – 93; J. N. Hall, R. D. Baker and K. Hutchinson (1977), 'A controlled evaluation of token economy procedures with chronic schizophrenic patients', *Behaviour Research and Therapy*, 15:261 – 83.

47. E. Kruno and N. Asukai (2000), 'Efforts towards building a community-based mental health system in Japan', *International Journal of Law and Psychiatry*, 23, 361 – 73; K. J. Tsuchiya and N. Takei, 'Focus of psychiatry, in Japan', *British Journal of Psychiatry*, 184:88 – 92.

48. A. S. Bellack (1986), 'Schizophrenia: Behavior therapy's forgotten child', *Behavior Therapy*, 17:199 – 214.

49. Dickerson, Tenhula and Green-Paden (2005), op. cit.; Wong (2006), op. cit.

50. Wakefield (2006), op. cit.

51. D. L. Rosenhan (1973), 'On being sane in insane places', *Science*, 179:250 – 58.

第 4 章

1. A monograph by Hans Eysenck advocating a divorce between the two professions (H. J.

Eysenck (1976), *The Future of Psychiatry*. London: Methuen) was soon followed by a review of clinical psychology working practices by the UK Department of Health (the Trethowan Report, published in 1977). Psychologists who were expecting that the status quo would be maintained were delighted when the report recommended that they should work independently in their own outpatient departments, where they would take referrals directly from family doctors. In the following years some psychiatrists flouted these recommendations by insisting to family doctors that they could only refer to psychologists patients who had first been assessed and recommended for psychological treatment by a psychiatrist (an obvious waste of everyone's time). Psychologists working in these areas found that they had to lobby health service managers to ensure that the new rules were followed; in some places this took many years.

2. R. D. Buchanan (2003), 'Legislative warriors: American psychiatrists, psychologists, and competing claims over psychotherapy in the 1950s', *Journal of the History of the Behavioural Sciences*, 39:225 – 49.

3. D. Cooper (1967), *Psychiatry and Antipsychiatry*. London: Tavistock Press.

4. For sociological works that were highly critical of psychiatry, see: I. Goffman (1970), *Asylums*. London: Penguin Press; and T. Scheff (1966), *Being Mentally Ill: A Sociological Theory*. Chicago: Aldine. The French philosopher Michel Foucault is sometimes identified with the antipsychiatric movement following his historical study *Madness and Civilisation* (New York: Random House, 1961), which traced the development of ideas about mental illness from the Middle Ages to modern times.

5. For a discussion of this issue, see N. Crossley (2006), *Contesting Psychiatry: Social Movements in Mental Health*. London: Routledge.

6. My account of Laing's life is taken from J. Clay (1996), *R. D. Laing: A Divided Self*. London: Hodder and Stoughton.

7. R. D. Laing (1960), *The Divided Self*. London: Tavistock Press.

8. R. D. Laing and A. Esterson (1964), *Sanity, Madness and the Family: Families of Schizophrenics*. London: Tavistock.

9. For a detailed critique of Laing, which makes this point amongst others, see P. Sedgwick (1982), *Psychopolitics*. London: Pluto Press. Sedgwick was a left-wing activist and academic, who argued that we need more and better psychiatry rather than the loosely reasoned ideas of the antipsychiatry movement. Sadly, he died (probably from suicide — his body was found in a canal) in 1983.

10. R. D. Laing (1967), *The Politics of Experience and the Bird of Paradise*. London: Penguin Press.

11. M. Barnes and J. Berke (1973), *Mary Barnes: Two Accounts of a Journey through*

Madness. London: Penguin.

12. T. S. Szasz (1960), 'The myth of mental illness', *American Psychologist*, 15:564 – 80; T. S. Szasz (1979), *Schizophrenia: The Sacred Symbol of Psychiatry*. Oxford: Oxford University Press. For an evaluation of Szasz's claims, see R. P. Bentall (2004), 'Sideshow?: Schizophrenia as construed by Szasz and the neoKraepelinians', in J. Schaler (ed.), *Szasz under Fire*. Chicago: Open Court, pp. 301 – 20.

13. T. S. Szasz (1960), op. cit.

14. H. Kirschenbaum (2007), *The Life and Work of Carl Rogers*. Ross-on-Wye: PCCS Books.

15. See, for example, Schaler (ed.) (2004), op. cit.

16. A. W. Clare (1980), *Psychiatry in Dissent*. London: Tavistock Press.

17. F. G. Glaser (1965), 'The dichotomy game: A further consideration of the writings of Dr Thomas Szasz', *American Journal of Psychiatry*, 121:1069 – 74.

18. Clay (1996), op. cit.

19. G. B. Alermo (1991), 'The 1978 Italian Mental Health Law — a personal evaluation: A review', *Journal of the Royal Society of Medicine*, 84:99 – 102.

20. L. Buti (2001), 'Italian psychiatric reform 20 plus years after', *Acta Psychiatrica Scandinavica*, 104 suppl. 410:41 – 6.

21. For a detailed discussion of the little-recognized common ground between Szasz and biological psychiatrists, see Bentall, in Schaler (2004), op. cit. A problem with equating illness or disease with physical pathology is that it assumes that physical pathology is a morally unambiguous concept. However, even in physical medicine, abnormal (in the statistical sense) characteristics of the body are considered pathological only when they cause harm. If the only consequence of a swollen appendix was an immediate doubling of IQ, appendicitis would not be considered a disease.

22. P. Connell (1958), *Amphetamine Psychosis*. London: Chapman and Hall. Connell's observations were followed up by researchers in America, who asked medical students to take large doses of amphetamine so that they could observe the effects. See, for example, B. M. Angrist and S. Gershon (1970), 'The phenomonenology of experimentally induced amphetamine psychosis-preliminary observations', *Biological Psychiatry*, 2:95 – 107.

23. P. Seeman et al. (1976), 'Antipsychotic drug dose and neuroleptic/dopamine receptors', *Nature*, 261:717 – 19.

24. A. Coppen (1967), 'The biochemistry of affective disorders', *British Journal of Psychiatry*, 113:1237 – 64.

25. For a detailed discussion of this issue, see J. Moncrieff (2008), *The Myth of the Chemical Cure: A Critique of Psychiatric Drug Treatment*. London: Palgrave.

26. J. R. Lacasse and J. Leo (2005), 'Serotonin and depression: A disconnect between the advertisements and the scientific literature', *PLoS Medicine*, 2: e392. J. Leo and J. R. Lacasse (2007), 'The media and the chemical imbalance theory of depression', *Society*, 45: 35 – 45.

27. S. Kety et al. (1976), 'Mental illness in the biological and adoptive families of adopted individuals who have become schizophrenic', *Behavior Genetics*, 6:219 – 25; D. Rosenthal et al. (1971), 'The adopted away offspring of schizophrenics', *American Journal of Psychiatry*, 128:307 – 11.

28. S. S. Kety (1974), 'From rationalization to reason', *American Journal of Psychiatry*, 131:957 – 63.

29. E. C. Johnston et al. (1976), 'Cerebral ventricular size and cognitive impairment in chronic schizophrenia', *Lancet*, 2:924 – 6.

30. American Psychiatric Association (1980), *Diagnostic and Statistical Manual of Mental Disorders*, 3rd edition. Washington, DC: American Psychiatric Association.

31. S. Guze (1989), 'Biological psychiatry: Is there any other kind?', *Psychological Medicine*, 19:315 – 23.

32. G. L. Klerman (1978), 'The evolution of a scientific nosology', in J. C. Shershow (ed.), *Schizophrenia: Science and Practice*. Cambridge, Mass.: Harvard University Press, pp. 99 – 121.

33. N. C. Andreasen (1984), *The Broken Brain: The Biological Revolution in Psychiatry*. New York: Harper and Row.

34. D. Healy (1997), *The Anti-depressant Era*. Cambridge, Mass.: Harvard University Press.

35. G. L. Klerman (1990), 'The psychiatric patient's right to effective treatment: Implications of Osheroff v. Chestnut Lodge', *American Journal of Psychiatry*, 147:409 – 18.

36. A. A. Stone (1990), 'Law, science and psychiatric malpractice: A response to Klerman's indictment of psychoanalytic psychiatry', *American Journal of Psychiatry*, 147:419 – 27.

37. Klerman (1990), op. cit.

38. C. R. Rogers et al. (eds.) (1967), *The Therapeutic Relationship and its Impact: A Study of Psychotherapy with Schizophrenics*. Madison: University of Wisconsin Press.

39. P. R. A. May (1968), *Treatment of Schizophrenia: A Comparative Study of Five Treatment Methods*. New York: Science House.

40. A. H. Stanton et al. (1984), 'Effects of psychotherapy in schizophrenia: I. Design and implementation of a controlled study', *Schizophrenia Bulletin*, 10: 520 – 63; J. G. Gunderson et al. (1984), 'Effects of psychotherapy in schizophrenia: II. Comparative outcome of two forms of treatment', *Schizophrenia Bulletin*, 10:564 – 98.

41. T. H. McGlashan (1984), 'The Chestnut Lodge follow-up study I: Follow-up methodology

and study sample', *Archives of General Psychiatry*, 41:575 – 85; T. H. McGlashan (1984), 'The Chestnut Lodge follow-up study Ⅱ: Long-term outcome of schizophrenia and affective disorders', *Archives of General Psychiatry*, 41:586 – 601.

42. B. Carey (2006), 'A career that has mirrored psychiatry's twisting path', *New York Times* (23 May).

43. S. A. Kirk and H. Kutchins (1992), *The Selling of DSM: The Rhetoric of Science in Psychiatry*. Hawthorne, NY: Aldine de Gruyter.

44. The debate about training psychologists to prescribe is ongoing, and can be accessed at many websites. My own view is mixed. One advantage of having a prescription pad would be that it would accord the psychologist un-prescribing rights (that is, the right to reduce medication when a patient is obviously receiving no benefit from it). My main worry is that prescribing psychologists might forget their roots in psychology, and become cheap psychiatrists who, like the expensive kind, resort to drugs at the first opportunity.

In the United States, arguments about psychologists prescribing have focused more on safety (psychiatrists claiming that prescribing psychologists might harm their patients) and access to mental health services (psychologists claiming that poor people living in rural areas have great difficulty obtaining psychiatric treatment). Both these arguments strike me as bogus. Nurses and ophthalmologists prescribe in most US states, and no one is arguing that they are dangerous because they have not been through medical school; besides, as we shall see in Chapter 9, there is plenty of evidence that psychiatrists are harming patients by their excessive reliance on drugs. As for access to mental health services in rural areas, I suspect that most American clinical psychologists, like psychiatrists, work in the large cities.

For a recent academic article discussing the pros and cons of this initiative, see: K. L. Lavoie and B. Silvana (2006), 'Prescription privileges for psychologists: A comprehensive review and critical analysis of current issues and controversies', *CNS Drugs*, 20:51 – 66.

45. See, for example, D. Blazer (2005), *The Age of Melancholy: Major Depression and its Social Origins*. New York: Routledge; R. Muller (2007), *Doing Psychiatry Wrong: A Critical and Prescriptive Look at a Faltering Profession*. New York: Analytic Press. See also (written by two academic social workers who work closely with psychiatrists), A. V. Horwitz and J. C. Wakefield (2007), *The Loss of Sadness: How Psychiatry Transformed Normal Sorrow into Depressive Illness*. New York: Oxford University Press.

46. S. S. Sharfstein (2005), 'Big Pharma and American psychiatry: The good, the bad, and the ugly', *Psychiatric News*, 40:3.

47. L. Slater (2004), *Opening Skinner's Box: Great Psychological Experiments of the Twentieth Century*. London: Bloomsbury.

48. R. McCabe et al. (2004), 'Engagement of patients with psychosis in consultation:

Conversation analytic study', *British Medical Journal*, 325:1148 – 51.

第 5 章

1. G. L. Klerman (1978), 'The evolution of a scientific nosology', in J. C. Shershow (ed.), *Schizophrenia: Science and Practice.* Cambridge, Mass.: Harvard University Press, pp. 99 – 121.

2. World Health Organization (1992), *International Statistical Classification of Diseases and Related Health Problems,* 10th revision edition. Geneva: World Health Organization (*ICD –* 10).

3. D. Healy (2004), *Let Them Eat Prozac: The Unhealthy Relationship between the Pharmaceutical Industry and Depression.* New York: New York University Press.

4. E. Bleuler (1911/1950), *Dementia praecox or the Group of Schizophrenias,* trans. E. Zinkin. New York: International Universities Press.

5. K. Schneider (1959), *Clinical Psychopathology.* New York: Grune & Stratton.

6. K. Leonhard (1957), *The Classification of Endogenous Psychoses,* 5th edition. New York: Irvington.

7. American Psychiatric Association (1980), *Diagnostic and Statistical Manual of Mental Disorders,* 3rd edition. Washington, DC: American Psychiatric Association (*DSM –Ⅲ*).

8. R. L. Spitzer and J. L. Fliess (1974), 'A reanalysis of the reliability of psychiatric diagnosis', *British Journal of Psychiatry,* 123:341 – 7.

9. J. E. Cooper et al. (1972), *Psychiatric Diagnosis in New York and London,* Maudsley Monograph, no. 20. Oxford: Oxford University Press. World Health Organization (1973), *International Pilot Study of Schizophrenia.* Geneva: World Health Organization.

10. For histories of *DSM –Ⅲ* and the neo-Kraepelinian movement, see: R. K. Blashfield (1984), *The Classification of Psychopathology: NeoKraepelinian and Quantitative Approaches.* New York: Plenum; S. A. Kirk and H. Kutchins (1992), *The Selling of DSM: The Rhetoric of Science in Psychiatry.* Hawthorne, NY: Aldine de Gruyter; H. Kutchins and S. A. Kirk (1997), *Making Us Crazy: DSM — the Psychiatric Bible and the Creation of Mental Disorders.* New York: Free Press. These issues are also dealt with in some detail in my book, R. P. Bentall (2003), *Madness Explained: Psychosis and Human Nature.* London: Penguin.

11. S. Hyler, J. Williams and R. Spitzer (1982), 'Reliability in the DSM –Ⅲ field trials', *Archives of General Psychiatry,* 39: 1275 – 8. For a similar claim by another neo-Kraepelinian, see: G. Klerman (1986), 'Historical perspectives on contemporary schools of psychopathology', in T. Millon and G. Klerman (eds.), *Contemporary Directions in Psychopathology: Towards DSM –Ⅳ* . New York: Guilford Press.

12. R. L. Spitzer et al. (1992), 'The Structured Clinical Interview for DSM-Ⅲ-R (SCID). Ⅰ: History, rationale, and description', *Archives of General Psychiatry*, 49:624-9.

13. S. R. Kay and L. A. Opler (1987), 'The Positive and Negative Syndrome Scale (PANSS) for schizophrenia', *Schizophrenia Bulletin*, 13:507-18.

14. World Health Organization (1999), *Schedules for Clinical Assessment in Neuropsychiatry*. Geneva: World Health Organization.

15. R. L. Spitzer and J. L. Fliess (1974), 'A reanalysis of the reliability of psychiatric diagnosis', *British Journal of Psychiatry*, 123:341-7.

16. Kirk and Kutchins (1992), op. cit.

17. P. D. McGorry et al. (1995), 'Spurious precision: Procedural validity of diagnostic assessment in psychotic disorders', *American Journal of Psychiatry*, 152:220-23.

18. American Psychiatric Association (1987), *Diagnostic and Statistical Manual of Mental Disorders*, revised 3rd edition. Washington DC: American Psychiatric Association (*DSM-Ⅲ-R*). American Psychiatric Association (1994), *Diagnostic and Statistical Manual for Mental Disorders*, 4th edition. Washington DC: American Psychiatric Association (*DSM-Ⅳ*). American Psychiatric Association (2000), *Diagnostic and statistical manual for mental disorders*, 4th edition — text revision. Washington DC: American Psychiatric Association (*DSM-Ⅳ-TR*).

19. World Health Organization (1992), op. cit.

20. I. Brockington (1992), 'Schizophrenia: Yesterday's concept', *European Psychiatry*, 7:203-7.

21. Ibid.

22. J. van Os et al. (1999), 'A comparison of the utility of dimensional and categorical representations of psychosis', *Psychological Medicine*, 29:595-606.

23. A. Jablensky (1995), 'Schizophrenia: The epidemiological horizon', in S. R. Hirsch and D. R. Weinberger (eds.), *Schizophrenia*. Oxford: Blackwell, pp.206-52.

24. F. K. Goodwin and K. R, Jamison (1990), *Manic-depressive Illness*. Oxford: Oxford University Press.

25. J. Kasanin (1933), 'The acute schizoaffective psychoses', *American Journal of Psychiatry*, 90:97-126.

26. R. E. Kendell (1991), 'The major functional psychoses: Are they independent entities or part of a continuum? Philosophical and conceptual issues underlying the debate', in A. Kerr and H. McClelland (eds.), *Concepts of Mental Disorder: A Continuing Debate*. London: Gaskell, pp.1-16.

27. L. N. Robins and B. Z. Locke (eds.) (1991), *Psychiatric Disorders in America*. New York: Free Press.

28. P. Tyrer (1990), 'The division of neurosis: A failed classification', *Journal of the Royal Society of Medicine*, 83:614 – 16; C. Dowrick (2004), *Beyond Depression: A New Approach to Understanding and Management*. Oxford: Oxford University Press; D. Goldberg and I. Goodyer (2005), *The Origins and Course of Common Mental Disorders*. London: Routledge.

29. T. V. Moore (1930), 'The empirical determination of certain syndromes underlying praecox and manic-depressive psychoses,' *American Journal of Psychiatry*, 86:719 – 38.

30. P. F. Liddle (1987), 'The symptoms of chronic schizophrenia: A reexamination of the positive-negative dichotomy', *British Journal of Psychiatry*, 151:145 – 51.

31. V. Peralta and M. J. Cuesta (2001), 'How many and which are the psychopathological dimensions in schizophrenia? Issues influencing their ascertainment', *Schizophrenia Research*, 49:269 – 85; J. Blanchard and A. S. Cohen (2006), 'The structure of negative symptoms within schizophrenia: Implications for assessment', *Schizophrenia Bulletin*, 32: 238 – 45.

32. See for example: R. Toomey et al. (1998), 'Negative, positive and disorganized symptom dimensions in schizophrenia, major depression and bipolar disorder', *Journal of Nervous and Mental Disease*, 186: 470 – 76; P. D. McGorry et al. (1998), 'The dimensional structure of first episode psychosis: An exploratory factor analysis', *Psychological Medicine*, 28:935 – 47. For more details, see Bentall (2003), op. cit.

33. J. Allardyce, T. Suppes and J. van Os (2007), 'Dimensions of the psychosis phenotype', *International Journal of Methods in Psychiatric Research*, 16:S34 – S40.

34. M. Tsuang, R. F. Woolson and J. A. Fleming (1979), 'Long-term out-come of major psychoses: I. Schizophrenia and affective disorders compared with psychiatrically symptom-free surgical conditions', *Archives of General Psychiatry*, 36:1295 – 1301.

35. L. Ciompi (1984), 'Is there really a schizophrenia?: The longterm course of psychotic phenomena', *British Journal of Psychiatry*, 145:636 – 40; Goodwin and Jamison (1990), op. cit.

36. N. Sartorius et al. (1987), 'Course of schizophrenia in different countries:Some results of a WHO comparative 5-year follow-up study', in H. Hafner, W. G. Gattaz and W. Janzarik (eds.), *Search for the Causes of Schizophrenia*, volume 16. Berlin: Springer, pp. 909 – 28.

37. T. Crow (1991), 'The failure of the binary concept and the psychosis gene', in Kerr and McClelland (eds.), op. cit., pp.31 – 47.

38. R. E. Kendell and I. F. Brockington (1980), 'The identification of disease entities and the relationship between schizophrenic and affective psychoses', *British Journal of Psychiatry*, 137:324 – 31.

39. E. C. Johnstone et al. (1988), 'The Northwick Park "functional" psychosis study: Diagnosis and treatment response', *Lancet*, 2:119 – 25.

40. C. A. Tamminga and J. M. Davis (2007), 'The neuropharmacology of psychosis', *Schizophrenia Bulletin*, 33:937 – 46.

41. M. Romme and A. Escher (1989), 'Hearing voices', *Schizophrenia Bulletin*, 15:209 – 16.

42. J. Jaynes (1979), *The Origins of Consciousness in the Breakdown of Bicameral Mind*. London: Penguin.

43. A. Honig et al. (1998), 'Auditory hallucinations: A comparison between patients and nonpatients', *Journal of Nervous and Mental Disease*, 186:646 – 51. In a recent study of a group of eighty adolescents hearing voices, Romme and Escher found that in approximately 60 per cent the hallucinations discontinued within a three-year period, and that only those who experienced their voices as intrusive or omnipotent tended to seek help. See S. Escher et al. (2002), 'Independent course of childhood auditory hallucinations: A sequential 3-year follow-up study', *British Journal of Psychiatry*, 181, Suppl. 43. s10 – s18.

44. This issue has been addressed by a number of British clinical psychologists. See especially P. Chadwick and M. Birchwood (1994), 'The omnipotence of voices: A cognitive approach to auditory hallucinations', *British Journal of Psychiatry*, 164: 190 – 201; A. P. Morrison (2001), 'The interpretation of intrusions in psychosis: An integrative cognitive approach to hallucinations and delusions', *Behavioural and Cognitive Psychotherapy*, 29:257 – 76.

45. The website for the British Hearing Voices Network can be found at www. hearing-voices. org (accessed 29 January 2009). The US Hearing Voices Network can be found at www. hva-usa. org (accessed 29 January 2009).

46. A. Y. Tien (1991), 'Distribution of hallucinations in the population', *Social Psychiatry and Psychiatric Epidemiology*, 26:287 – 92.

47. J. van Os et al. (2000), 'Strauss (1969) revisited: A psychosis continuum in the normal population?' *Schizophrenia Research*, 45:11 – 20.

48. J. Angst (1998), 'The emerging epidemiology of hypomania and bipolar Ⅱ disorder', *Journal of Affective Disorders*, 50: 143 – 51; J. Angst (2005), 'The mood spectrum: Improving the diagnosis of bipolar disorder', *Bipolar Disorders*, 7:4 – 12.

49. The continuum between normal functioning and psychosis has been much investigated by personality theorists, who have found that it is ridiculously easy to devise questionnaires that measure psychotic or 'schizotypal' experiences in ordinary people. Interestingly, factor analyses of these measures reveal that they break downinto three main dimensions corresponding to the factors extracted when patients' symptoms are analysed: unusual experiences (corresponding to positive symptoms), introverted anhedonia (corresponding to negative symptoms) and cognitive disorganization. It has been found that individuals scoring high on

these measures perform similarly to psychotic patients on a wide range of tests. For reviews of this research, see G. Claridge and C. Davis (2003), *Personality and Psychological Disorders*. London: Arnold; A. Raine (2006), ' Schizotypal personality: Neurodevelopmental and psychological trajectories ', *Annual Review of Clinical Psychology*, 2:291 – 326.

50. G. S. Claridge (1998), 'Creativity and madness: Clues from modern psychiatric diagnosis', in A. Steptoe (ed.), *Genius and the Mind*. Oxford: Oxford University Press. The link between creativity and psychosis is also discussed at length in Bentall (2003), op. cit.

51. J. Berkson (1946), 'Limitations of the application of the fourfold table analysis to hospital data', *Biometrics*, 2: 47 – 53. See also J. Schwatzbaum, A. Anders and M. Feychting (2003), 'Berkson's bias reviewed', *European Journal of Epidemiology*, 18:1109 – 12.

52. N. Maric et al. (2004), 'Is our concept of schizophrenia influenced by Berkson's bias?', *Social Psychiatry and Psychiatric Epidemiology*, 39:600 – 605.

53. E. J. Regeer et al. (in press), 'Berkson's Bias and the mood dimensions of bipolar disorder', *International Journal of Methods in Psychiatric Research*.

54. O. Yazici et al. (2002), 'Unipolar mania: A distinct disorder?', *Journal of Affective Disorders*, 71:97 – 103; D. A. Solomon et al. (2003), 'Unipolar mania over the course of a 20-year follow-up study', *American Journal of Psychiatry*, 160:2049 – 51.

55. M. Boyle (1990), *Schizophrenia: A Scientific Delusion*. London: Routledge.

56. R. P. Bentall, H. F. Jackson and D. Pilgrim (1988), ' Abandoning the concept of schizophrenia: Some implications of validity arguments for psychological research into psychotic phenomena', *British Journal of Clinical Psychology*, 27:303 – 24.

57. J. A. Lieberman and M. B. First (2007), 'Renaming schizophrenia: Diagnosis and treatment are more important than semantics', *British Medical Journal*, 334:108.

58. M. First et al. (1995), *Structured Clinical Interview for Axis I DSM – IV Disorders*. Washington, DC: American Psychiatric Association Press.

59. H. S. Akiskal et al. (2005), 'Agitated "unipolar" depression reconceptualized as a depressive mixed state: Implications for the anti-depressant suicide controversy', *Journal of Affective Disorders*, 85:245 – 58. See also J. Cole, P. McGuffin and A. E. Farmer (2008), 'The classification of depression: Are we still confused?', *British Journal of Psychiatry*, 192: 83 – 5.

60. H. S. Akiskal et al. (2000), 'Re-evaluating the prevalence of and diagnostic composition within the broad clinical spectrum of bipolar disorders', *Journal of Affective Disorders*, 59, s5 – s30.

61. Quoted in E. Shorter (1997), *A History of Psychiatry*. New York: Wiley. D. Double (1990), ' What would Adolf Meyer have thought of the neo-Kraepalinian approach?'

Psychiatric Bulletin, 14:472 - 4.

第 6 章

1. Interview in the *Sunday Telegraph,* 16 February 1997. Watson shared the 1962 Nobel Prize with Francis Crick and Maurice Wilkin for working out the structure of DNA.

2. L. Ross (1977), 'The intuitive psychologist and his shortcomings: Distortions in the attribution process', in L. Berkowitz (ed.), *Advances in Experimental Social Psychology,* volume 10. New York: Academic Press, pp. 173 - 220.

3. A. F. Mirsky et al. (2000), 'A 39-year follow-up of the Genain quadruplets', *Schizophrenia Bulletin,* 26:699 - 708; A. F. Mirsky and O. W. Quinn (1988), 'The Genain quadruplets', *Schizophrenia Bulletin,* 14:595 - 611.

4. D. Rosenthal and O. W. Quinn (1977), 'Quadruplet hallucinations: Phenotypic variations of a schizophrenic genotype?', *Archives of General Psychiatry,* 34:817 - 27.

5. R. Marshall (1990), 'The genetics of schizophrenia: Axiom or hypothesis?', in R. P. Bentall (ed.), *Reconstructing Schizophrenia.* London: Routledge, pp. 89 - 117.

6. E. F. Torrey et al. (1994), *Schizophrenia and Manic-depressive Disorder.* New York: Basic Books.

7. J. E. Meyer (1988), 'The fate of the mentally ill in Germany during the Third Reich', *Psychological Medicine,* 18: 575 - 81; R. N. Proctor (1988), *Racial Hygiene: Medicine under the Nazis.* Cambridge, Mass.: Harvard University Press.

8. F. Kallmann (1938), *The Genetics of Schizophrenia.* New York: J. J. Angustine.

9. J. Read and N. Haslam (2004), 'Public opinion: Bad things happen and can drive you crazy', in J. Read, L. R. Mosher and R. P. Bentall (eds.), *Models of Madness: Psychological, Social and Biological Approaches to Schizophrenia.* London: Routledge, pp. 133- 45.

10. For a compelling account of the search for the Huntington's gene, see S. H. Barondes (1998), *Mood Genes: Hunting for the Origins of Mania and Depression.* Oxford: Oxford University Press.

11. S. Rose, L. J. Kamin and R. C. Lewontin (1985), *Not in our Genes.* Harmondsworth: Penguin.

12. K. L. Jang (2005), *The Behavioral Genetics of Psychiatric Disorders.* Mahwah, NJ: Erlbaum.

13. S. S. Kety (1974), 'From rationalization to reason', *American Journal of Psychiatry,* 131:957 - 63.

14. J. Joseph (2003), *The Gene Illusion: Genetic Research in Psychology and Psychiatry under the Microscope.* Ross-on-Wye: PCCS Books.

15. E. Turkheimer et al. (2005), 'Analysis and interpretation of twin studies including measures of the shared environment', *Child Development*, 76: 1217 – 33; E. Turkheimer et al. (2003), 'Socioeconomic status modifies heritability of IQ in young children', *Psychological Science*, 14:623 – 8.

16. S. Rose (2001), 'Moving on from old dichotomies: Beyond nature-nurture towards a lifeline perspective', *British Journal of Psychiatry*, 178, suppl. 40:3 – 7.

17. For an introduction to Freud's views about transference, see S. Freud (1915/1963), *Introductory Lectures on Psychoanalysis*, trans. J. Strachey, in *Collected Works*. London: Hogarth Press. For a more general review of ideas about transference and the relationship, see A. O. Horvath (2000), 'The therapeutic relationship: From transference to alliance', *Journal of Clinical Psychology*, 56:163 – 73.

18. J. W. Ellason and C. A. Ross (1997), 'Childhood trauma and psychiatric symptoms', *Psychological Reports*, 80:447 – 50; L. A. Goodman et al. (2001), 'Recent victimization in women and men with severe mental illness: Prevalence and correlates', *Journal of Traumatic Stress*, 14:615 – 32; K. T. Mueser et al. (1998), 'Trauma and posttraumatic stress disorder in severe mental illness', *Journal of Consulting and Clinical Psychology*, 66:493 – 9.

19. Y. Neria et al. (2002), 'Trauma exposure and posttraumatic stress disorder in psychosis: Findings from a first-admission cohort', *Journal of Consulting and Clinical Psychology*, 70:246 – 51.

20. For reviews, see: L. A. Goodman et al. (1997), 'Physical and sexual assault history in women with serious mental illness: Prevalence, correlates, treatment, and future research directions', *Schizophrenia Bulletin*, 23: 685 – 96; J. Read et al. (2005), 'Childhood trauma, psychosis and schizophrenia: A literature review and clinical implications', *Acta Psychiatrica Scandinavica*, 112:330 – 50.

21. P. Bebbington et al. (2004), 'Psychosis, victimisation and childhood disadvantage: Evidence from the second British National Survey of Psychiatric Morbidity', *British Journal of Psychiatry*, 185:220 – 26.

22. For example, T. Latasker et al. (2006), 'Childhood victimisation and developmental expression of non-clinical delusional ideation and hallucinatory experiences: Victimisation and non-clinical psychotic experiences', *Social Psychiatry and Psychiatric Epidemiology*, 41: 423 – 8.

23. I. Janssen et al. (2004), 'Childhood abuse as a risk factor for psychotic experiences', *Acta Psychiatrica Scandinavica*, 109:38 – 45.

24. A. Honig et al. (1998), 'Auditory hallucinations: A comparison between patients and nonpatients', *Journal of Nervous and Mental Disease*, 186:646 – 51.

25. E. Ensink (1993), 'Trauma: A study of child abuse and hallucinations', in M. Romme and S. Escher (eds.), *Accepting Voices*. London: Mind Publications, pp. 165 – 71; A. Kilcommons and A. P. Morrison (2005), 'Relationship between trauma and psychosis: An exploration of cognitive and dissociative factors', *Acta Psychiatrica Scandinavica*, 112:351 – 9; J. Read et al. (2003), 'Sexual and physical abuse during childhood and adulthood as predictors of hallucinations, delusions and thought disorder', *Psychology and Psychotherapy: Theory, Research and Practice*, 76:1 – 22; C. A. Ross, G. Anderson and P. Clark (1994), 'Childhood abuse and the positive symptoms of schizophrenia', *Hospital and Community Psychiatry*, 42:489 – 91.

26. M. Shevlin, M. Dorahy and G. Adamson (2007), 'Childhood traumas and hallucinations: An analysis of the National Comorbidity Survey', *Journal of Psychiatric Research*, 41: 222 – 8.

27. P. Hammersley et al. (2003), 'Childhood trauma and hallucinations in bipolar affective disorder: A preliminary investigation', *British Journal of Psychiatry*, 182:543 – 7.

28. J. Mirowsky and C. E. Ross (1983), 'Paranoia and the structure of powerlessness', *American Sociological Review*, 48:228 – 39.

29. I. Janssen et al. (2003), 'Discrimination and delusional ideation', *British Journal of Psychiatry*, 182:71 – 6.

30. T. Fuchs (1999), 'Life events in late paraphrenia and depression', *Psychopathology*, 32: 60 – 69.

31. G. Harrison et al. (1988), 'A prospective study of severe mental disorder in Afro-Caribbean patients', *Psychological Medicine*, 18:643 – 57.

32. D. Bhugra et al. (1996), 'First contact incidence rates of schizophrenia in Trinidad and one-year follow-up', *British Journal of Psychiatry*, 169:587 – 92; D. Bhugra et al. (1999), 'First-contact incidence rate of schizophrenia on Barbados', *British Journal of Psychiatry*, 175:28 – 33.

33. J. B. Kirkbride et al. (2006), 'Heterogeneity in incidence rates of schizophrenia and other psychotic syndromes: Findings from the 3-center AESOP study', *Archives of General Psychiatry*, 63:250 – 58. J.-P. Selten et al. (2001), 'Incidence of psychotic disorders in immigrant groups to The Netherlands', *British Journal of Psychiatry*, 178:367 – 72.

34. J. Boydell et al. (2001), 'Incidence of schizophrenia in ethnic minorities in London: Ecological study into interactions with environment', *British Medical Journal*, 323:1 – 4.

35. R. E. L. Faris and H. W. Dunham (1939), *Mental Disorders in Urban Areas*. Chicago: Chicago University Press.

36. J. van Os (2004), 'Does the urban environment cause psychosis?', *British Journal of Psychiatry*, 184:287 – 8.

37. C. B. Pedersen and P. B. Mortensen (2001), 'Evidence of a dose-response relationship between urbanicity during upbringing and schizophrenia risk', *Archives of General Psychiatry*, 58:1039 – 46.

38. Researchers have attempted to test this hypothesis, for example by analysing stored sera collected from children who later became psychotic, or from their mothers on the assumption that a maternal infection might have been passed across the womb to the foetus of the future patient. The results so far look mixed, with some studies apparently supporting the idea that viral damage to the brain might cause children to become psychotic (e. g. C. Dalman et al. (2008), 'Infections in the CNS during childhood and the risk of subsequent psychotic illness: A cohort study of more than one million Swedish subjects', *American Journal of Psychiatry*, 165:59 – 65) and others finding no such effect (e. g. A. S. Brown et al. (2006), 'No evidence of relation between maternal exposure to herpes simplex virus type 2 and risk of schizophrenia?', *American Journal of Psychiatry*, 163:2178 – 80).

39. Examples of this kind of theorizing are: G. Bateson et al. (1956), 'Towards a theory of schizophrenia', *Behavioral Science*, 1:251 – 64; R. D. Laing and A. Esterson (1969), *Sanity, Madness and the Family: Families of Schizophrenics*, 2nd edition. London: Tavistock.

40. G. W. Brown, M. Carstairs, and G. Topping (1958), 'Post hospital adjustment of chronic mental patients', *Lancet*, 2:685 – 9.

41. For example, G. W. Brown and M. Rutter (1966), 'The measurement of family activities and relationships: A methodological study', *Human Relations*, 19:241 – 63; C. E. Vaughn and J. Leff (1976), 'The influence of family and social factors on the course of psychiatric illness: A comparison of schizophrenic and depressed neurotic patients', *British Journal of Psychiatry*, 129:125 – 37; J. P. Leff and C. Vaughn (1980), 'The interaction of life-events and relatives' expressed emotion in schizophrenia and depressive neurosis', *British Journal of Psychiatry*, 136:146 – 53.

42. For a systematic review of the very substantial research in this area, see R. L. Butzlaff and J. M. Hooley (1998), 'Expressed emotion and psychiatric relapse', *Archives of General Psychiatry*, 55:547 – 52.

43. J. M. Hooley, J. Orley and J. D. Teasdale (1989), 'Predictors of relapse in unipolar depressives: Expressed emotion, marital distress and perceived criticism', *Journal of Abnormal Psychology*, 98:229 – 37.

44. D. J. Miklowitz et al. (1988), 'Family factors and the course of bipolar affective disorder', *Archives of General Psychiatry*, 45:225 – 31.

45. L. J. Yan et al. (2004), 'Expressed emotion versus relationship quality variables in the prediction of recurrence in bipolar patients', *Journal of Affective Disorders*, 83:199 – 206.

46. D. L. Chambless and G. Steketee (1999), 'Expressed emotion and outcome for behavior therapy for agoraphobia and obsessive-compulsive disorder', *Journal of Consulting and Clinical Psychology*, 67:658 – 65.

47. C. Barrowclough et al. (2003), 'Self-esteem in schizophrenia: The relationship between self-evaluation, family attitudes and symptomatology', *Journal of Abnormal Psychology*, 112: 92 – 9.

48. For example, E. Kuipers and D. Raune (2000), 'The early development of expressed emotion and burden in the families of first-onset psychosis', in M. Birchwood, D. Fowler and C. Jackson (eds.), *Early Intervention in Psychosis*. London: Wiley, pp. 128 – 40.

49. J. A. Doane et al. (1981), 'Parental communication deviance and affective style', *Archives of General Psychiatry*, 38: 679 – 85; M. J. Goldstein (1987), 'The UCLA high-risk project', *Schizophrenia Bulletin*, 13: 505 – 14; M. J. Goldstein (1998), 'Adolescent behavioral and intrafamilial precursors of schizophrenia spectrum disorders', *International Clinical Psychopharmacology*, 13, suppl. 1:101.

50. W. L. Cook et al. (1989), 'Expressed emotion and reciprocal affective relationships in disturbed adolescents', *Family Process*, 28:337 – 48.

51. M. T. Singer and L. C. Wynne (1965), 'Thought disorder and family relations of schizophrenics Ⅲ. Methodology using projective techniques', *Archives of General Psychiatry*, 12:187 – 200; M. T. Singer and L. C. Wynne (1965), 'Thought disorder and family relations of schizophrenics Ⅳ. Results and implications', *Archives of General Psychiatry*, 12:201 – 12.

52. P. Tienari et al. (2003), 'Genetic boundaries of the schizophrenia spectrum: Evidence from the Finnish adoptive family study of schizophrenia', *American Journal of Psychiatry*, 160: 1587 – 94.

53. K. E. Wahlberg et al. (2000), 'Thought disorder index of Finnish adoptees and communication deviance of their adoptive parents', *Psychological Medicine*, 30:127 – 36.

54. M. Dozier and S. W. Lee (1995), 'Discrepancies between self-and other-report of psychiatric symptomatology: Effects of dismissing attachment strategies', *Development and Psychopathology*, 7:217 – 26; P. Rankin et al. (2005), 'Parental relationships and paranoid delusions: Comparisons of currently ill, remitted and healthy individuals', *Psychopathology*, 38:16 – 25.

55. M. L. Cooper, P. R. Shaver and N. L. Collins (1998), 'Attachment style, emotion regulation, and adjustment in adolescence', *Journal of Personality and Social Psychology*, 74:1380 – 97; K. D. Mickelson, R. C. Kessler and P. R. Shaver (1997), 'Adult attachment in a nationally representative sample', *Journal of Personality and Social Psychology*, 73:

1092 – 1106.

56. L. Pickering, J. Simpson and R. P. Bentall (2008), 'Insecure attachment predicts proneness to paranoia but not hallucinations', *Personality and Individual Differences*, 44:1212 – 24.

57. S. A. Medrick et al. (1987), 'The Copenhagen High-Risk Study', *Schizophrenia Bulletin*, 13: 485 – 95. J. Schiffman et al. (2001), 'Early rearing factors in schizophrenia', *International Journal of Mental Health*, 30:3 – 16.

58. See, for example, C. Morgan et al. (2007), 'Parental separation, loss and psychosis in different ethnic groups: A case-control study', *Psychological Medicine*, 37:495 – 503.

59. A. Myhrman et al. (1996), 'Unwantedness of pregnancy and schizophrenia in the child', *British Journal of Psychiatry*, 169:637 – 40.

60. J. A. Egeland et al. (1987), 'Bipolar affective disorder linked to DNA markers on chromosome 11', *Nature*, 325:783 – 7; R. Sherington et al. (1988), 'Localization of a susceptibility locus for schizophrenia on chromosome 5', *Nature*, 336:164 – 7.

61. T. J. Crow (1997), 'Current status of linkage for schizophrenia: Polygenes of vanishingly small effect or multiple false positives?', *American Journal of Medical Genetics (Neuropsychiatric Genetics)*, 74:99 – 103.

62. S. O. Moldin (1997), 'The maddening hunt for madness genes', *Nature Genetics*, 17:127 – 9.

63. A. Elkin, S. Kalidini and P. McGuffin (2004), 'Have schizophrenia genes been found?', *Current Opinion in Psychiatry*, 17:107 – 13.

64. H. Stefansson et al. (2002), 'Neuregulin 1 and susceptibility to schizophrenia', *American Journal of Human Genetics*, 71:877 – 92.

65. P. J. Harrison and A. J. Law (2006), 'Neuregulin 1 and schizophrenia: Genetics, gene expression, and neurobiology', *Biological Psychiatry*, 60:132 – 40.

66. A. R. Sanders et al. (2008), 'No significant association of 14 candidate genes with schizophrenia in a large European ancestry sample: Implications for psychiatric genetics', *American Journal of Psychiatry*, 165:497 – 506.

67. E. K. Green et al. (2005), 'Operation of the schizophrenia susceptibility gene, Neuregulin 1, across traditional diagnostic boundaries to increase risk for bipolar disorder', *Archives of General Psychiatry*, 62:642 – 8.

68. N. Craddock and M. J. Owen (2005), 'The beginning of the end of the Kraepelinian dichotomy', *British Journal of Psychiatry*, 186:364 – 6.

69. M. J. Owen, N. Craddock and M. C. O' Donovan (2005), 'Schizophrenia: genes at last?', *Trends in Genetics*, 21:518 – 25.

70. R. Raybould et al. (2005), 'Bipolar disorder and polymorphisms in the dysbindin gene (DTNBP1)', *Biological Psychiatry*, 57:696 – 701.

71. R. Joober et al. (2002), 'Catechol-Omethytransferase Val-108/158 – Met gene variants associated with performance on the Wisconsin Card Sorting Test', *Archives of General Psychiatry,* 59:662 – 3; A. Rosa et al. (2004), 'New evidence of association between COMT gene and prefrontal neurocognitive function in healthy individuals from sibling pairs discordant for psychosis', *American Journal of Psychiatry,* 161:1110 – 12.

72. S.J. Glatt, S. V. Faraone and M. T. Tsuang (2003), 'Association between a functional catechol-O-methytransferase gene polymorphism and schizophrenia: Meta-analysis of case control and family-based studies', *American Journal of Psychiatry,* 160:469 – 76.

73. C. Henquet et al. (2005), 'The environment and schizophrenia: The role of cannabis use', *Schizophrenia Bulletin,* 31: 608 – 12; D. M. Fergusson et al. (2006), 'Cannabis and psychosis', *British Medical Journal,* 332:172 – 5.

74. A. Caspi et al. (2005), 'Moderation of the effect of adolescent-onset cannabis use on adult psychosis by a functional polymorphism in the catechol-O-methytransferase gene: Longitudinal evidence of a gene x environment interaction', *Biological Psychiatry,* 57: 1117 – 27.

75. Sanders et al (2008), op. cit.

76. T. J. Crow (2008), 'The emperors of the schizophrenia polygene have no clothes', *Psychological Medicine,* 38:1679 – 80.

77. Reported in the *Independent,* 20 October 2007.

78. For a review, see J. Read et al. (2006), 'Prejudice and schizophrenia: A review of the "mental illness is an illness like any other" approach', *Acta Psychiatrica Scandinavica,* 114:303 – 18.

79. S. Mehta and A. Farina (1997), 'Is being "sick" really better? Effect of the disease view of mental disorders on stigma', *Journal of Social and Clinical Psychology,* 16:405 – 19; T. Lincoln et al. (2008), 'Can antistigma campaigns be improved? A test of the impact of biogenetic vs. psychosocial causal explanations on implicit and explicit attitudes to schizophrenia', *Schizophrenia Bulletin,* 34:984 – 94.

第 7 章

1. American Psychiatric Association (1994), *Diagnostic and Statistical Manual for Mental Disorders,* 4th edition. Washington DC: American Psychiatric Association (*DSM –Ⅳ*).

2. See, for example, D. Enoch (1991), 'Delusional jealousy and awareness of reality', *British Journal of Psychiatry,* 159, suppl. 14:52 – 6; and M. D. Enoch and W. H. Trethowan (1979), *Uncommon Psychiatric Syndromes,* 2nd edition. Bristol: Wright.

3. E. C. Johnstone et al. (1976), 'Cerebral ventricular size and cognitive impairment in chronic schizophrenia', *Lancet,* 2:924 – 6.

4. M. E. Shenton et al. (2000), 'A review of MRI findings in schizophrenia', *Schizophrenia Research*, 49:1 - 52. See also I. C. Wright et al. (2000), 'Meta-analysis of regional brain volumes in schizophrenia', *American Journal of Psychiatry*, 157:16 - 25.

5. S. Campbell et al. (2004), 'Lower hippocampal volume in patients suffering from depression: A meta-analysis', *American Journal of Psychiatry*, 161:598 - 607.

6. C. McDonald et al. (2004), 'Meta-analysis of magnetic resonance imaging brain morphometry studies in bipolar disorder', *Biological Psychiatry*, 56:411 - 17.

7. P. W. R. Woodruff and S. Lewis (1996), 'Structural brain imaging in schizophrenia', in S. Lewis and N. Higgins (eds.), *Brain Imaging in Psychiatry*. Oxford: Blackwell, pp. 188 - 214.

8. G. N. Smith and W. G. Iacano (1986), 'Lateral ventricular enlargement in schizophrenia and choice of control group', *Lancet*, 1:1450.

9. C. McDonald et al. (2005), 'Regional volume deviations of brain structure in schizophrenia and psychotic bipolar disorder: Computational morphometry study', *British Journal of Psychiatry*, 186:369 - 77; C. McDonald et al. (2006), 'Regional brain morphometry in patients with schizophrenia or bipolar disorder and their unaffected relatives', *American Journal of Psychiatry*, 163:478 - 87.

10. C. McDonald et al. (2005), 'Regional volume deviations of brain structure in schizophrenia and psychotic bipolar disorder: Computational morphometry study', *British Journal of Psychiatry*, 186:369 - 77.

11. A. Vita and L. de Peri (2007), 'The effects of antipsychotic treatment on cerebral structure and function in schizophrenia', *International Review of Psychiatry*, 19:431 - 8.

12. J. A. Lieberman et al. (2005), 'Antipsychotic drug effects on brain morphology in first-episode psychosis', *Archives of General Psychiatry*, 62:361 - 70.

13. For example, C. Anderson et al. (2002), 'Striatal volume changes in the rat following long-term administration of typical and atypical antipsychotic drugs', *Neuropsychopharmacology*, 27, 143 - 51; L. McCormick et al. (2005), 'Effects of atypical and typical neuroleptics on anterior cingulate volume in schizophrenia', *Schizophrenia Research*, 80:73 - 84.

14. Vita and de Peri (2007), op. cit.

15. T. Crow (1991), 'The failure of the binary concept and the psychosis gene', in A. Kerr and H. McClelland (eds.), *Concepts of Mental Disorder: A Continuing Debate*. London: Gaskell, pp. 31 - 47.

16. G. D. Pearlson et al. (1984), 'Lateral ventricular enlargement associated with persistent unemployment and negative symptoms in both schizophrenia and bipolar disorder', *Psychiatry Research*, 12:1 - 9; R. Tandon et al. (2000), 'Phasic and enduring negative symptoms in schizophrenia: biological markers and relationship to outcome', *Schizophrenia*

Research, 27:191 – 201.

17. For general reviews of animal studies, see S. J. Suomi (1997), 'Long-term effects of different early rearing experiences on social, emotional, and physiological development in nonhuman primates', in M. S. Keshavan and R. M. Murray (eds.), *Neurodevelopment and Adult Psychopathology*. Cambridge: Cambridge University Press, pp. 104 – 16; J. Kaufman and D. Carney (2001), 'Effects of early stress on brain structure and function: Implications for understanding the relationship between child maltreatment and depression', *Development and Psychopathology*, 13:451 – 71.

18. C. Nemeroff et al. (2006), 'Posttraumatic stress disorder: A state-of-the- science review', *Journal of Psychiatric Research*, 40:1 – 21.

19. M. H. Teicher, A. Tomoda and S. L. Andersen (2006), 'Neurobiological consequences of early stress and childhood maltreatment: Are results from human and animal studies comparable?', *Annals of the New York Academy of Sciences*, 1071: 313 – 23; J. E. Downhill et al. (2000), 'Shape and size of the corpus callosum in schizophrenia and schizotypal personality disorder', *Schizophrenia Research*, 47:193 – 208.

20. N. Kitayama, S. Quinn and J. D. Bremner (2006), 'Smaller volume of anterior cingulate in abuse-related posttraumatic stress disorder', *Journal of Affective Disorders*, 90:171 – 4; D. E. Job et al. (2002), 'Structural gray matter differences between first-episode schizophrenics and normal controls using voxel-based morphometry', *Neuroimage*, 17:880 – 89.

21. J. Read et al. (2001), 'A traumagenic neurodevelopmental model of schizophrenia', *Psychiatry: Interpersonal and Biological Processes*, 64:319 – 45.

22. K. Murugaiah et al. (1982), 'Chronic continuous administration of neuroleptic drugs alters cerebral dopamine receptors and increases spontaneous dopaminergic action in the striatum', *Nature*, 296:570 – 72.

23. P. J. McKenna (1994), *Schizophrenia and Related Syndromes*. Oxford: Oxford University Press.

24. D. F. Wong et al. (1986), 'Positron emission tomography reveals elevated D2 dopamine receptors in drug-naive schizophrenics', *Science*, 234:1558 – 63.

25. L. Fadre et al. (1987), 'No D2 receptor increase in PET study of schizophrenia', *Archives of General Psychiatry*, 44: 671 – 2; Y. Okubo et al. (1997), 'Decreased prefrontal dopamine D1 receptors in schizophrenia revealed by PET', *Nature*, 385:634 – 6.

26. G. D. Pearlson et al. (1995), 'In vivo D-sub-2 dopamine receptor density in psychotic and nonpsychotic patients with bipolar disorder', *Archives of General Psychiatry*, 52:471 – 7.

27. D. F. Wong (2002), 'In vivo imaging of D2 dopamine receptors in schizophrenia', *Archives of General Psychiatry*, 59:31 – 4.

28. M. Laruelle and A. Abi-Dargham (1999), 'Dopamine as the wind in the psychotic fire: New evidence from brain imaging studies', *Journal of Psychopharmacology*, 13:358 – 71.

29. M. Laruelle, L. Kegeles and A. Abi-Dargham (2003), 'Glutamate, dopamine, and schizophrenia: From pathophysiology to treatment', *Annals of the New York Academy of Sciences*, 1003:138 – 58.

30. K. C. Berridge and T. E. Robinson (2003), 'Parsing reward', *Trends in Neuroscience*, 9: 507 – 13.

31. W. Schultz, P. Dayan and P. Montague (1997), 'A neural substrate of prediction and reward', *Science*, 275:1593 – 9.

32. S. L. Johnson et al. (2000), 'Increases in manic symptoms after life events involving goal attainment', *Journal of Abnormal Psychology*, 109:721 – 7.

33. M. A. Ungless (2004), 'Dopamine: The salient issue', *Trends in Neurosciences*, 27:702 – 5.

34. M. Pessiglione et al. (2006), 'Dopamine-dependent prediction errors underpin reward-seeking behaviour in humans', *Nature*, 442:1042 – 5; M. Menon et al. (2007), 'Temporal difference modeling of the Blood-Oxygen Level Dependent response during aversive conditioning in humans: Effects of dopaminergic modulation', *Biological Psychiatry*, 62: 765 – 72.

35. J. -P. Selten and E. Cantor-Graae (2005), 'Social defeat: Risk factor for psychosis?', *British Journal of Psychiatry*, 187:101 – 2.

36. M. Moutoussis et al. (2007), 'Persecutory delusions and the conditioned avoidance paradigm: Towards an integration of the psychology and biology of paranoia', *Cognitive Neuropsychiatry*, 12:495 – 510.

37. D. Shakow and P. E. Huston (1936), 'Studies of motor function in schizophrenia: I. Speed of tapping', *Journal of General Psychology*, 15:63 – 108.

38. A. S. Bellack et al. (1990), 'Remediation of cognitive deficits in schizophrenia', *American Journal of Psychiatry*, 147:1650 – 55; M. F. Green et al. (1992), 'Wisconsin Card Sorting Test performance in schizophrenia: Remediation of a stubborn deficit', *American Journal of Psychiatry*, 149:62 – 7. An interesting paper which uses a rather different technique to show the same effect in depressed patients is: A. Scheurich et al. (2007), 'Experimental evidence for a motivational origin of cognitive impairment in major depression', *Psychological Medicine*, 38:237 – 46.

39. L. Davidson and D. W. Heinrichs (2003), 'Quantification of frontal and temporallobe brain-imaging findings in schizophrenia: A meta-analysis', *Psychiatry Research: Neuroimaging*, 122:69 – 87.

40. P. B. Jones and D. J. Done (1997), 'From birth to onset: A development perspective of

schizophrenia in two national birth cohorts', in Keshavan and Murray (eds.), op. cit., pp. 119– 36; P. B. Jones et al. (1994), 'Child developmental risk factors for adult schizophrenia in the British 1946 birth cohort', *Lancet*, 344:1398 – 1402.

41. M. Davidson et al. (1999), 'Behavioral and intellectual markers for schizophrenia in apparently healthy male adolescents', *American Journal of Psychiatry*, 156:1328 – 35.

42. S. Nasar (1998), *A Beautiful Mind.* London: Faber and Faber.

43. See R. P. Bentall (2003), *Madness Explained: Psychosis and Human Nature.* London: Penguin, chapter 5.

44. J. H. MacCabe et al. (2002), 'Do schizophrenic patients who managed to get to university have a non-developmental form of illness?', *Psychological Medicine*, 32:535 – 44.

45. K. Nuechterlein et al. (1991), 'Information processing abnormalities in the early course of schizophrenia and bipolar disorder', *Schizophrenia Research*, 5: 195 – 6; M. R. Serper (1993), 'Visual controlled information processing resources and formal thought disorder in schizophrenia and mania', *Schizophrenia Research*, 9:59 – 66; W. -C. C. Tam, K. W. Sewell and H. -W. Deng (1998), 'Information processing in schizophrenia and bipolar disorder: A discriminant analysis', *Journal of Nervous and Mental Disease*, 186:597 – 603.

46. J. J. van Os et al. (1996), 'Developmental precursors of affective illness in a general population birth cohort', *Archives of General Psychiatry*, 54:625 – 31.

47. M. F. Green (1998), *Schizophrenia from a Neurocognitive Perspective: Probing the Impenetrable Darkness.* Boston: Allyn and Bacon.

48. R. S. Keefe et al. (2006), 'Baseline neurocognitive deficits in the CATIE schizophrenia trial', *Neuropsychopharmacology*, 31:2033 – 46.

49. R. M. G. Norman and A. K. Malla (1991), 'Dysphoric mood and symptomatology in schizophrenia', *Psychological Medicine*, 21:897 – 903; N. M. Docherty (1996), 'Affective reactivity of symptoms as a process discriminator in schizophrenia', *Journal of Nervous and Mental Disease*, 184:535 – 41.

50. I. Myin-Germeys, P. A. E. G. Delespaul and M. W. de Vries (2000), 'Schizophrenia patients are more emotionally active than is assumed based on their behaviour', *Schizophrenia Bulletin*, 26:847 – 53.

51. I. Myin-Germeys et al. (2002), 'Are cognitive impairments associated with sensitivity to stress in schizophrenia? An experience sampling study', *American Journal of Psychiatry*, 159:443 – 9.

52. M. F. Green and K. H. Nuechterlein (1999), 'Should schizophrenia be treated as a neurocognitive disorder?', *Schizophrenia Bulletin*, 25:309 – 19.

53. C. Brett (2004), 'Anomalous experiences and cognitive processes in the development of psychosis', unpublished Ph. D. thesis, Institute of Psychiatry, King's College London.

54. R. P. Bentall (2003), *Madness Explained: Psychosis and Human Nature*. London, Penguin.

55. P. Jorgensen and J. Jensen (1994), 'Delusional beliefs in first admitters', *Psychopathology*, 27:100 – 12; D. M. Ndetei and A. Vadher (1984), 'Frequency and clinical significance of delusions across cultures', *Acta Psychiatrica Scandinavica*, 70:73 – 6; T. Stompe et al. (1999), 'Comparisons of delusions among schizophrenics in Austria and Pakistan', *Psychopathology*, 32:225 – 34.

56. M. Moutoussis et al. (2007), op. cit.

57. G. Berrios (1991), 'Delusions as"wrong beliefs": A conceptual history', *British Journal of Psychiatry*, 159 suppl. 14:6 – 13.

58. D. Freeman et al. (2005), 'Psychological investigation of the structure of paranoia in a nonclinical population', *British Journal of Psychiatry*, 186:427 – 35.

59. L. C. Johns and J. van Os (2001), 'The continuity of psychotic experiences in the general populations', *Clinical Psychology Review*, 21:1125 – 41.

60. P. Trower and P. Chadwick (1995), 'Pathways to defence of the self: A theory of two types of paranoia', *Clinical Psychology: Science and Practice*, 2:263 – 78.

61. P. Chadwick et al. (2005), 'Phenomenological evidence for two types of paranoia', *Psychopathology*, 38: 327 – 33; R. P. Bentall et al. (2008), 'Paranoid delusions in schizophrenia and depression: The transdiagnostic role of expectations of negative events and negative self-esteem', *Journal of Nervos and Mental Disease*, 196:375 – 83.

62. M. Fornells-Ambrojo and P. Garety (2005), 'Bad me paranoia in early psychosis: A relatively rare phenomenon', *British Journal of Clinical Psychology*, 44:521 – 8.

63. S. Melo, J. Taylor and R. P. Bentall (2006), '"Poor me" versus"bad me" paranoia and the instability of persecutory ideation', *Psychology & Psychotherapy-Theory, Research and Practice*, 79:271 – 87.

64. S. Melo, R. Corcoran and R. P. Bentall (in press), 'The Persecution and Deservedness Scale', *Psychology and Psychotherapy: Theory, Research and Practice*.

65. S. Freud (1911/1950), 'Psychoanalytic notes upon an autobiographical account of a case of paranoia (Dementia Paranoides)', in *Collected Papers*, vol. 3. London: Hogarth Press, pp. 387– 466.

66. K. M. Colby (1977), 'Appraisal of four psychological theories of paranoid phenomena', *Journal of Abnormal Psychology*, 86:54 – 9.

67. E. Zigler and M. Glick (1988), 'Is paranoid schizophrenia really camoflaged depression?', *American Psychologist*, 43:284 – 90.

68. H. M. Zullow et al. (1988), 'Pessimistic explanatory style in the historical record: CAVing LBJ, Presidential candidates, and East versus West Berlin', *American Psychologist*, 43:

673 – 82.

69. A. H. Mezulis et al. (2004), 'Is there a universal positivity bias in attributions? A meta-analytic review of individual, developmental and cultural differences in the self-serving attributional bias', *Psychological Bulletin*, 130:711 – 47.

70. S. Kaney and R. P. Bentall (1989), 'Persecutory delusions and attributional style', *British Journal of Medical Psychology*, 62:191 – 8.

71. P. Kinderman and R. P. Bentall (1997), 'Causal attributions in paranoia: Internal, personal and situational attributions for negative events', *Journal of Abnormal Psychology*, 106: 341 – 5.

72. C. L. Candido and D. M. Romney (1990), 'Attributional style in paranoid vs depressed patients', *British Journal of Medical Psychology*, 63:355 – 63; C. F. Fear, H. Sharp and D. Healy (1996), 'Cognitive processes in delusional disorder', *British Journal of Psychiatry*, 168:61 – 7.

73. L. Humphreys, and C. Barrowclough (2006), 'Attributional style, defensive functioning and persecutory delusions: Symptom-specific or general coping strategy?', *British Journal of Clinical Psychology*, 45:231 – 46.

74. I. Janssen et al. (2006), 'Attributional style and psychosis: Evidence for externalizing bias in patients but not individuals at high risk', *Psychological Medicine*, 27:1 – 8; J. A. Martin and D. L. Penn (2001), 'Social cognition and subclinical paranoid ideation', *British Journal of Clinical Psychology*, 40:261 – 5; J. A. Martin and D. L. Penn (2002), 'Attributional style in schizophrenia: An investigation in outpatients with and without persecutory delusions', *Schizophrenia Bulletin*, 28: 131 – 42; R. McKay, R. Langdon and M. Coltheart (2005), 'Paranoia, persecutory delusions and attributional biases', *Psychiatry Research*, 136:233 – 45.

75. S. Jolley et al. (2006), 'Attributional style in psychosis: The role of affect and belief type', *Behaviour Research and Therapy*, 44:1597 – 1607.

76. S. Melo, J. Taylor and R. P. Bentall (2006), '"Poor me" versus "bad me" paranoia and the instability of persecutory ideation', *Psychology & Psychotherapy-Theory, Research and Practice*, 79:271 – 87.

77. V. Thewissen et al. (2008), 'Fluctuations in self-esteem and paranoia in the context of everyday life', *Journal of Abnormal Psychology*, 117:143 – 53. Viviane Thewissen has also been able to show that a relationship between self-esteem stability and paranoia exists at the population level. In the Dutch Nemesis study, in which 7,000 citizens were interviewed about psychiatric symptoms, self-esteem was measured three times, with two-year intervals between the assessments. Amazingly (to my mind) fluctuations in self-esteem between these measurement times were associated with paranoid symptoms in the sample. See V.

Thewissen et al. (2007), 'Instability in self-esteem and paranoia in a general population sample', *Social Psychiatry and Psychiatric Epidemiology*, 42:1 – 5.

78. P. A. Garety, D. R. Hemsley and S. Wessely (1991), 'Reasoning in deluded schizophrenic and paranoid patients', *Journal of Nervous and Mental Disease*, 179:194 – 201; S. F. Huq, P. A. Garety and D. R. Hemsley (1988), 'Probabilistic judgements in deluded and nondeluded subjects', *Quarterly Journal of Experimental Psychology*, 40A:801 – 12.

79. For a review, see R. E. J. Dudley and D. E. Over (2003), 'People with delusions jump to conclusions: A theoretical account of research findings on the reasoning of people with delusions', *Clinical Psychology and Psychotherapy*, 10:263 – 74.

80. R. Corcoran, C. Cahill and C. D. Frith (1997), 'The appreciation of visual jokes in people with schizophrenia: A study of "mentalizing" ability', *Schizophrenia Research*, 24:319 – 27; R. Corcoran, G. Mercer and C. D. Frith (1995), 'Schizophrenia, symptomatology and social inference: Investigating "theory of mind" in people with schizophrenia', *Schizophrenia Research*, 17:5 – 13.

81. S. Baron-Cohen (1995), *Mindblindness: AnEssay on Autism and Theory of Mind*. Cambridge, Mass. : MIT Press.

82. For recent reviews, see: M. Brune (2005). '"Theory of mind" in schizophrenia: A review of the literature', *Schizophrenia Bulletin*, 31:21 – 42; L. Harrington, R. Siegert and J. N. McClure (2005), 'Theory of mind in schizophrenia: A critical review', *Cognitive Neuropsychiatry*, 10:249 – 86.

83. P. Kinderman, R. I. M. Dunbar and R. P. Bentall (1998), 'Theory of mind deficits and causal attributions', *British Journal of Psychology*, 71:339 – 49.

84. The results from this study are in the process of being reported in a series of papers, including: R. Moore et al. (2006), 'Misun derstanding the intentions of others: An exploratory study of the cognitive etiology of persecutory delusions in very late-onset schizophrenia-like psychosis', *American Journal of Geriatric Psychiatry*, 14:410 – 18; N. Shryane et al. (2008), 'Deception and falsebeliefs in paranoia: Modelling theory of mind stories', *Cognitive Neuropsychiatry*, 13: 8 – 32; R. P. Bentall et al. (2008), 'Paranoid delusions in schizophrenia and depression: The transdiagnostic role of expectations of negative events and negative self-esteem', *Journal of Nervous and Mental Disease*, 196:375 – 83; R. Corcoran et al. (2008), 'A transdiagnostic investigation of theory of mind and jumping to conclusions in paranoia: A comparison of schizophrenia and depression with and without delusions', *Psychological Medicine*, 38:1577 – 83; R. P. Bentall et al. (2009), 'The cognitive and affective structure of paranoid delusions: A transdiagnostic investigation of patients with schizophrenia spectrum disorders and depression', *Archives of General Psychiatry*, 66: 236 – 47.

85. S. Kaney et al. (1997), 'Frequency and consensus judgements of paranoid, paranoid-depressed and depressed psychiatric patients: Subjective estimates for positive, negative and neutral events', *British Journal of Clinical Psychology*, 36:349 – 64; R. Corcoran et al. (2006), 'Reasoning under uncertainty: Heuristic judgments in patients with persecutory delusions or depression', *Psychological Medicine*, 36:1109 – 18; R. P. Bentall et al. (2008), 'Paranoid delusions in schizophrenia and depression: The transdiagnostic role of expectations of negative events and negative self-esteem', *Journal of Nervous and Mental Disease*, 196:375 – 83.

86. For a detailed discussion of this idea, see M. Moutoussis et al. (2007), op. cit.

87. Ibid.

88. F. K. Goodwin and K. R. Jamison (1990), *Manic-depressive Illness*. Oxford: Oxford University Press.

89. J. Piaget (1926), *The Language and Thought of the Child*. London: Routledge and Kegan Paul.

90. L. S. V. Vygotsky (1962), *Thought and Language*. Cambridge, Mass. : MIT Press.

91. Most of the research demonstrating subvocalization during human cognitive activity dates from some decades ago: for some reason psychologists have shown little interest in this phenomenon in recent years. A good but inevitably dated account of the voluminous literature predating the mid-1970s can be found in F. J. McGuigan (1978), *Cognitive Psychophysiology: Principles of Covert Behavior*. Englewood Cliffs, NJ: Prentice Hall. Slightly to my amazement, I have been unable to find a good review from the last ten years.

92. L. N. Gould (1948), 'Verbal hallucinations and activity of vocal musculature', *American Journal of Psychiatry*, 105:367 – 72; L. N. Gould (1950), 'Verbal hallucinations and automatic speech', *American Journal of Psychiatry*, 107:110 – 19.

93. For example, T. Inouye and A. Shimizu (1970), 'The electromyographic study of verbal hallucination', *Journal of Nervous and Mental Disease*, 151:415 – 22; F. J. McGuigan (1966), 'Covert oral behavior and auditory hallucinations', *Psychophysiology*, 3:73 – 80.

94. L. N. Gould (1949), 'Auditory hallucinations and subvocal speech', *Journal of Nervous and Mental Disease*, 109:418 – 427. For a modern case study, in which the same finding was reported, see P. Green and M. Preston (1981), 'Reinforcement of vocal correlates of auditory hallucinations by auditory feedback: A case study', *British Journal of Psychiatry*, 139:204 – 8.

95. P. W. R. Woodruff (2004), 'Auditory hallucinations: Insights and questions from neuroimaging', *Cognitive Neuropsychiatry*, 9:73 – 91.

96. R. P. Bentall and P. D. Slade (1985), 'Reality testing and auditory hallucinations: A signal-detection analysis', *British Journal of Clinical Psychology*, 24:159 – 69.

97. P. Rankin and P. O'Carrol (1995), 'Reality monitoring and signal detection in individuals prone to hallucinations', *British Journal of Clinical Psychology*, 34:517 – 28; E. Barkus et al. (2007), 'Cognitive and neural processes in non-clinical auditory hallucinations', *British Journal of Psychiatry*, 191, suppl. 51:76 – 81.

98. P. P. Allen et al. (2004), 'Misattributional of external speech in patients with hallucinations and delusions', *Schizophrenia Research*, 69: 277 – 87; L. C. Johns and P. K. McGuire (1999), 'Verbal self-monitoring and auditory hallucinations in schizophrenia', *Lancet*, 353: 469 – 70; L. C. Johns et al. (2001), 'Verbal self-monitoring and auditory hallucinations in people with schizophrenia', *Psychological Medicine*, 31:705 – 15.

99. J. M. Ford and D. H. Mathalon (2004), 'Electrophysiological evidence of corollary discharge dysfunction in schizophrenia during talking and thinking', *Journal of Psychiatric Research*, 38:37 – 46.

100. A. G. Gallagher, T. G. Dinin and L. V. J. Baker (1994), 'The effects of varying auditory input on schizophrenic hallucinations: A replication', *British Journal of Medical Psychology*, 67:67 – 76; A. Margo, D. R. Hemsley and P. D. Slade (1981), 'The effects of varying auditory input on schizophrenic hallucinations', *British Journal of Psychiatry*, 139:122 – 7.

101. C. Brewin (2003), *Posttraumatic Stress Disorder: Malady or myth?* New Haven: Yale University Press.

102. See especially research conducted by my colleague Tony Morrison, for example: A. P. Morrison (2001), 'The interpretation of intrusions in psychosis: An integrative cognitive approach to hallucinations and delusions', *Behavioral and Cognitive Psychotherapy*, 29: 257 – 76; A. P. Morrison and C. A. Baker (2000), 'Intrusive thoughts and auditory hallucinations: A comparative study of intrusions in psychosis', *Behaviour Research and Therapy*, 38:1097 – 106; A. P. Morrison and A. Wells (2003), 'Metacognition across disorders: A comparison of patients with hallucinations, delusions, and panic disorder with non-patients', *Behaviour Research and Therapy*, 41:251 – 6.

103. D. M. Wegner (1994), *White Bears and Other Unwanted Thoughts: Suppression, Obsession and the Psychology of Mental Control*. New York: Guilford.

104. T. E. Goldberg and D. R. Weinberger (2000), 'Thought disorder in schizophrenia: A reappraisal of older formulations and an overview of some recent studies', *Cognitive Neuropsychiatry*, 5:1 – 19.

105. See S. H. Jones and R. P. Bentall (eds.), *The Psychology of Bipolar Disorder*. Oxford: Oxford University Press.

第 8 章

1. Freud's comment has been often misquoted, but the original (in J. Breuer and S. Freud

(1895), *Studies on hysteria,* Standard Edition of the Complete Psychological Works of Sigmund Freud, volume 2. London: Hogarth Press) reads as follows: 'When I have promised my patients help or improvement by means of a cathartic treatment I have often been faced by this objection: " Why, you tell me yourself that my illness is probably connected with my circumstances and the events of my life. You cannot alter these in any way. How do you propose to help me, then?" And I have been able to make this reply: "No doubt fate would find it easier than I do to relieve you of your illness. But you will be able to convince yourself that much will be gained if we succeed in transforming your hysterical misery into common unhappiness. With a mental life that has been restored to health you will be better armed against that unhappiness." ' I am grateful to Alan Elms of the University of California at Davis for reminding me of the original source.

2. R. Busse (2001), 'Expenditure on health care in the EU: Making projections for the future based on the past', *Health Economics in Prevention and Care,* 2:158 – 61.

3. D. R. Hoover et al. (2002), 'Medical expenditures during the last year of life: Findings from the 1992 – 1996 Medicare Current Beneficiary Survey', *Health Services Research,* 37:1625 – 42. C. Alvarez-Dardet and M. T. Ruiz (1993), 'Thomas McKeown and Archibald Cochrane: A journey through the diffusion of ideas', *British Medical Journal,* 306:1252 – 5.

4. T. McKeown (1979), *The Role of Medicine: Dream, Mirage or Nemesis?* Oxford: Blackwell.

5. R. Tallis (2007), *Longer, Healthier, Happier?,* Annual Sense About Science lecture. University College London.

6. A. L. Cochrane (1972), *Effectiveness and Efficiency: Random Reflections on Health Services.* London: Nuffield Provincial Hospital Trust.

7. D. L. Sackett, et al. (1996), 'Evidence based medicine: What it is and what it isn't', *British Medical Journal,* 312:71 – 2.

8. P. J. Devereaux and S. Yusuf (2003), 'The evolution of the randomized controlled trial and its role in evidenced-based decision making', *Journal of Internal Medicine,* 254:105 – 13.

9. Much of my information about Lind has been obtained from the James Lind Library (www. jameslindlibrary. org), which has been created by the Royal Society of Physicians of Edinburgh 'to help people understand fair tests of treatments in health care by illustrating how fair tests have developed over the centuries'. The website contains some fascinating documents, including facsimiles of Lind's own 'Treatise on Scurvy'.

10. J. Le Fanu (1999), *The Rise and Fall of Modern Medicine.* London: Little, Brown and Co.

11. P. J. Devereaux and S. Yusuf (2003), op. cit.

12. W. G. Thompson (2000), 'Placebos: A review of the placebo response', *American Journal*

of *Gastroenterology*, 95: 1637 – 43; D. E. Moerman and W. B. Jonas (2002), 'Deconstructing the placebo effect and finding the meaning response', *Annals of Internal Medicine*, 136:471 – 6; T. J. Kaptchuk et al. (2006), 'Sham device v. inert pill: Randomised controlled trial of two placebo treatments', *British Medical Journal*, 332:391 – 7.

13. UK ECT Review Group (2003), 'Efficacy and safety of electroconvulsive therapy in depressive disorders: A systematic review and meta-analysis', *Lancet*, 361:799 – 808.

14. I. Kirsch (2005), 'Placebo psychotherapy: Synonym or oxymoron?', *Journal of Clinical Psychology*, 61:791 – 803.

15. K. F. Schulz et al. (1995), 'Empirical evidence of bias: Dimensions of methodological quality associated with estimates of treatment effects in controlled trials', *Journal of the American Medical Association*, 273:408 – 12.

16. M. Marshall et al. (2000), 'Unpublished rating scales: A major source of bias in randomised controlled trials of treatments for schizophrenia', *British Journal of Psychiatry*, 176: 249 – 52.

17. R. Horton and R. Smith (1999), 'Time to register randomized controlled trials: The case is now unanswerable', *British Medical journal*, 319:865 – 6.

18. The trial was published as J. Scott et al. (2006), 'Cognitive behaviour therapy plus treatment as usual compared to treatment as usual alone for severe and recurrent bipolar disorders: A randomised controlled treatment trial', *British Journal of Psychiatry*, 118: 313 – 20.

19. T. Stephens and R. Brynner (2001), *Dark Remedy: The Impact of Thalidomide and its Revival as a Vital Medicine.* New York: Perseus.

20. I. Chalmers, C. Rounding and K. Lock (2003), 'Descriptive survey of non-commercial randomised controlled trials in the United Kingdom, 1980 – 2002', *British Medical Journal*, 327:1 – 4.

21. I would like to acknowledge that the title of this section was borrowed from a now out-of-print book, A. Klass (1975), *There's Gold in Them Thar Pills: An Inquiry into the Medico-industrial Complex.* London: Penguin. Many years ago, this book first alerted me to the problems of evaluating the effects of drugs.

22. M. Angell (2004), *The Truth about Drug Companies: How they Deceive Us and What to Do About It.* New York: Random House.

23. J. Law (2006), *Big Pharma: How the World's Biggest Drug Companies Control Illness.* London: Constable and Robinson.

24. J. R. Lacasse and J. Leo (2005), 'Serotonin and depression: A disconnect between the advertisements and the scientific literature', *PLoS Medicine*, 2:e392.

25. T. M. Scott (2006), *America Fooled: The Truth about Antidepressants, Antipsychotics and*

How We've Been Deceived. Victoria, Tex. : Argo Publishing.

26. E. F. Torrey (2002), 'The going rate on shrinks', *American Prospect,* 13(13) (15 July).

27. A. Wazana (2000), 'Physicians and the pharmaceutical industry: Is a gift ever just a gift?', *Journal of the American Medical Association,* 283:373 – 80.

28. See Senator Grassley's website at http://grassley. senate. gov/. Also, several articles relating to Grassley's work can be found on the *New York Times* website at http://www. nytimes. com/.

29. The details of the Borison case can be found in R. Whitaker (2002), *Mad in America: Bad Science, Bad Medicine and the Enduring Mistreatment of the Mentally Ill.* New York: Perseus Books.

30. J. Moncrieff (2003), *Is Psychiatry for Sale?* London: Institute of Psychiatry.

31. S. S. Sharfstein (2005), 'Big Pharma and American psychiatry: The good, the bad, and the ugly', *Psychiatric News,* 40:3.

32. D. G. Altman et al. (2001), 'The revised CONSORT statement for reporting randomized trials: Explanation and elaboration', *Annals of Internal Medicine,* 134:663 – 94.

33. I. Boutron et al. (2008), 'Extending the CONSORT statement to randomized trials of nonpharmacologic treatment: Explanation and elaboration', *Annals of Internal Medicine,* 148:295 – 309.

34. C. Begg et al. (1996), 'Improving the quality of reporting of randomized controlled trials: The CONSORT statement', *Journal of the American Medical Association,* 276:637 – 9.

35. M. L. Smith and G. V. Glass (1977), 'Meta-analysis of psychotherapy outcome studies', *American Psychologist,* 32:752 – 60.

36. For an accessible introduction to effect sizes and meta-analysis, see B. E. Wampold (2001), *The Great Psychotherapy Debate: Models, Methods and Findings.* Mahwah, NJ: Laurence Erlbaum Associates.

37. J. Cohen (1988), *Statistical Power Analysis for the Behavioral Sciences,* 2nd edition. Hillside, NJ: Laurence Erlbaum Associates.

38. G. C. S. Smith and J. P. Pell (2003), 'Parachute use to prevent death and major trauma related to gravitational challenge: Systematic review of randomised controlled trials', *British Medical Journal,* 327:1459 – 61.

39. A. Kazrin, J. Durac and T. Agteros (1979), 'Meta-meta analysis: A new method of evaluating therapy outcomes', *Behaviour Research and Therapy,* 17:397 – 9.

40. The Cochrane collaboration, including summaries of systematic reviews of the effectiveness of treatments for various conditions, can be found at http://www. cochrane. org/ (accessed 29 January 2009).

41. J. E. Bekelman, Y. Li and G. P. Gross (2003), 'Scope and impact of financial conflict of

interest in biomedical research: A systematic review', *Journal of the American Medical Association*, 289:454 – 65; J. Lexchin et al. (2003), 'Pharmaceutical industry sponsorship and research outcome quality: Systematic review', *British Medical Journal*, 326:1167 – 70.

42. The *American Journal of Psychiatry*, the *Archives of General Psychiatry*, the *Journal of Clinical Psychopharmacology* and the *Journal of Clinical Psychiatry*. R. Perlis et al. (2005), 'Industry sponsorship and financial conflict of interest in the reporting of clinical trials in psychiatry', *American Journal of Psychiatry*, 162:1957 – 60.

43. S. Heres et al. (2006), 'Why olanzapine beats risperidone, risperidone beats quetiapine, and quetiapine beats olanzapine: An exploratory analysis of head-to-head comparison studies of second-generation antipsychotics', *American Journal of Psychiatry*, 163:185 – 94.

44. Moncrieff (2003), op. cit.

45. National Center for Health Statistics (2006), *Health, United States, 2006, with Chartbook of Trends in the Health of Americans*. Hyattsville, Md.: US Government Printing Office.

46. P. D. Kramer (1993), *Listening to Prozac*. New York: Viking Press.

47. F. Song et al. (1993), 'Selective serotomin reuptake inhibitors: Metaanalysis of efficacy and acceptability', *British Medical Journal*, 306:683 – 7.

48. I. Kirsch and G. Sapirstein (1998), 'Listening to Prozac but hearing placebo: A meta-analysis of antidepressant medication', *Prevention and Treatment*, 1: Art ID 2a (accessed at http://psychet.apa.org on 1 April 2008); 1. Kirsch et al. (2008), 'Initial severity and antidepressant benefits: A metaanalysis of data submitted to the food and drug administration', *PLoS Medicine*, 2:e45 (accessed at http://medicine.plosjournals.org on 29 January 2009).

49. G. Parker (2009), 'Antidepressants on trial: How valid is the evidence?', *British Journal of Psychiatry*, 184:1 – 3.

50. Quoted in D. Healy (2004), *Let Them Eat Prozac: The Unhealthy Relationship between the Pharmaceutical Industry and Depression*. New York: New York University Press.

51. Ibid.

52. I. Kirsch et al. (2002), 'The emperor's new drugs: An analysis of antidepressant medication data submitted to the U. S. Food and Drug Administration', *Prevention and Treatment* (accessed at http://journals.apa.org/prevention on 29 January 2009).

53. D. Healy and D. Cattell (2003), 'Interface between authorship, industry and science in the domain of therapeutics', *British Journal of Psychiatry*, 183:22 – 7.

54. H. Melander, J. Ahlqvist-Rastad and B. Beerman (2003), 'Evidence b (i) ased medicine-selective reporting from studies sponsored by the pharmaceutical industry: Review of studies in new drug applications', *British Medical Journal*, 326:1171 – 3.

55. E. H. Turner et al. (2007), 'Selective publication of antidepressant trials and its influence on

apparent efficacy', *New England Journal of Medicine*, 358:252 – 60.

56. The Wesbecker case and the trial that ensued are well documented. My account here is mainly taken from two sources: J. Cornwell (1996), *The Power to Harm: Mind, Murder and Drugs on Trial*. London: Penguin Books; Healy (2004), op. cit.

57. Potter *v.* Eli Lilly and Co., 926 S. N. 2d 449 (Ky. 1996).

58. D. Healy (2003), 'Conflicting interests in Toronto: Anatomy of a controversy at the interface of academia and industry', *Perspectives in Biology and Medicine*, 45:250 – 63.

59. D. M. Fergusson et al. (2005), 'Association between suicide attempts and selective serotonin reuptake inhibitors: systematic review of randomised controlled trials', *British Medical Journal*, 330:396 – 404.

60. A. Khan, H. A. Warner, and W. A. Brown (2000), 'Symptom reduction and suicide risk in patients treated with placebo in antidepressant clinical trials: An analysis of the Food and Drug Administration database', *Archives of General Psychiatry*, 57:311 – 17; D. Gunnell, J. Saperia and D. Ashby (2005), 'Selective serotonin reuptake inhibitors (SSRIs) and suicide in adults: Meta-analysis of drug company data from placebo controlled, randomised controlled trials submitted to the MHRA's safety review', *British Medical Journal*, 330: 385 – 90.

61. M. Fink (1999), *Electroshock: Healing Mental Illness*. Oxford: Oxford University Press.

62. UK ECT review group (2003), 'Efficacy and safety of electroconvulsive therapy in depressive disorders: A systematic review and meta-analysis', *Lancet*, 361:799 – 808.

63. I base this estimate on the results of a 24-week trial recently published as H. A. Sackheim et al. (2007), 'Continuation pharmacotherapy in the prevention of relapse following electroconvulsive therapy: A randomized controlled trial', *Journal of the American Medical Association*, 285:1299 – 1307. Eightyfour per cent of patients receiving ECT alone relapsed during the follow-up period. Those receiving either ECT and an antidepressant (60 per cent) or ECT plus an antidepressant and lithium (39 per cent) did better but nonetheless had very high rates of relapse. The overall impression given by this and other studies is that ECT has a powerful effect on mood but that this does not last more than a few weeks. A psychiatric drug with effects that are just as temporary would be considered pretty useless, and it is not obvious to me why ECT should be considered differently.

   With respect to ECT side effects, memory impairment is often reported, but objective measures of memory function suggest that these may not be serious and some authors have argued they are often symptoms of residual depression rather than evidence of neurological impairment (H. Brodaty et al. (2001), '"Side effects" of ECT are mainly depressive phenomena and are independent of age', *Journal of Affective Disorders*, 66:237 – 45).

64. C. H. Kellner et al. (2007), 'Continuation electroconvulsive therapy vs pharmacotherapy for

relapse prevention in major depression: A multisite study from the Consortium for Research in Electroconvulsive Therapy (CORE)', *Archives of General Psychiatry*, 63:1337 - 44.

第 9 章

1. R. J. Wyatt (1995), 'Early intervention in schizophrenia: Can the course of illness be altered?', *Biological Psychiatry*, 38:1 - 3; R. J. Wyatt, M. F. Green and A. H. Tuma (1997), 'Long-term morbidity associated with delayed treatment of first-admission schizophrenic patients', *Psychological Medicine*, 27:261 - 8.

2. M. Marshall et al. (2005), 'Association between duration of untreated psychosis and outcome in cohorts of first-episode psychosis: A systematic review', *Archives of General Psychiatry*, 62:975 - 83.

3. R. J. Drake et al. (2000), 'Causes of duration of untreated psychosis in schizophrenia', *British Journal of Psychiatry*, 177:511 - 15.

4. R. Warner (2002), 'Early intervention in schizophrenia: A critique', *Epidemiologia e psychiatrica sociale*, 11:248 - 55; R. Warner (2005), 'Problems with early and very early intervention', *British Journal of Psychiatry*, 187:s104 - s107.

5. A. Caspi et al. (2007), 'Premorbid behavioral and intellectual functioning in schizophrenia patients with poor response to treatment with antipsychotic drugs', *Schizophrenia Research*, 94:45 - 9.

6. S. Friis et al. (2005), 'Effect of an early detection programme on duration of untreated psychosis: Part of the Scandanavian TIPS study', *British Journal of Psychiatry*, 187, suppl. 48:s29 - s32.

7. I. Joa et al. (2008), 'The key to reducing duration of untreated first psychosis: Information campaigns', *Schizophrenia Bulletin*, 34:466 - 72.

8. T. K. Larsen et al. (2006), 'Early detection of first-episode psychosis: The effect on one-year outcome'. *Schizophrenia Bulletin*, 32: 758 - 64; I. Melle et al. (2008), 'Prevention of negative symptom psychopathologies in first-episode schizophrenia', *Archives of General Psychiatry*, 65:634 - 40.

9. M. G. Harris et al. (2008), 'Impact of a specialized early psychosis treatment programme on suicide: Retrospective cohort study', *Early Intervention in Psychiatry*, 2:11 - 21.

10. A. R. Yung et al. (1998), 'Prediction of psychosis: A step towards indicated prevention of psychosis', *British Journal of Psychiatry*, 172, suppl. 33:14 - 20.

11. J. Klosterkotter et al. (2001), 'Diagnosing schizophrenia in the initial prodromal phase', *Archives of General Psychiatry*, 58: 158 - 64. See also A. Bechdolf et al. (2005), 'Interventions in the initial prodromal states of psychosis in Germany: Concept and recruitment', *British Journal of Psychiatry*, 187, s45 - 48.

12. G. P. Amminger et al. (2006), 'Treated incidence of first-episode psychosis in the catchment area of EPPICC: 1997 – 2000', *Acta Psychiatrica Scandinavica,* 114:337 – 45.

13. A. Yung et al. (2006), 'Testing the Ultra High Risk (prodromal) criteria for the prediction of psychosis in a clinical sample of young people', *Schizophrenia Research,* 84:57 – 66.

14. T. D. Cannon et al. (2008), 'Prediction of psychosis in youth at high clinical risk: A multisite longitudinal study in North America', *Archives of General Psychiatry,* 65:28 – 37.

15. C. Pantelis et al. (2003), 'Neuroanatomical abnormalities before and after onset of psychosis: A cross-sectional and longitudinal MRI comparison', *Lancet,* 561:281 – 8.

16. R. S. E. Keefe et al. (2007), 'A longitudinal study of neurocognitive function in individuals at-risk for psychosis', *Schizophrenia Research,* 88:26 – 35.

17. C. Pantelis et al. (2003), op. cit.

18. D. Velakoulis et al. (2006), 'Hippocampal and amygdala volumes according to psychosis stage and diagnosis: A magnetic resonance imaging study of chronic schizophrenia, first-episode psychosis, and ultra-high-risk individuals', *Archives of General Psychiatry,* 63:139 – 49.

19. Pantelis et al. (2003), op. cit.

20. B. Garner et al. (2005), 'Pituitary volume predicts future transition to psychosis in individuals at ultra-high risk of developing psychosis', *Biological Psychiatry,* 58:417 – 23.

21. For a more detailed discussion of these issues, see R. P. Bentall and A. P. Morrison (2002), 'More harm than good: The case against using antipsychotic drugs to prevent severe mental illness', *Journal of Mental Health,* 11:351 – 6.

22. O. Agid et al. (2003), 'Delayed-onset hypothesis of antipsychotic action: A hypothesis tested and rejected', *Archives of General Psychiatry,* 60:1228 – 35.

23. J. F. Casey et al. (1960), 'Drug therapy in schizophrenia: A controlled study of the relative effectiveness of chlorpromazine, promazine, phenobarbital, and placebo', *Archives of General Psychiatry,* 2:210 – 20.

24. M. Li, P. J. Fletcher and S. Kapur (2007), 'Time course of the antipsychotic effect and the underlying behavioural mechanisms', *Neuropsychopharmacology,* 32:263 – 72.

25. B. J. Kinon, J. M. Kane and C. Johns (1993), 'Treatment of neuroleptic resistant relapse', *Psychopharmacological Bulletin,* 29:309 – 14.

26. J. Kane (1989), 'The current status of neuroleptic therapy', *Journal of Clinical Psychiatry,* 50:322 – 8.

27. J. de Leon et al. (2005), 'The CYP2D6 poor metabolizer phenotype may be associated with risperidone adverse drug reactions and discontinuation', *Journal of Clinical Psychiatry,* 66:15 – 27.

28. J. Bray and C. Clarke (2008), 'Should we be "pushing meds"? The implications of pharmacogenomics', *Journal of Psychiatric and Mental Health Nursing*, 15:357 – 64.

29. H. J. Coppens et al. (1991), 'High central D2-dopamine receptor occupancy as assessed with positron emission tomography in medicated but therapy-resistant patients', *Biological Psychiatry*, 29:629 – 34.

30. For a comprehensive and accessible guide to all psychiatric drugs and their side effects, see D. Healy (2005), *Psychiatric Drugs Explained*, 4th edition. London: Elsevier.

31. T. Van Putten, S. R. Marder and J. Mintz (1990), 'A controlled dose comparison of haloperidol in newly admitted schizophrenic patients', *Archives of General Psychiatry*, 47: 754 – 758; J. P. McEvoy, G. E. Hogarty and S. Steingard (1991), 'Optimal dose of neuroleptic in acute schizophrenia: A controlled study of the neuroleptic threshold and higher haloperidol dose', *Archives of General Psychiatry*, 48:739 – 45; A. Rifkind et al. (1991), 'Dosage of haloperidol for schizophrenia', *Archives of General Psychiatry*, 48:166 – 70.

32. W. Shen (1999), 'A history of antipsychotic drug development', *Comprehensive Psychiatry*, 40:407 – 14.

33. P. Bollini et al. (1994), 'Antipsychotic drugs: Is more worse? A meta analysis of the published randomized controlled trials', *Psychological Medicine*, 24:307 – 16.

34. Royal College of Psychiatrists (1993), *Consensus Statement on the Use of High Dose Antipsychotic Medication (CR26)*. London: Royal College of Psychiatrists.

35. A. F. Lehman et al. (1998), 'Translating research into practice: The Schizophrenia Patient Outcomes Research Team (PORT) treatment recommendations', *Schizophrenia Bulletin*, 24:1 – 10.

36. J. C. Day et al. (2005), 'Adherence with antipsychotic medication: The impact of clinical variables and relationships with health professionals', *Archives of General Psychiatry*, 62: 717 – 24.

37. For accounts of the development of clozapine, see D. Healy (2004), *The Creation of Psychopharmacology*. Boston, Mass: Harvard University Press; J. Crilly (2007), 'The history of clozapine and its emergence in the US market: A review and analysis', *History of Psychiatry*, 18:39 – 60.

38. J. Kane et al. (1988), 'Clozapine for the treatment-resistant schizophrenic', *Archives of General Psychiatry*, 45:789 – 96.

39. P. J. McKenna (1994), *Schizophrenia and Related Syndromes*. Oxford: Oxford University Press.

40. Healy (2004), op. cit.

41. Lehman et al. (1998), op. cit.

42. National Institute for Clinical Excellence (2002), *Schizophrenia: Core Interventions in the*

Treatment and Management of Schizophrenia in Primary and Secondary Care. London: National Institute for Clinical Excellence.

43. S. M. Stahl and M. M. Grady (2006), 'High-cost use of second generation antipsychotics under California's Medicaid program', *Psychiatric Services*, 57:127-9.

44. J. Day, P. Kinderman and R. P. Bentall (1997), 'Discordant views of neuroleptic side effects: A potential source of conflict between patients and professionals', *Acta Psychiatrica Scandinavica*, 97:93-7.

45. S. E. Finn et al. (1990), 'Subjective utility ratings of neuroleptics in treating schizophrenia', *Psychological Medicine*, 35:843-8.

46. K. R. Fontaine et al. (2001), 'Estimating the consequences of antipsychotic induced weight gain on health and mortality rate', *Psychiatry Research*, 101:277-88.

47. J. Moisan et al. (2006), 'Exploring the risk of diabetes mellitus and dyslipidemia among ambulatory users of atypical antipsychotics: a population-based comparison of risperidone and olanzapine', *Pharmacoepide miology and Drug Safety*, 14:427-36.

48. W. A. Ray et al. (2001), 'Antipsychotics and the risk of sudden cardiac death,' *Archives of General Psychiatry*, 58:1161-7.

49. C. H. Hennekens et al. (2005), 'Schizophrenia and increased risks of cardiovascular disease', *American Heart Journal*, 150:1115-21.

50. J. L. Waddington, H. A. Youssef and A. Kinsella (1998), 'Mortality in schizophrenia: Antipsychotic polypharmacy and absence of adjunctive anticholinergics over the course of a 10-year prospective study', *British Journal of Psychiatry*, 173:325-9; M. Joukamaa et al. (2006), 'Schizophrenia, neuroleptic medication and mortality', *British Journal of Psychiatry*, 188:122-7.

51. S. Singh and E. Wooltorton (2005), 'Increased mortality among elderly patients with dementia using atypical antipsychotics', *Canadian Medical Association Journal*, 173:252; L. S. Schneider, K. S. Dagerman and P. Insel (2005), 'Risk of death with atypical antipsychotic drug treatment for dementia: Meta-analysis of randomized-controlled trials', *Journal of the American Medical Association*, 294:1934-43.

52. T. Van Putten et al. (1981), 'Subjective response to antipsychotic drugs', *Archives of General Psychiatry*, 38:187-90; L. Voruganti and A. G. Award (2004), 'Neuroleptic dysphoria: Towards a new synthesis', *Psychopharmacology*, 171:121-32.

53. K. C. Berridge and T. E. Robinson (2003), 'Parsing reward', *Trends in Neuroscience*, 9:507-13.

54. T. J. MacMillan et al. (1986), 'The Northwick Park study of first episodes of schizophrenia Ⅲ: Short-term outcome in trial entrants and trial eligible patients' prophylactic neuroleptic treatment', *British Journal of Psychiatry*, 148:128-33.

55. N. R. Schooler (1994), 'Deficit symptoms in schizophrenia: Negative symptoms versus neur-oleptic-induced deficits', *Acta Psychiatrica Scandinavica*, 89:21 – 6.

56. C. Seale et al. (in press), 'Antipsychotic medication, sedation and mental clouding: An observational study of psychiatric consultations', *Social Science and Medicine*.

57. T. Miller and T. McGlashan (2003), 'The risks of not intervening in pre-onset psychotic illness', *Journal of Mental Health*, 12:345 – 9.

58. P. D. McGorry et al. (2002), 'A randomized controlled trial of interventions designed to reduce the risk of progression to first-episode psychosis in a clinical sample with subthreshold symptoms', *Archives of General Psychiatry*, 59:921 – 8.

59. T. H. McGlashan et al. (2006), 'Randomized, double-blind trial of olanzapine versus placebo in patients prodromally symptomatic for psychosis', *Archives of General Psychiatry*, 163:790 – 99.

60. B. Carey (2006), 'A career that has mirrored psychiatry's twisting path', *New York Times* (23 May).

61. A. Rogers, D. Pilgrim and R. Lacey (1993), *Experiencing Psychiatry: Users' Views of Services*. London: Macmillan, in association with MIND Publications; J. Day and R. P. Bentall (1996), 'Schizophrenic patients' experience of neuroleptic medication: A q-methodological investigation', *Acta Psychiatrica Scandinavica*, 93: 397 – 402; M. A. Rettenbacher et al. (2006), 'Schizophrenia: Attitudes of patients and professional carers towards the illness and antipsychotic medication', *Psychopharmacology*, 37:103 – 9.

62. S. K. Hoge et al. (1990), 'A prospective, multicenter study of patients' refusal of antipsychotic medication', *Archives of General Psychiatry*, 47:949 – 56.

63. M. I. Herz et al. (1991), 'Intermittent vs maintenance medication in schizophrenia', *Archives of General Psychiatry*, 48: 333 – 9; A. G. Jolley et al. (1990), 'Trial of brief intermittent neuroleptic prophylaxis for selected schizophrenic outpatients: clinical and social outcome at two years', *British Medical Journal*, 301:837 – 42.

64. A. Rogers et al. (1998), 'The meaning and management of neuroleptic medication: A study of people with a diagnosis of schizophrenia', *Social Science and Medicine*, 47:1313 – 23.

65. E. C. Johnstone et al. (1988), 'The Northwick Park "functional" psychosis study: Diagnosis and treatment response', *Lancet*, 2:119 – 25.

66. C. A. Tamminga and J. M. Davis (2007), 'The neuropharmacology of psychosis', *Schizophrenia Bulletin*, 33:937 – 46.

67. J. R. Bola (2006), 'Medication-free research in early episode schizophrenia: Evidence of long-term harm?', *Schizophrenia Bulletin*, 32:288 – 96.

68. J. Bola and L. Mosher (2003), 'Treatment of acute psychosis without neuroleptics: Two-year outcomes from the Soteria project', *Journal of Nervous and Mental Disease*, 191:219 –

29.

69. L. Ciompi, H. P. Dauwalder and C. Maier (1992), 'The pilot project "Soteria Berne": Clinical experiences and results', *British Journal of Psychiatry*, 161:145 – 53.

70. P. R. May et al. (1981), 'Schizophrenia: A follow-up study of the results of five forms of treatment', *Archives of General Psychiatry*, 38:776 – 84.

71. W. Gaebel et al. (2002), 'First vs multiple episode schizophrenia: Two-year outcome of intermittent and maintenance medication strategies', *Schizophrenia Research*, 53: 145 – 59.

72. L. Wunderlink et al. (2007), 'Guided discontinuation versus maintenance treatment in remitted first-episode psychosis: Relapse rates and functional outcome', *Journal of Clinical Psychiatry*, 68:654 – 61.

73. S. Silvestri et al. (2000), 'Increased dopamine D_2 receptor binding after long-term treatment with antipsychotics in humans: A clinical PET study', *Psychopharmacology*, 152:174 – 80.

74. J. Moncrieff (2006), 'Does antipsychotic withdrawal provoke psychosis? Review of the literature on rapid onset psychosis (supersensitivity psychosis) and withdrawal-related relapse', *Acta Psychiatrica Scandinavica*, 114:3 – 13.

75. R. Whitaker (2005), 'Anatomy of an epidemic: Psychiatric drugs and the astonishing rise of mental illness in America', *Ethical Human Psychology and Psychiatry*, 7:23 – 35.

76. J. Kane et al. (1988), op. cit.

77. T. Van Putten et al. (1993), 'Systematic dosage reduction in treatment-resistant schizophrenic patients', *Psychopharmacology Bulletin*, 29: 315 – 20.

78. J. Geddes et al. (2000), 'Atypical antipsychotics in the treatment of schizophrenia: Systematic overview and meta-regression analysis', *British Medical Journal*, 321:1371 – 6.

79. S. Lewis and J. A. Lieberman (2008), 'CATIE and CUtLASS: Can we handle the truth?', *British Journal of Psychiatry*, 192:161 – 3.

80. P. B. Jones et al. (2006), 'Randomized controlled trial of the effect on quality of life of second vs first generation antipsychotic drugs in schizophrenia: Cost Utility of the Latest Antipsychotic drugs in Schizophrenia Study (CUtLASS 1)', *Archives of General Psychiatry*, 63:1079 – 87.

81. L. M. Davies et al. (2007), 'Cost-effectiveness of first vs second generation antipsychotic drugs: Results from a randomised controlled trial in schizophrenia responding poorly to previous therapy', *British Journal of Psychiatry*, 191:14 – 22.

82. J. A. Lieberman et al. (2005), 'Effectiveness of antipsychotic drugs in patients with chronic schizophrenia', *New England Journal of Medicine*, 353:1209 – 23.

83. D. D. Miller et al. (2008), 'Extra-pyramidal side-effects of antipsychotics in a randomised trial', *British Journal of Psychiatry*, 193:279 – 88.

84. R. S. E. Keefe et al. (2007), 'Neurocognitive effects of antipsychotic medication in patients with chronic schizophrenia in the CATIE trail', *Archives of General Psychiatry*, 64: 633 – 47.

85. 'Comparing schizophrenia drugs', *New York Times* (21 September 2005), p. 24.

86. J. Moncrieff (2003), 'Clozapine v. conventional antipsychotic drugs for treatment-resistant schizophrenia: A re-examination', *British Journal of Psychiatry*, 183:161 – 6.

87. S. W. Lewis et al. (2006), 'Randomized controlled trial of effect of prescription of clozapine versus other second-generation antipsychotics in resistant schizophrenia', *Schizophrenia Bulletin*, 32:715 – 23.

88. J. P. McEvoy et al. (2006), 'Effectiveness of dozopine versus olanzapine, quetiapine, and respiradone in patients with chronic schizophrenia who did not respond to prior atypical antipsychotic treatment', *American Journal of Psychiatry*, 163:600 – 610.

89. H. Y. Meltzer et al. (2003), 'Clozapine treatment for suicidality in schizophrenia', *Archives of General Psychiatry*, 60:82 – 91.

90. K. R. Fontaine et al. (2001), 'Estimating the consequences of anti-psychotic induced weight gain on health and mortality rate', *Psychiatry Research*, 101:277 – 88.

91. For modern discussions of this principle, see: R. Gillon (1985), *Philosophical Medical Ethics*. London: Wiley; T. L. Beauchamp and J. F. Childress (2001), *Principles of Biomedical Ethics*, sth edition. Oxford: Oxford University Press.

92. W. O. Cooper et al. (2004), 'New users of antipsychotic medications among children enrolled in TennCare', *Archives of Paediatrics and Adolescent Medicine*, 158:753 – 9.

93. I. C. K. Wong, D. Camilleri-Novak and P. Stephens (2003), 'Rise in psychotropic drug prescribing in children in the UK: An urgent public health issue', *Drug Safety*, 26, 1117 – 18.

94. M. Olfson et al. (2006), 'National trends in the outpatient treatment of children and adolescents with antipsychotic drugs', *Archives of General Psychiatry*, 63:679 – 85.

95. A. Maslow (1966), *The Psychology of Science: A Reconnaissance*. New York: Harper & Row.

第 10 章

1. G. L. Klerman (1990), 'The psychiatric patient's right to effective treatment: Implications of Osheroff v. Chestnut Lodge', *American Journal of Psychiatry*, 147:409 – 18.

2. M. E. P. Seligman (1995), 'The effectiveness of psychotherapy: The Consumer Reports Study', *American Psychologist*, 50:965 – 74.

3. B. E. Wampold (2001), *The Great Psychotherapy Debate: Models, Methods and Findings*. Mahwah, NJ: Laurence Erlbaum Associates.

4. C. R. Rogers (1957), 'The necessary and sufficient conditions of therapeutic personality change', *Journal of Consulting Psychology*, 21:95 – 103.

5. A. O. Horvarth and B. D. Symonds (1991), 'Relation between working alliance and outcome in psychotherapy: A meta-analysis', *Journal of Counselling Psychology*, 38:139 – 49.

6. See D. E. Orlinsky, K. Grawe and B. K. Parks (1994), 'Process and outcome in psychotherapy-noch einmal', in A. E. Bergin and S. L. Garfield (eds.), *Handbook of Psychotherapy and Behavior Change*, 4th edition. New York: Wiley, pp. 270 – 376.

7. L. Luborsky et al. (2003), 'The Dodo bird verdict is alive and well-mostly', *Clinical Psychology: Science and Practice*, 9:2 – 12.

8. For a spectacularly ill-informed rant of this kind, see D. J. Nutt and M. Sharpe (2007), 'Uncritical positive regard? Issues in the efficacy and safety of psychotherapy', *Journal of Psychopharmacology*, 22:3 – 6.

9. For a good introduction to these methods, see Wampold (2001), op. cit.

10. M. L. Smith and G. V. Glass (1977), 'Meta-analysis of psychotherapy outcome studies', *American Psychologist*, 32:752 – 60.

11. Wampold (2001), op. cit.

12. M. L. Smith, G. V. Glass and T. I. Miller (1980), *The Benefits of Psychotherapy*. Baltimore: Johns Hopkins University Press.

13. See Luborsky et al. (2003), op. cit.; D. Chambless (2003), 'Beware the Dodo bird: The dangers of overgeneralization', *Clinical Psychology: Science and Practice*, 9:13 – 16.

14. L. A. Robinson, J. S. Berman and R. A. Neimeyer (1990), 'Psychotherapy for the treatment of depression: A comprehensive review of controlled outcome research', *Psychiatric Bulletin*, 108:30 – 49.

15. J. Horgan (1999), *The Undiscovered Mind: How the Brain Defies Explanation*. London: Weidenfeld and Nicolson.

16. The most famous exponent of this kind of model has been the American psychiatrist Jerome Frank; see J. D. and J. B. Frank (1991), *Persuasion and Healing: A Comparative Study of Psychotherapy*, 3rd edition. Baltimore: Johns Hopkins University Press; for a more recent, data-driven version of this account, see Wampold (2001), op. cit.

17. Wampold (2001), op. cit.

18. A. O. Horvath and L. Luborsky (1993), 'The role of the therapeutic alliance in psychotherapy', *Journal of Consulting and Clinical Psychology*, 61: 561 – 73; D. J. Martin, J. P. Garske and M. K. Davis (2000), 'Relation of the therapeutic alliance with outcome and other variables: A meta-analytic review', *Journal of Consulting and Clinical Psychology*, 68:438 – 50.

19. S. Freud (1933), *New Introductory Lectures in Psychoanalysis*, trans. J. Strachey, in

Collected Works. London: Hogarth Press.

20. J. G. Gunderson et al. (1984), 'Effects of psychotherapy in schizophrenia: Ⅱ. Comparative outcome of two forms of treatment', *Schizophrenia Bulletin*, 10:564 – 98.

21. K. T. Mueser and H. Berenbaum (1990), 'Psychodynamic treatment of schizophrenia: Is there a future?', *Psychological Medicine*, 20:253 – 62.

22. J. P. Leff et al. (1982), 'A controlled trial of intervention with families of schizophrenic patients', *British Journal of Psychiatry*, 141:121 – 34.

23. R. I. Stanbridge et al. (2003), 'A study of families' satisfaction with family interventions in psychosis service in Somerset', *Journal of Family Therapy*, 25:181 – 204.

24. S. Pilling et al. (2002), 'Psychological treatments in schizophrenia: I. Meta-analysis of family intervention and cognitive behaviour therapy', *Psychological Medicine*, 32:763 – 82; G. Pitschel-Walz et al. (2004), 'The effects of family interventions on relapse and rehospitalization in schizophrenia: A meta-analysis', *Focus*, 2:78 – 94.

25. G. Fadden (2006), 'Training and disseminating family interventions for schizophrenia: Developing family intervention skills with multi-disciplinary groups', *Journal of Family Therapy*, 28:23 – 38.

26. A. T. Beck et al. (1979), *Cognitive Therapy of Depression*. New York: Guilford Press.

27. A. C. Butler et al. (2006), 'The empirical status of cognitive-behavioral therapy: A review of meta-analyses', *Clinical Psychology Review*, 26:17 – 31.

28. R. Layard (2006), 'The depression report: A new deal for depression and anxiety disorders', pamphlet, The Centre for Economic Performance's Mental Health Policy Group, London School of Economics.

29. Speech given at the Improving Access to Psychological Therapies conference in London, 10 May 2007.

30. P. Chadwick and M. Birchwood (1994), 'The omnipotence of voices: A cognitive approach to auditory hallucinations', *British Journal of Psychiatry*, 164:190 – 201.

31. D. G. Kingdon and D. Turkington (1994), *Cognitive-behavioural Therapy of Schizophrenia*. Hove: Laurence Erlbaum Associates.

32. Examples include: E. Kuipers et al. (1998), 'London-East Anglia randomised controlled trial of cognitive-behavioural therapy for psychosis Ⅲ: Follow-up and economic considerations', *British Journal of Psychiatry*, 173:61 – 8; E. Kuipers et al. (1997), 'The London-East Anglia randomised controlled trial of cognitive-behaviour therapy for psychosis Ⅰ: Effects of the treatment phase', *British Journal of Psychiatry*, 171:319 – 27; T. Sensky et al. (2000), 'A randomized controlled trial of cognitive-behaviour therapy for persistent symptoms in schizophrenia resistant to medication', *Archives of General Psychiatry*, 57:165 – 72; N. Tarrier (2000), 'Two-year follow-up of cogitive-behavioral

therapy and supportive counselling in the treatment of persistent symptoms in chronic schizophrenia', *Journal of Consulting and Clinical Psychology*, 68:917 – 22.

33. N. Tarrier et al. (2004), '18 month follow-up of a randomized controlled trial of cognitive-behaviour therapy in first episode and early schizophrenia', *British Journal of Psychiatry*, 184:231 – 9.

34. A. P. Morrison et al. (2004), 'A randomized controlled trial of cognitive therapy for the prevention of psychosis in people at ultra-high risk', *British Journal of Psychiatry*, 185: 281 – 7.

35. T. Wykes et al. (2008), 'Cognitive behavior therapy for schizophrenia: Effect sizes, clinical models, and methodological rigor', *Schizophrenia Bulletin*, 34:523 – 7.

36. A. Perry et al. (1999), 'Randomised controlled trial of efficacy of teaching patients with bipolar disorder to identify early symptoms of relapse and obtain treatment', *British Medical Journal*, 318:149 – 53; F. Colom et al. (2003), 'A randomized trial on the efficacy of group psychoeducation in the prophylaxis of recurrences in bipolar patients whose disease is in remission', *Archives of General Psychiatry*, 60: 402 – 7; D. H. Lam et al. (2005), 'Relapse prevention in patients with bipolar disorder: Cognitive therapy outcome after 2 years', *American Journal of Psychiatry*, 162:324 – 9.

37. J. Scott et al. (2006), 'Cognitive behaviour therapy plus treatment as usual compared to treatment as usual alone for severe and recurrent bipolar disorders: A randomised controlled treatment trial', *British Journal of Psychiatry*, 118:313 – 20.

38. J. Scott, F. Colom and E. Vieta (2007), 'A meta-analysis of relapse rates with adjunctive psychological therapies compared to usual psychiatric treatment for bipolar disorders', *International Journal of Neuropsychopharmacology*, 10:123 – 9.

39. National Institute for Clinical Excellence (2002), *Schizophrenia: Core Interventions in the Treatment and Management of Schizophrenia in Primary and Secondary Care*. London: National Institute for Clinical Excellence.

40. P. J. McKenna (2001), 'Cognitive therapy for schizophrenia', *British Journal of Psychiatry*, 178:379 – 80. See also, the subsequent debate between McKenna and Douglas Turkington, published as D. Turkington and P. J. McKenna (2003), 'Is cognitive-behavioural therapy a worthwhile treatment for psychosis?', *British Journal of Psychiatry*, 182:477 – 9.

41. E. Kuipers et al. (1998), 'London-East Anglia randomised controlled trial of cognitive-behavioural therapy for psychosis Ⅲ: Follow-up and economic considerations', *British Journal of Psychiatry*, 173:61 – 8; E. Kuipers et al. (1997), 'The London-East Anglia randomised controlled trial of cognitivebehaviour therapy for psychosis Ⅰ: Effects of the treatment phase', *British Journal of Psychiatry*, 171:319 – 27.

42. T. Sensky et al. (2000), op. cit.

43. S. Pilling et al. (2002), op. cit.

44. M. Birchwood and P. Trower (2006), 'The future of cognitive-behaviour therapy for psychosis: Not a quasi-neuroleptic', *British Journal of Psychiatry*, 108:107 – 8.

45. P. Trower et al. (2004), 'Cognitive therapy for command hallucinations: Randomised controlled trial', *British Journal of Psychiatry*, 184:312 – 20.

46. G. Haddock et al. (2003), 'Cognitive-behavioural therapy and motivational intervention for schizophrenia and substance misuse: 18-month out comes of a randomised controlled trial', *British Journal of Psychiatry*, 183:418 – 26.

47. G. Haddock et al. (2004), 'Cognitive-behaviour therapy for inpatients with psychosis and anger problems within a low secure environment', *Behavioural and Cognitive Psychotherapy*, 32:77 – 98.

48. A. Gumley. et al. (2003), 'Early intervention for relapse in schizophrenia: Results of a 12 month randomized controlled trial of cognitive behaviour therapy', *Psychological Medicine*, 33:419 – 31.

49. P. Bach and S. C. Hayes (2002), 'The use of Acceptance and Commitment Therapy to prevent the rehospitalization of psychotic patients: A randomized controlled trial', *Journal of Consulting and Clinical Psychology*, 70:1129 – 39.

50. S. C. Hayes, K. D. Strosahl and K. G. Wilson (1999), *Acceptance and Commitment Therapy: An Experiential Approach to Behavior Change*. New York: Guilford.

51. L.-G. Ost (in press), 'Efficacy of the third wave of behavioral therapies: A systematic review and meta-analysis', *Behaviour Research and Therapy*.

52. G. Dunn and R. P. Bentall (2007), 'Modelling treatment-effect hetero-geneity in randomized controlled trials of complex interventions (psychological treatments)', *Statistics in Medicine*, 26:4719 – 45.

53. J. C. Day et al. (2005), 'Adherence with antipsychotic medication: The impact of clinical variables and relationships with health professionals', *Archives of General Psychiatry*, 62: 717 – 24.

54. K. A. Weiss et al. (2002), 'Predictors of risk of nonadherence in outpatients with schizophrenia and other psychotic disorders', *Schizophrenia Bulletin*, 28:341 – 9.

55. R. McCabe and S. Priebe (2004), 'The therapeutic relationship in the treatment of severe mental illness: A review of methods', *International Journal of Social Psychiatry*, 50:115 – 28; S. Priebe and R. McCabe (2006), 'The therapeutic relationship in psychiatric settings', *Acta Psychiatrica Scandinavica*, 119, suppl. 429: 66 – 72; R. McCabe and S. Priebe (2008), 'Communication and psychosis: It's good to talk but how?', *British Journal of Psychiatry*.

56. The research addressing this topic really is in its infancy. See: E. Moore, R. A. Ball and L. Kuipers (1992), 'Expressed emotion in staff working with the long-term adult mentally ill', *British Journal of Psychiatry*, 161:802 – 8; E. J. Finnema (1996), 'Expressed emotion on long-stay wards', *Journal of Advanced Nursing*, 24:473 – 8. Also, for a review, see G. van Humbeeck and C. van Audenhove (2003), 'Expressed emotion of professionals towards mental health patients', *Epidemiolgia e psichiatria sociale*, 12:232 – 7.

第 11 章

1. T. McKeown (1979), *The Role of Medicine: Dream, Mirage or Nemesis?* Oxford: Blackwell.

2. C. M. Harding et al. (1987), 'The Vermont longitudinal study of persons with severe mental illness: Ⅱ. Long-term outcome of subjects who retrospectively met DSM-Ⅲ criteria for schizophrenia', *American Journal of Psychiatry*, 144:727 – 35; C. M. Harding and J. H. Zahniser (1994), 'Empirical correction of seven myths about schizophrenia with implications for treatment', *Acta Psychiatrica Scandinavica*, 90:140 – 46.

3. J. S. Strauss and W. T. Carpenter (1974), 'The prediction of outcome in schizophrenia: Ⅱ. Relationships between predictor and outcome variables', *Archives of General Psychiatry*, 31:37 – 42.

4. A. S. Bellack (2006), 'Scientific and consumer models of recovery in schizophrenia: Concordance, contrasts, and implications', *Schizophrenia Bulletin*, 32:432 – 42.

5. L. Davidson (2003), *Living outside Mental Illness: Qualitative Studies of Recovery in Schizophrenia*. New York: New York University Press.

6. L. Pitt et al. (2007), 'Researching recovery from psychosis: A user-led project', *Psychiatric Bulletin* 31:51 – 60.

7. W. Anthony (1993), 'Recovery from mental illness: The guiding vision of the mental health service system in the 1990s', *Psychosocial Rehabilitation Journal*, 16:11 – 23.

8. W. Anthony, E. S. Rogers and M. Farkas (2003), 'Research on evidence-based practices: Future directions in an era of recovery', *Community Mental Health Journal*, 39:101 – 14.

9. New Freedom Commission on Mental Health (2003), *Achieving the Promise: Transforming Mental Health Care in America. Final Report.* Rockville, Md. : Department of Health and Human Services, publication SMA03 – 3832.

10. N. Craddock et al. (2008), 'Wake-up call for British psychiatry', *British Journal of Psychiatry*, 193:6 – 9.

11. J. Hamann et al. (2005), 'Do patients with schizophrenia wish to be involved in decisions about their medical treatment?', *American Journal of Psychiatry*, 162:2382 – 4.

12. M. Paccaloni, T. Pozzan and C. Zimmerman (2004), 'Being informed and involved in

treatment: What do psychiatric patients think?', *Epidemiologia e psichiatria sociale*, 13: 270 – 83; C. Goss et al. (2008), 'Involving patients in decisions during psychiatric consultations', *British Journal of Psychiatry*, 193:416 – 21.

13. M. Hotopf et al. (2000), 'Changing patterns in the use of the Mental Health Act 1983 in England, 1984 – 1996', *British Journal of Psychiatry*, 176:479 – 84.

14. M. Zinkler and S. Priebe (2002), 'Detention of the mentally ill in Europe: A review', *Acta Psychiatrica Scandinavica*, 106:3 – 8.

15. S. K. Hoge et al. (1998), 'Family, clinician, and patient perceptions of coercion in mental hospital admission: A comparative study', *International Journal of Law and Psychiatry*, 21:131 – 46; H. R. Kaltiala et al. (2000), 'Coercion and restrictions in psychiatric inpatient treatment', *European Psychiatry*, 15:213 – 19; C. W. Lidz et al. (1998), 'Factual sources of psychiatric patients' perceptions of coercion in the hospital admission process', *American Journal of Psychiatry*, 155: 1254 – 60; B. G. McKenna, A. I. F. Simpson and T. M. Laidlaw (1999), 'Patient perception of coercion on admission to acute psychiatric services: The New Zealand experience', *International Journal of Law and Psychiatry*, 22:143 – 53.

16. R. McCabe et al. (2004), 'Engagement of patients with psychosis in the consultation: Conversation analytic study', *British Medical Journal*, 325:1148 – 51.

17. E. B. Elbogen, J. W. Swanson and M. S. Swartz (2003), 'Psychiatric disability, the use of financial leverage, and perceived coercion in mental health services', *International Journal of Forensic Mental Health*, 2: 119 – 27; J. Monahan et al. (2005), 'Use ofleverage to improve adherence to psychiatric treatment in the community', *Psychiatric Services*, 56: 37 – 44; J. Bindman et al. (2005), 'Perceived coercion at admission to psychiatric hospital and engagement with follow-up', *Social Psychiatry and Psychiatric Epidemiology*, 40: 160 – 66.

18. P. Deegan (1996), 'Recovery as a journey of the heart', *Psychiatric Rehabilitation Journal*, 19:91 – 7.

19. R Gillon (1985), *Philosophical Medical Ethics*. London: Wiley.

20. World Medical Association Declaration of Helsinki on Ethical Principles for Medical Research Involving Human Subjects, adopted by the 18th WMA General Assembly, Helsinki, Finland, June 1964, and amended eight times, most recently at the 59th WMA General Assembly, Seoul, October 2008.

21. World Medical Association Declaration on the Rights of the Patient Adopted by the 34th World Medical Assembly, Lisbon, Portugal, September/October 1981, amended by the 47th WMA Gerieral Assembly, Bali, Indonesia, September 1995, and editorially revised at the 171st Council Session, Santiago, Chile, October 2005.

22. Committee of Ministers of the Council of Europe (1996), *Convention on Human Rights and*

Biornedicine. Brussels: Council of Europe.

23. See Gillon (1985), op. cit.

24. O. O'Neill (2002), *Autonomy and Trust in Bioethics. Cambridge:* Cambridge University Press. See also G. M. Stirrat and R. Gill (2005), 'Autonomyin medical ethics after O'Neill', *Journal of Medical Ethics*, 31:127 - 30.

25. The idea that normal functioning is associated with optimism, and that depression is associated with pessimistic beliefs about the ability to control what happens in the future, has a long history, but is often attributed to the work of Lyn Abramson and Martin Seligman. See: L. Y. Abramson, M. E. P. Seligman and J. D. Teasdale (1978), 'Learned helplessness in humans: Critique and reformulation', *Journal of Abnormal Psychology*, 78:40 - 74; A. H. Mezulis et al. (2004), 'Is there a universal positivity bias in attributions? A meta-analytic review of individual, developmental and cultural differences in the self-serving attributional bias', *Psychological Bulletin*, 130:711 - 47.

26. J. Mirowsky and C. E. Ross (1983), 'Paranoia and the structure of powerlessness', *American Sociological Review*, 48:228 - 39; I. Janssen et al. (2003), 'Discrimination and delusional ideation', *British Journal of Psychiatry*, 182:71 - 6. See also Chapter 7.

27. S. Priebe and R. McCabe (2006), 'The therapeutic relationship in psychiatric settings', *Acta Psychiatrica Scandinavica*, 119, suppl. 429:66 - 72.

28. A. Moore, W. Sellwood and J. Stirling (2000), 'Compliance and psychological reactance in schizophrenia', *British Journal of Clinical Psychology*, 39:287 - 95.

29. S. Kisely et al. (2007), 'Randomized and non-randomized evidence for the effect of compulsory community and involuntary out-patient treatment on health service use: Systematic review and meta-analysis', *Psychological Medicine*, 37:3 - 14.

30. T. Burns et al. (2007), 'Use of intensive case management to reduce time in hospital in people with severe mental illness: Systematic review and meta-regression', *British Medical Journal*, 335:336 - 44.

31. For a compelling account of how this has happened, it is hard to beat Adam Curtis's documentary television series, *The Power of Nightmares: The Rise of the Politics of Fear* (originally aired in Britain on BBC2 between 20 October 2004 and 3 November 2004). Transcripts of the programmes are available at: http://www. daanspeak. com/ TranscriptPowerOfNightmares1. html (accessed 31 October 2008).

32. G. Ward (1997), *Making Headlines: Mental Health and the National Press*. London: Health Education Authority.

33. D. Kahneman, P. Slovic and A. Tversky (1982), *Judgement under Uncertainty: Heuristics and Biases*. Cambridge: Cambridge University Press.

34. J. Shaw et al. (2006), 'Rates of mental disorder in people convicted of homicide: National

clinical survey', *British Journal of Psychiatry*, 188:143 – 7.

35. J. Bonta, M. Law and K. Hanson (1998), 'The prediction of criminal and violent recidivism among mentally disordered offenders', *Psychological Bulletin*, 123: 123 – 42; H. Stuart (2003), 'Violence and mental illness: An overview', *World Psychiatry*, 2:121 – 4.

36. R. P. Bentall and J. Taylor (2006), 'Psychological processes and paranoia: Implications for forensic behavioral science', *Behavioral Sciences and the Law*, 24:277 – 94; T. Stompe, G. Ortwein-Swoboda and H. Schanda (2004), 'Schizophrenia, delusional symptoms, and violence: The threat/controloverride concept reexamined', *Schizophrenia Bulletin*, 30: 31 – 44.

37. P. S. Appelbaum, P. C. Robbins and J. Monahan (2000), 'Violence and delusions: Data from the MacArthur violence risk assessment study', *American Journal of Psychiatry*, 157:566 – 72.

38. G. Szmukler (2000), 'Homicide inquiries: Do they make sense?', *Psychiatric Bulletin*, 24:6 – 10.

39. M. Dolan and M. Doyle (2000), 'Violence risk prediction: Clinical and actuarial measures and the role of the Psychopathy Checklist', *British Journal of Psychiatry*, 177:303 – 11; J. Monahan et al. (2000), 'Developing a clinically useful actuarial tool for assessing violence risk', *British Journal of Psychiatry*, 176:312 – 19.

40. G. Szmukler (2001), 'Violence risk prediction in practice', *British Journal of Psychiatry*, 178:84 – 5.

41. H. Peyser (2001), 'What is recovery? A commentary', *Psychiatric Services*, 52:486 – 7.

42. F. J. Frese et al. (2001), 'Integrating evidence-based practices and the recovery model', *Psychiatric Services*, 52:1462 – 8.

43. D. B. Fisher and L. Ahern (2002), 'Evidence-based practices and recovery', *Psychiatric Services*, 53:632 – 3.

44. R. W. Heinrichs and K. K. Zakzanis (1998), 'Neurocognitive deficit in schizophrenia: A quantitative review of the evidence', *Neuropsychology*, 12:426 – 45.

45. A. Lewis (1934), 'The psychopathology of insight', *British Journal of Medical Psychology*, 14:332 – 48.

46. T. Trauer and T. Sacks (2000), 'The relationship between insight and medication adherence in severely mentally ill clients treated in the community', *Acta Psychiatrica Scandinavica*, 102:211 – 16.

47. R. J. Drake et al. (2007), 'Insight as a predictor of the outcome of first episode non-affective psychosis', *Journal of Clinical Psychiatry*, 68:81 – 6.

48. This claim was originally made several decades ago by the Harvard psychologist Brendan Maher on the basis of studies of the syllogistic (logical) reasoning of psychotic patients. See,

for example, B. A. Maher (1988), 'Anomalous experience and delusional thinking: The logic of explanations', in T. F. Oltmanns and B. A. Maher (eds.), *Delusional Beliefs*. New York: Wiley, pp. 15 – 33. For a recent study which reaches the same conclusion using more realistic measures of reasoning, see R. Corcoran et al. (2006), 'Reasoning under uncertainty: Heuristic judgments in patients with persecutory delusions or depression', *Psychological Medicine,* 36:1109 – 18.

49. A. Aleman et al. (2006), 'Insight in psychosis and neuropsychological function: Meta-analysis', *British Journal of Psychiatry*, 189: 204 – 12; M. A. Cooke et al. (2005), 'Disease, deficit or denial? Models of poor insight in psychosis', *Acta Psychiatrica Scandinavica*, 112:4 – 17.

50. M. Birchwood et al. (1994), 'A self-report insight scale for psychosis: Reliability, validity and sensitivity to change', *Acta Psychiatrica Scandinavica*, 89:62 – 7.

51. S. E. Taylor (1988), *Positive Illusions*. Basic Books: New York.

52. R. J. Drake et al. (2004), 'The evolution of insight, paranoia and depression during early schizophrenia', *Psychological Medicine*, 34:285 – 92.

53. P. H. Lysanker, D. Roe and P. T. Yanos (2007), 'Toward understanding the insight paradox: Internalized stigma moderates the association between Insight and social functioning, Hope, and self-esteem among people with schizophrenia spectrum disorders', *Schizophrenia Bulletin*, 33:192 – 9.

54. J. Moncrieff (2008), *The Myth of the Chemical Cure: A Critique of Psychiatric Drug Treatment*. London: Palgrave.

55. S. Schachter and J. Singer (1962), 'Cognitive, social and physiological determinnts of emotional state', *Psychological Review*, 69: 379 – 99. There are also good theoretical reasons for doubting whether people can accurately report on internal states. See R. P. Bentall (2003), *Madness Explained: Psychesis and Human Nature*. London: Penguin, chapter 9.

56. J. C. Day et al. (1995), 'A self-rating scale for measuring neuroleptic side effects: Validation in a group of schizophrenic patients', *British Journal of Psychiatry*, 166:650 – 53.

57. G. Jackson (2005), *Rethinking Psychiatric Drugs: A Guide to Informed Consent*. Bloomington, Ind.: Authorhouse; D. Healy (2005), *Psychiatric Drugs Explained*, 4th edition: London: Elsevier; J. Moncrieff (in press), *A Straightforward Guide to Psychiatric Drugs*. Ross-on-Wye: PCCS Books.

58. J. Law (2006), *Big Pharma: How the World's Biggest Drug Companies Control Illness*. London: Constable and Robinson.

59. B. Mintzes et al. (2002), 'Influence of direct to consumer pharmaceutical advertising and patients' requests on prescribing decisions: Two site cross sectional survey', *British Medical*

Journal, 324:278 – 9.

60. A. Herxheimer (2008), 'Relationships between the pharmaceutical industry and patients' organisations', *British Medical Journal*, 326:1208 – 10.

61. National Institute for Clinical Excellence (2002), *Schizophrenia: Core Interventions in the Treatment and Management of Schizophrenia in Primary and Secondary Care*. London: National Institute for Clinical Excellence.

62. Department of Health (2007), *Improving Access to Psychological Therapies: Specification for the Commissioner-led Pathfinder Programme*. London: Crown Publications.

63. G. Fadden (2006), 'Training and disseminating family interventions for schizophrenia: Developing family intervention skills with multi-disciplinary groups', *Journal of Family Therapy*, 28:23 – 38.

64. T. Lecomte and C. Leclerc (2007), 'Implementing cognitive behaviour therapy for psychosis: Issues and solutions', *Journal of the Norwegian Psychological Association*, 44: 588 – 97.

65. D. J. Nutt and M. Sharpe (2007), 'Uncritical positive regard? Issues in the efficacy and safety of psychotherapy', *Journal of Psychopharm acology*, 22:3 – 6.

66. C. Evans et al. (2002), 'Towards a standardised brief outcome measure: Psychometric properties and utility of the CORE-OM', *British Journal of Psychiatry*, 180:51 – 60.

67. F. Rohricht and S. Priebe (2006), 'Effect of body-oriented psychological therapy on negative symptoms in schizophrenia: A randomized controlled trial', *Psychological Medicine*, 36: 669 – 78.

68. N. Talwar et al. (2006), 'Music therapy for in-patients with schizophrenia', *British Journal of Psychiatry*, 189:405 – 9.

69. M. D. Bell, J. Choi and P. Lysaker (2007), 'Psychological interventions to improve work outcomes for people with psychiatric disabilities', *Journal of the Norwegian Psychological Association*, 44:2 – 14.

70. G. R. Bond et al. (2001), 'Does competitive employment improve nonvocational outcomes for people with severe mental illness?', *Journal of Consulting and Clinical Psychology*, 69:489 – 501.

71. R. Warner (1985), *Recovery from Schizophrenia: Psychiatry and Political Economy*. New York: Routledge & Kegan Paul.

72. G. R. Bond (2004), 'Supported employment: Evidence for an evidencebased practice', *Psychiatric Rehabilitation Journal* 27:345 – 59; T. Burns et al. (2007), 'The effectiveness of supported employment for people with severe mental illness: A randomised controlled trial', *Lancet*, 370:1146 – 52.

73. M. D. Bell, J. Choi and P. Lysaker (2007), op. cit.

74. H. Tajfel et al. (1971), 'Social categorization and intergroup behaviour', *European Journal of Social Psychology*, 1:149 – 78. For a review, see R. Brown (2000), 'Social identity theory: Past achievements, current problems and future challenges', *European Journal of Social Psychology*, 30:745 – 78.

75. M. Rubin and M. Hewstone (1998), 'Social identity theory's self-esteem hypothesis: A review and some suggestions for clarification', *Personality and Social Psychology Revue*, 2: 40 – 62.

76. P. Herriot (2007), *Religious Fundamentalism and Social Identity.* London: Routledge.

77. N. Crossley (2006), *Contesting Psychiatry: Social Movements in Mental Health.* London: Routledge.

78. The website for the British Hearing Voices Network can be found at http://www.hearing-voices.org (accessed 29 January 2009). The US Hearing Voices Network can be found at www.hvn-usa.org (accessed 29 January 2009).

索引

说明:本索引中的页码,为原版书页码,请参照本书的边码。

图书在版编目(CIP)数据

医治心病:精神病治疗为什么失败? /(英)本托尔(Bentall，R. P.)
著;李晓,黄艳,张黎译. —上海:华东师范大学出版社,2013.12
(心理学前沿译丛)
ISBN 978 - 7 - 5675 - 0732 - 6

Ⅰ.①医… Ⅱ.①本…②李…③黄…④张… Ⅲ.①精神病—
诊疗 Ⅳ.①R749

中国版本图书馆 CIP 数据核字(2013)第 296357 号

心理学前沿译丛

医治心病:精神病治疗为什么失败?

著　　者　[英]理查德·本托尔
翻　　译　李晓　黄艳　张黎
审　　校　杨广学
策划编辑　彭呈军
责任校对　林文君
装帧设计　陈军荣

出版发行　华东师范大学出版社
社　　址　上海市中山北路 3663 号　邮编 200062
网　　址　www.ecnupress.com.cn
电　　话　021 - 60821666　行政传真 021 - 62572105
客服电话　021 - 62865537　门市(邮购)电话 021 - 62869887
地　　址　上海市中山北路 3663 号华东师范大学校内先锋路口
网　　店　http://hdsdcbs.tmall.com

印　刷　者　苏州工业园区美柯乐制版印务有限公司
开　　本　787×1092　16 开
印　　张　19.25
字　　数　342 千字
版　　次　2014 年 1 月第 1 版
印　　次　2014 年 1 月第 1 次
书　　号　ISBN 978 - 7 - 5675 - 0732 - 6/B · 780
定　　价　39.80 元

出 版 人　朱杰人

(如发现本版图书有印订质量问题,请寄回本社客服中心调换或电话 021 - 62865537 联系)